Manual de Boas Práticas em Terapia Nutricional Enteral e Parenteral

Hospital das Clínicas da Faculdade de Medicina da Universidade de São Paulo

3ª edição

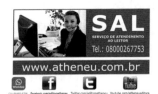

Manual de Boas Práticas em Terapia Nutricional Enteral e Parenteral

Hospital das Clínicas da Faculdade de Medicina da Universidade de São Paulo

3ª edição

COORDENAÇÃO GERAL

Dan Linetzky Waitzberg

Maria Carolina Gonçalves Dias

Gislaine Aparecida Ozorio

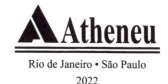

Rio de Janeiro • São Paulo

2022

EDITORA ATHENEU

São Paulo	— *Rua Maria Paula, 123 – 18º andar*
	Tel.: (11)2858-8750
	E-mail: atheneu@atheneu.com.br
Rio de Janeiro	— *Rua Bambina, 74*
	Tel.: (21)3094-1295
	E-mail: atheneu@atheneu.com.br

CAPA: Equipe Atheneu
PRODUÇÃO EDITORIAL/DIAGRAMAÇÃO: Villa d'Artes

CIP-BRASIL. CATALOGAÇÃO NA PUBLICAÇÃO
SINDICATO NACIONAL DOS EDITORES DE LIVROS, RJ

M251
3. ed.

Manual de boas práticas em terapia nutricional enteral e parenteral : Hospital das Clínicas da Faculdade de Medicina da Universidade de São Paulo (HC-FMUSP) / coordenação geral Dan Linetzky Waitzberg, Maria Carolina Gonçalves Dias, Gislaine Aparecida Ozorio. - 3. ed. - Rio de Janeiro : Atheneu, 2022.
528 p. : il. ; 21 cm.

Inclui bibliografia e índice
ISBN 978-65-5586-355-0

1. Nutrição. 2. Desnutrição. 3. Dietoterapia. 4. Pacientes hospitalizados - Nutrição. I. Waitzberg, Dan Linetzky. II. Dias, Maria Carolina Gonçalves. III. Ozorio, Gislaine Aparecida.

21-73336

CDD: 615.854
CDU: 615.874.2

Camila Donis Hartmann – Bibliotecária – CRB-7/6472

17/09/2021   17/09/2021

WAITZBERG, D. L.; GONÇALVES DIAS, M. C.; OZORIO, G. A.
Manual de Boas Práticas em Terapia Nutricional Enteral e Parenteral do Hospital das Clínicas da Faculdade de Medicina da Universidade de São Paulo (HC-FMUSP) – 3ª edição

© Direitos reservados à EDITORA ATHENEU – Rio de Janeiro, São Paulo, 2022.

Sobre os Coordenadores

DAN LINETZKY WAITZBERG
Médico pela Faculdade de Medicina da Universidade de São Paulo (FMUSP). Mestre, Doutor e Livre-Docente pela FMUSP. Professor--Associado da FMUSP. Coordenador da Comissão de Terapia Nutricional da Diretoria Clínica do Hospital das Clínicas da FMUSP. Coordenador Clínico da Equipe Multiprofissional de Terapia Nutricional do Instituto Central do HC-FMUSP.

MARIA CAROLINA GONÇALVES DIAS
Nutricionista pela Universidade Sagrado Coração de Jesus. Mestre em Nutrição Humana pela Universidade de São Paulo (USP). Membro da Comissão de Terapia Nutricional da Diretoria Clínica do Hospital das Clínicas da Faculdade de Medicina da Universidade de São Paulo (HC-FMUSP). Nutricionista Chefe do Instituto Central do HC-FMUSP. Coordenadora Administrativa da Equipe Multiprofissional de Terapia Nutricional do Instituto Central do HC-FMUSP. Tutora da Residência de Nutrição Clínica em Gastroenterologia do HC-FMUSP.

GISLAINE APARECIDA OZORIO
Nutricionista pela Universidade Nove de Julho (UNINOVE). Mestre em Ciências da Saúde pela Universidade Federal de São Paulo (UNIFESP). Especialista em Nutrição Clínica pela Assossiação Brasileira de Nutrição (ASBRAN). Especialista em Terapia Nutricional Enteral pela Sociedade Brasileira de Nutrição Parenteral e Enteral (BRASPEN). Coordenadora de Nutrição do Instituto do Câncer do Estado de São Paulo (ICESP).

Coordenadora e Administrativa da Equipe Multiprofissional de Terapia Nutricional do ICESP. Membro do Comitê de Terapia Nutricional do Hospital das Clínicas da Faculdade de Medicina da Universidade de São Paulo (HC-FMUSP). Tutora da Residência Multiprofissional em Atenção Oncológica no Adulto do ICESP.

Corpo Editorial

MEMBROS DA COMISSÃO DE TERAPIA NUTRICIONAL DO HC-FMUSP

Adriana Servilha Gandolfo – Nutricionista – ICR

André Dong Won Lee – Médico – ICHC

Artur Figueiredo Delgado – Médico – ICR

Dan Linetzky Waitzberg – Médico – ICHC

Denise Evazian – Nutricionista – ICHC

Gisele Chagas de Medeiros – Fonoaudióloga – ICHC

Gislaine Aparecida Ozorio – Nutricionista – ICESP

Helenice Moreira da Costa – Nutricionista – INCOR

Liliane Kopel – Médica – INCOR

Lucilene Boullon Paulino – Assistente Social – ICHC

Márcia Lucia de Mario Marin – Farmacêutica – ICHC

Maria Carolina Gonçalves Dias – Nutricionista – ICHC

Mariana Hollanda Martins da Rocha – Médica – ICHC

Patrícia Zamberlan – Nutricionista – ICR

Silmara Passos Muniz – Nutricionista – HAS

Tatiana Cunha Rana – Enfermeira – ICHC

Zulmira Maria Lobato – Nutricionista – IPQ

Colaboradores

Ana Cláudia da Silva Norfini – Nutricionista – ICHC

Ana Elisa Boreck Seki – Nutróloga – INCOR

Andreia Maria Silva de Albuquerque – Nutricionista – ICHC

Alcione de Jesus Gonçalves – Enfermeira – ICHC

Bianca Mayumi Watanabe – Nutróloga – ICESP

Carmen Mohamad Rida Saleh – Enfermeira – ICHC

Claudia Regina Furquim de Andrade – Fonoaudióloga – ICHC

Cleide Harue Maluvayshi – Farmacêutica – ICHC

Denise Alves Silva – Assistente Social – ICHC

Erica Rossi Augusto Fazan – Nutricionista – ICHC

Fernanda Chiarion Sassi – Fonoaudióloga – ICHC

Heloisa Brochado da Silva Esteves – Nutricionista – ICESP

Jéssica Helena da Silva – Nutricionista – ICHC

Lia Mara Kauchi Ribeiro – Nutricionista – ICESP

Lidiane Aparecida Catalani – Nutricionista

Lidiane Baltieri Gomes – Farmacêutica – ICHC

Luciana Severo Brandão – Enfermeira – ICHC

Maíra Branco Rodrigues – Nutricionista – ICHC

Marcos Leite da Costa – Fisioterapia – ICESP

Maria de Fatima Silva Miyamoto – Farmacêutica – ICHC

Maria Emília Lucas Fernandes da Cruz – Enfermeira – ICHC

Mariana Cossi Salvador Guerra – Psicóloga – ICESP

Marina Rossi de Camargo Pinto – Farmacêutica – ICHC

Marlene Oliveira Duarte – Enfermeira – ICHC

Sabrina Segatto Valadares Goastico – Nutróloga – ICESP

Patrícia Ana Paiva Corrêa Pinheiro – Enfermeira – ICHC

Tania Maria dos Santos – Assistente Social – ICHC

Thais Manoel Bispo Schiesari – Nutricionista – IOT

Thanya Alejandra Saxton Scavia – Enfermeira – ICHC

Thabata Larissa Campos Fonseca – Psicóloga

Verônica Chaves de Souza – Farmacêutica – ICHC

Dedicatória

Aos pacientes, fonte de nossa motivação
em busca do saber.
Aos membros da Comissão de Terapia
Nutricional do HC-FMUSP, por
compartilharem os seus conhecimentos na
publicação desta obra.

Agradecimentos

À Superintendência, ao Conselho Consultivo, às Diretorias Clínicas, às Diretorias Executivas, aos professores e membros do Corpo Clínico, pelas demonstrações de apoio e pela valorização de nosso trabalho.

A todos os profissionais da saúde e, especialmente, aos componentes da equipe multidisciplinar de terapia nutricional, pela dedicação e pelo empenho em prol do cuidado integral do paciente.

À Editora Atheneu, pela gentil permissão de acesso ao conteúdo dos *Manuais Guia Básico de Terapia Nutricional – Manual de Boas Práticas*, sob a coordenação científica de Dan Linetzky Waitzberg e Maria Carolina Gonçalves Dias, Atheneu, 2007, e *Manual de Terapia Nutricional em Oncologia do ICESP*, sob a coordenação geral de Dan Linetzky Waitzberg e Thais de Campos Cardenas, Atheneu, 2011.

Ao Instituto Central (IC) do HC-FMUSP e ao Instituto do Câncer do Estado de São Paulo (ICESP). A Octavio Frias de Oliveira (ICESP), pela permissão de consulta aos seus respectivos Manuais, que nos foram fonte de inspiração constante.

Prefácio

A importância da capacitação das unidades hospitalares quanto ao diagnóstico e à abordagem terapêutica da desnutrição intra-hospitalar está respaldada na alta incidência dessa complicação em hospitais do Brasil, bem como o seu conhecido impacto negativo no custo hospitalar, no tempo de internação e na resposta terapêutica.

O *Manual de Boas Práticas em Terapia Nutricional Enteral e Parenteral do HC-FMUSP* vem atender a essa demanda e é fruto do esforço contínuo de uma equipe multidisciplinar com grande experiência na área. O Manual possui uma estrutura concisa na sua objetividade e, ao mesmo tempo, abrangente, cobrindo toda a extensão do tema de forma clara e prática, com enfoque nos aspectos clínicos e laboratoriais que amparam a avaliação do estado nutricional. A sua divulgação pretende reforçar a relevância dessa avaliação como agente de mudança para a disponibilização mais efetiva da Terapia Nutricional para os nossos pacientes.

Configura-se, portanto, numa extraordinária fonte de informações que deverá servir de ferramenta para a prática diária de nossa assistência hospitalar no campo das "Boas Práticas da Terapia Nutricional". Ressalta-se ainda que este documento é dinâmico, e como tal será aprimorado de acordo com os avanços no conhecimento que impactam na avaliação do estado nutricional dos pacientes. E, por fim, acreditamos que a sua disponibilização possa ultrapassar os muros de nossa instituição e servir de referência para outros hospitais do Brasil, reforçando o compromisso social e de formação do HC-FMUSP.

Profa. Dra. Eloisa Bonfá

Apresentação à Terceira Edição

Cinco anos decorreram desde o lançamento da segunda edição desta obra. A terapia nutricional do paciente hospitalizado, assim como outras áreas da saúde, beneficiou-se do progresso científico. Reiterou-se, alicerçados em evidências científicas, a enorme importância da terapia nutricional como cuidado integral do paciente hospitalizado. O combate à desnutrição hospitalar pôde reduzir a taxa de morbimortalidade, o tempo e os custos de hospitalização. Adicionou-se a modificação de certas práticas e procedimentos, e novos conhecimentos teóricos e práticos vieram à luz. Sociedades científicas nacionais (BRASPEN) e internacionais (ASPEN e ESPEN) atualizaram as suas diretrizes em nutrição clínica e foram adicionadas distintas abordagens aos cuidados nutricionais do paciente hospitalizado.

Tornou-se necessário atualizar o *Manual de Boas Práticas em Terapia Nutricional Enteral e Parenteral do HC-FMUSP*. Esta terceira edição foi cuidadosamente revista e atualizada, de acordo com as novas diretrizes nacionais e internacionais em terapia nutricional. O novo conteúdo foi elaborado graças ao trabalho de uma grande equipe composta dos profissionais de saúde, das equipes multiprofissionais de Terapia Nutricional do Hospital das Clínicas e da Editora Atheneu, a quem muito agradecemos.

Assim, vimos compartilhar com todos os profissionais de saúde que militam em nossa querida instituição, o passo a passo atualizado da prática hospitalar em terapia nutricional na criança e no adulto, com o objetivo primário de melhorar o estado nutricional de nossos pacientes.

Dan Linetzky Waitzberg

Apresentação à Primeira Edição

É uma grande satisfação apresentar a primeira edição do *Manual de Boas Práticas em Terapia Nutricional Enteral e Parenteral do Hospital das Clínicas do HC-FMUSP*, editado pela Editora Atheneu. Esta obra é fruto da experiência acumulada, por mais de 40 anos, de profissionais de saúde do complexo do Hospital das Clínicas da FMUSP.

A terapia nutricional ganhou forte impulso, como parte do tratamento completo do paciente, a partir de finais dos anos 1960, com o trabalho pioneiro de Stanley Dudrick e colaboradores, nos Estados Unidos da América. Esses autores demonstraram a capacidade inequívoca da terapia nutricional parenteral (TNP) em nutrir exclusivamente por via venosa e garantir a sobrevivência de pacientes com falências ou insuficiências intestinais temporárias ou permanentes. Os anos seguintes testemunharam grande avanço no conhecimento metabólico e técnico em termos de terapia nutricional parenteral (TNP) e enteral (TNE).

Ficou clara a necessidade de se avaliar o risco e o estado nutricional do paciente logo após a sua admissão hospitalar e estabelecer um planejamento da melhor terapia nutricional, privilegiando, em ordem, as vias oral, enteral e parenteral. Métodos específicos para a obtenção do melhor acesso venoso central e periférico, assim como gástrico e jejunal, foram desenvolvidos. Técnicas para a adequada administração de TNP e TNE foram apuradas, com o objetivo de minimizar as potenciais complicações inerentes à terapia nutricional. Estabeleceram-se critérios de indicação e contraindicação de TNP e TNE e de sua monitoração ao longo do tempo, apontando-se os pontos críticos do processo. Indicadores de qualidade de terapia nutricional foram desenvolvidos para possibilitar o controle de qualidade da terapia nutricional.

Dessa maneira, a complexa prática de TNP e TNE, na atualidade, é regida por diretrizes nacionais e internacionais baseadas em evidências científicas. Para que a TNP e a TNE obtenham os resultados clínicos almejados, elas devem ser realizadas de acordo com as boas práticas estabelecidas.

O objetivo da presente obra consiste em oferecer ao leitor um guia para as boas práticas de terapia nutricional, conforme é realizada no Hospital das Clínicas da FMUSP. Sua importância consiste em, passo a passo, organizar e sistematizar os processos e as etapas necessários para as boas práticas de terapia nutricional enteral e parenteral, sempre em consonância com as normatizações do Ministério da Saúde no que diz respeito às suas portarias sobre terapia nutricional.

Ao coletar a experiência prática de todas as unidades do complexo HC e fortemente alicerçada em evidências científicas, esta obra pretende ser de orientação prática para todos os profissionais de saúde interessados em terapia nutricional e nutrição clínica.

A obra amplia e adequa, para todo o complexo HC, as informações anteriormente publicadas nos manuais do Instituto Central do Hospital das Clínicas, *Guia Básico de Terapia Nutricional – Manual de Boas Práticas*, sob a coordenação científica de Dan Linetzky Waitzberg e Maria Carolina Gonçalves Dias, Atheneu, 2007 e do Instituto de Câncer do Estado de São Paulo, *Manual de Terapia Nutricional em Oncologia do ICESP*, sob a coordenação geral de Dan Linetzky Waitzberg e Thais de Campos Cardenas, Atheneu, 2011.

A presente obra tem a grande qualidade de encerrar a abordagem prática alicerçada em diretrizes científicas atuais e referenciadas.

Destaca-se por apresentar a informação distribuída em seus três capítulos escritos de maneira sequencial e divididos em nove blocos de forma multidisciplinar e multiprofissional. Os três primeiros blocos abordam a qualidade em terapia nutricional e as legislações de terapia nutricional, e os demais blocos, as práticas dos membros da equipe multiprofissional.

Nesse sentido, são apresentadas as rotinas de trabalho que envolvem o diagnóstico, o planejamento, a implementação e a monitoração de condutas nutricionais, no doente candidato à terapia nutricional.

Salienta-se que, fiel ao espírito da prática adequada de terapia nutricional, o livro foi escrito por profissionais pertencentes à equipe multidisciplinar de saúde, que incluiu médicos, nutricionistas, enfermeiros, farmacêuticos, fisioterapeutas, fonoaudiólogas, assistentes sociais e psicólogos.

É importante reconhecer, na presente obra, o trabalho perseverante e aglutinador da nutricionista Dra. Maria Carolina Gonçalves Dias, que muito contribuiu para a sua realização.

Os autores da obra, profissionais de saúde pertencentes aos quadros do Hospital das Clínicas da FMUSP e da comissão de terapia nutricional do HC-FMUSP, contaram com a fundamental contribuição de colaboradores do complexo HC, que, com grande experiência na área de nutrição clínica, abrilhantaram a obra.

Temos a plena convicção de que o presente Manual vai contribuir para a melhor prática clínica de terapia nutricional enteral e parenteral no complexo HC.

O maior desejo de todos os que colaboraram para a realização desta obra é que ela seja usada no dia a dia de profissionais de saúde e, com isso, contribua para a melhor prática da nutrição clínica, ao incluir de forma adequada a terapia nutricional na assistência integral à saúde do paciente.

Dan Linetzky Waitzberg

Sumário

SEÇÃO 1 – QUALIDADE EM TERAPIA NUTRICIONAL

Denise Evazian, Dan Linetzky Waitzberg

1   Qualidade em Terapia Nutricional, 3

SEÇÃO 2 – LEGISLAÇÕES BRASILEIRAS EM TERAPIA NUTRICIONAL ENTERAL E PARENTERAL

Maria Carolina Gonçalves Dias

2   Legislações Brasileiras em Terapia Nutricional Enteral e Parenteral, 11

SEÇÃO 3 – MEDICINA

Mariana Hollanda Martins da Rocha, André Dong Won Lee, Sabrina Segatto Valadares Goastico, Liliane Kopel, Bianca Mayumi Watanabe, Ana Elisa Boreck Seki, Dan Linetzky Waitzberg

3   Indicação, Contraindicação e Prescrição de Terapia Nutricional Parenteral (TNP), 19

4   Implantação de Cateter Venoso Central (CVC) de Curta Permanência para Terapia Nutricional Parenteral, 25

5   Coleta de Dados de Infecção Hospitalar Relativa a Cateter Venoso Central de Pacientes em Terapia Nutricional, 31

6 Diagnóstico e Tratamento da Infecção de Cateter Venoso Central – Infecção de Óstio ou Túnel e Sistêmica, 35

7 Reposicionamento e Troca de Cateter Venoso Central (CVC) de Curta Permanência Mantendo o Mesmo Sítio de Punção Venosa, 43

8 Complicações da Terapia Nutricional Parenteral (TNP), 47

9 Indicação e Prescrição da Via de Acesso para Terapia de Nutrição Enteral (TNE), 61

10 Complicações da Terapia Nutricional Enteral (TNE), 65

11 Prescrição da Nutricional Enteral, 69

12 Prescrição de Nutricional Enteral Precoce, 73

13 Avaliação de Dados Laboratoriais, 77

SEÇÃO 4 – NUTRIÇÃO

Maria Carolina Gonçalves Dias, Gislaine Aparecida Ozorio, Lidiane Aparecida Catalani, Ana Cláudia da Silva Norfini, Erica Rossi Augusto Fazan, Helenice Moreira da Costa, Heloísa Brochado da Silva Esteves, Jéssica Helena da Silva, Maíra Branco Rodrigues, Zulmira Maria Lobato, Lia Mara Kauchi Ribeiro, Andreia Maria Silvia de Albuquerque, Thais Manoel Bispo Schiesari

14 Triagem Nutricional em Pacientes Adultos ou Idosos, 85

15 Avaliação Nutricional Subjetiva Global (ASG), 91

16 Avaliação Nutricional Subjetiva Produzida pelo Paciente (ASG-PPP), 95

17 Admissão Nutricional, 103

18 Recordatório de 24 Horas, 105

19 Questionário de Frequência Alimentar, 107

20 Avaliação da Aceitação Alimentar, 111

21 Avaliação Inicial de Pacientes com Risco Nutricional, 113

22 Cálculo do Índice de Massa Corporal (IMC), 115

23 Aferição da Dobra Cutânea Subescapular (DCS), 119

24 Aferição da Dobra Cutânea Bicipital (DCB), 121

25 Aferição da Dobra Cutânea Tricipital (DCT), 123

26 Aferição da Dobra Cutânea Suprailíaca (DCSI), 125

27 Aferição do Músculo Adutor, 127

28 Mensuração da Circunferência do Braço, 129

29 Circunferência Muscular do Braço (CMB), 131

30 Área Muscular do Braço (AMB), 135

31 Circunferência da Cintura, 139

32 Circunferência do Quadril, 143

33 Razão Cintura-Quadril, 145

34 Circunferência da Panturrilha, 147

35 Mensuração da Altura do Joelho, 149

36 Porcentagem de Adequação de Peso Atual/deal, 151

37 Porcentagem de Perda de Peso, 153

38 Estimativa de Peso Corporal, 155

39 Estimativa da Altura Corporal, 157

40 Cálculo Estimado do Gasto Energético Basal, Suas Variáveis e Necessidades Nutricionais, 161

41 Calorimetria Indireta (CI), 169

42 Bioimpedância Elétrica (BIA), 173

43 Dinamometria, 179

44 Indicação de Terapia Nutricional Oral (TNO), 183

45 Prescrição Dietética de Terapia Nutricional Oral (TNO), 187

46 Prescrição Dietética da Terapia Nutricional Enteral, 189

47 Progressão da Terapia Nutricional Enteral (TNE), 191

48 Transição Terapia Nutricional Parenteral (TNP) para Terapia Nutricional Enteral (TNE), 193

49 Transição da Terapia Nutricional Enteral (TNE) para Alimentação Oral, 195

50 Orientação de Alta para Pacientes em Terapia Nutricional, 197

51 Triagem de Sarcopenia em Pacientes Hospitalizados – SARC-F, 199

52 Diagnóstico de Desnutrição – GLIM, 201

53 Avaliação da Caquexia, 205

SEÇÃO 5 – PEDIATRIA

Adriana Servilha Gandolfo, Artur Figueiredo Delgado, Patrícia Zamberlan

54 Triagem Nutricional em Neonatologia, 211

55 Triagem Nutricional em Pediatria, 213

56 Estimativa da Estatura pelo Comprimento da Tíbia, 217

57 Estimativa da Estatura pela Altura do Joelho, 219

58 Anamnese Alimentar Pediatria, 223

59 Recordatório Alimentar de 24 Horas, 231

60 Registro Alimentar, 233

61 Avaliação Antropométrica em Pediatria, 235

62 Cálculo e Classificação do Índice de Massa Corpórea (IMC), 237

63 Mensuração e Interpretação da Circunferência do Braço (CB), 241

64 Aferição e Interpretação da Dobra Cutânea Tricipital (DCT), 245

65 Circunferência Muscular do Braço (CMB), 249

66 Área Muscular do Braço (AMB), 253

67 Mensuração da Circunferência da Cintura, 257

68 Cálculo Estimado do Gasto Energético Basal, Necessidades Hídricas e Proteicas, 261

69 Bioimpedância Elétrica (BIA), 267

70 Indicação de Terapia Nutricional Enteral (TNE), 271

71 Início da Terapia Nutricional Enteral (TNE), 275

72 Transição da Terapia Nutricional Enteral (TNE) para Alimentação Oral, 277

73 Transição da Terapia Nutricional Parenteral (TNP) para Terapia Nutricional Enteral (TNE), 279

74 Complicações da Terapia de Nutrição Enteral (TNE), 281

75 Orientação de Alta para Pacientes em Terapia Nutricional (TN), 285

76 Curvas de Crescimento para Crianças com Síndrome de Down, 287

77 Curvas de Crescimento para Portadores de Paralisia Cerebral, 289

78 Curvas de Crescimento Intrauterino, 291

79 Mensuração e Interpretação do Perímetro Cefálico (PC), 295

80 Algoritmo de Terapia Nutricional Pediátrica, 299

SEÇÃO 6 – ENFERMAGEM

Tatiana Cunha Rana, Maria Emília Lucas Fernandes da Cruz, Carmen Mohamad Rida Saleh, Luciana Severo Brandão, Marlene Oliveira Duarte, Alcione de Jesus Gonçalves, Thanya Alejandra Saxton Scavia, Patricia Ana Paiva Corrêa Pinheiro

81 Mensuração e Registro de Peso Corporal do Paciente, 305

82 Mensuração e Registro de Estatura do Paciente, 309

83 Controle de Glicemia Capilar, 313

84 Passagem de Cateter Enteral, 317

85 Verificação do Resíduo Gástrico, 323

86 Recebimento e Conferência da Terapia de Nutrição Enteral (TNE), 327

87 Administração e Cuidados de Enfermagem em Terapia de Nutrição Enteral (TNE), 329

88 Troca da Fixação do Cateter Enteral, 333

89 Remoção do Cateter de Nutrição Enteral, 335

90 Administração de Medicamentos por Cateter Enteral, 337

91 Recomendações para Desobstrução de Cateter Enteral, 341

92 Tipos de Administração da Terapia Nutricional Enteral (TNE), 343

93 Cuidados com a Gastrostomia/Jejunostomia, 347

94 Orientações de Alta da Enfermagem para Pacientes em Terapia Nutricional, 351

95 Conferência/Armazenamento de Nutrição Parenteral (Industrializada e Individualizada), 355

96 Tipos de Nutrição Parenteral (TNP), 357

97 Comunicação das Soluções de Nutrição Parenteral Não Conforme ou das Atividades Relacionadas com a Terapia de Nutrição Parenteral (TNP), 361

98 Tipos de Acessos Vasculares Utilizados para Terapia de Nutrição Parenteral (TNP), 363

99 Curativo de Inserção de Cateter Venoso Central com Luva Estéril, 367

100 Métodos de Infusão e Cuidados de Enfermagem em Terapia de Nutrição Parenteral (TNP), 371

101 Implantação de Cateter Venoso Central de Inserção Periférica Power PICC® com Auxílio de Ultrassonografia Equipada com Sherlock®, 375

102 Cuidados de Enfermagem com Cateter Central de Inserção Periférica, 379

103 Troca do Curativo e Dispositivo Fixador do Cateter Central de Inserção Periférica, 383

104 Retirada do Cateter Central de Inserção Periférica, 387

105 Manutenção Preventiva e Limpeza da Bomba de Infusão, 391

xxviii | Manual de Boas Práticas em Terapia Nutricional Enteral e Parenteral do HC-FMUSP

SEÇÃO 7 – FARMÁCIA

Márcia Lucia de Mario Marin, Cleide Harue Maluvayshi, Maria de Fatima Silva Miyamoto, Verônica Chaves de Souza, Marina Rossi de Camargo Pinto, Lidiane Baltieri Gomes

106 Avaliação Farmacêutica das Prescrições de Nutrição Parenteral (NP), 395

107 Recomendações de Eletrólitos, Vitaminas e Oligoelementos por Via Intravenosa, 401

108 Compatibilidade e Estabilidade na Nutrição Parenteral (NP), 405

109 Solicitação, Recebimento, Armazenamento, Distribuição e Rastreabilidade da Nutrição Parenteral (Manipulada e Industrializada), 409

110 Não Conformidades na Prescrição, Preparação, Distribuição e Administração da Terapia de Nutrição Parenteral (TNP), 417

SEÇÃO 8 – SERVIÇO SOCIAL

Tania Maria dos Santos, Denise Alves Silva, Lucilene Boullon Paulino

111 Avaliação Social do Paciente Acompanhado pela EMTN, 429

112 Atendimento Social Ambulatorial com Ênfase no Processo de Adesão ao Tratamento, 433

113 Atendimento Social na Enfermaria com Ênfase no Processo de Alta Hospitalar, 435

SEÇÃO 9 – FONOAUDIOLOGIA

Gisele Chagas de Medeiros, Fernanda Chiarion Sassi, Claudia Regina Furquim de Andrade

114 Atuação Fonoaudiológica no Paciente com Diagnóstico de Disfagia Orofaríngea (Adulto e Idoso), 439

SEÇÃO 10 – FISIOTERAPIA

Marcos Leite da Costa

115 Atendimento do Fisioterapeuta ao Paciente em Terapia Nutricional Enteral (TNE), 447

SEÇÃO 11 – PSICOLOGIA

Mariana Cossi Salvador Guerra, Thabata Larissa Campos Fonseca

116 Atendimento Psicológico aos Pacientes Internados Acompanhados pela EMTN, 457

SEÇÃO 12 (ESPECIAL) – COVID-19

Andreia Maria Silva de Albuquerque, Maria Carolina Gonçalves Dias, André Dong Won Lee

117 Terapia Nutricional em Pacientes Internados com COVID-19, 463

APÊNDICE Valores-Padrão de Referência Estratificados por Sexo e Idade e Classificados de acordo com o Percentil, 471

ÍNDICE REMISSIVO, 487

Seção **1**

Qualidade em Terapia Nutricional

Denise Evazian
Dan Linetzky Waitzberg

1

Qualidade em Terapia Nutricional

A preocupação com a qualidade na área da saúde esteve presente desde a Antiguidade. Ao se falar de qualidade em saúde, é consensual atribuir os primeiros esforços a Florence Nightingale, enfermeira inglesa que na metade do século passado, durante a Guerra da Crimeia, implantou o primeiro modelo de melhoria contínua de qualidade.

O início da sistematização e dos primeiros modelos voltados à gestão da qualidade da assistência médica e hospitalar é atribuído a Ernest Amory Codman, cirurgião norte-americano que, entre 1913 e 1918, publicou os primeiros trabalhos sobre a necessidade e a importância de garantir a qualidade dos resultados das intervenções médicas e os "resultados finais" das ações de saúde (Gastal, Quinto Neto, 1997).

As organizações de saúde, de forma geral, vêm sendo afetadas pelas mudanças que estão ocorrendo nas demais empresas em âmbito mundial. Com o crescente aumento da exigência dos clientes, dos novos padrões impostos pelo governo e o policiamento mais intenso da mídia com relação a casos de omissão ou negligência, os hospitais, os institutos médicos, as clínicas e outras instituições equivalentes estão procurando assumir uma postura de zelo com seus pacientes e demais públicos. Já se vê neste meio a preocupação com os resultados obtidos com os procedimentos adotados.

Como nas demais empresas que estão atuantes no mercado, e a fim de acompanhar as mudanças estratégicas que estão acontecendo em âmbito mundial, cresce entre os hospitais a busca por comprovantes que demonstrem os bons resultados de seus serviços. Neste sentido, programas de qualidade vêm sendo implantados com cada vez mais frequência e novas maneiras de gerenciar os processos estão tomando maior importância neste meio.

Características do mundo atual, como o aumento de longevidade, o crescimento do número de famílias com mais de uma fonte de renda, o aumento do número de pessoas solteiras, as facilidades tecnológicas, têm aumentado a demanda por serviços. A característica mais importante das organizações de serviço é a presença do cliente no sistema de atendimento. A busca da satisfação deste é o desafio do setor, pois a produção e o consumo são simultâneos, sendo fator crítico o gerenciamento desta demanda.

O setor de saúde compartilha características do processo produtivo do setor terciário, além de apresentar algumas peculiaridades. Focos de mudanças organizacionais aparecem entre os integrantes deste setor, procurando o resgate da imagem dos hospitais frente à opinião pública, em busca da confiança da sociedade.

Os autores que pesquisam sobre as mudanças estratégicas ocorridas na área da saúde, nos últimos anos, colocam-nas principalmente sob o enfoque da melhora da qualidade. Essas mudanças foram provocadas em decorrência da pressão exercida pelos clientes mais exigentes e pelas determinações do Ministério da Saúde quanto aos padrões de desempenho destas instituições. O hospital passa a ser administrado como uma empresa de qualquer outro setor e parte para uma realidade em que existe a concorrência, as regras e em que o descaso é substituído pela preocupação com o cliente e com a imagem que a população como um todo tem sobre a instituição.

Motivados pela intenção de satisfazer a seus clientes internos, externos e outros interessados, bem como cumprir normas governamentais e restaurar a imagem pública, os hospitais estão adotando programas de qualidade. O desenvolvimento de Programas de Garantia de Qualidade é uma necessidade em termos de eficiência e uma obrigação do ponto de vista ético e moral. Comprovar excelência nos serviços é uma tendência cada vez mais forte entre as empresas da área da saúde, sendo importante não somente para o cumprimento das imposições legais, mas também para a credibilidade junto a seus clientes.

Dentre as formas de avaliar e atestar a qualidade dos serviços de uma instituição hospitalar existem processos como Acreditação Hospitalar ONA (Organização Nacional de Acreditação), Certificação NBR ISO 9001, Joint Commission International, Selo CQH (Compromisso com a Qualidade Hospitalar), entre outros. O processo é voluntário e permite a avaliação dos recursos institucionais com o propósito de garantir a qualidade dos serviços prestados por meio de padrões predeterminados.

O objetivo do instrumento e do processo de avaliação é permitir a qualquer hospital o engajamento no processo de busca da qualidade, mesmo que em diferentes regiões geográficas do país e com distintas complexidades e diversos estágios evolutivos de ciência e administração de serviços. Para isso, é utilizado um roteiro adaptável e não discriminatório de forma a propiciar uma mudança planejada de hábitos. A intenção é provocar, nos profissionais de todos os níveis e serviços, um novo estímulo para avaliar os pontos fortes e fracos da instituição, estabelecendo metas claras para a garantia da qualidade da atenção prestada aos pacientes (clientes).

A execução dos serviços hospitalares é composta de vários processos, desde o recebimento do cliente até a efetivação da prestação do serviço, que serão exercidos por várias pessoas. Para que se atinja o nível de excelência é necessária a padronização desses processos, estimulando o trabalho em equipe, uma vez que os resultados são compartilhados por todos os componentes da organização. Há ganho econômico, de produtividade e motivação, decorrente da eliminação de desperdícios e retrabalho.

Algumas ferramentas e tendências têm se destacado nesse modelo de gestão: planejamento estratégico, satisfação do trabalhador, qualidade no atendimento ao paciente, organização financeira, avaliação da gestão, retroalimentação permanente, incentivo à pesquisa e ética como marco de referência.

A certificação da avaliação hospitalar aponta uma direção positiva na melhora da assistência aos pacientes, bem como estabelece níveis crescentes de qualidade. A padronização dos processos de avaliação vem ao longo dos anos evoluindo e aprimorando a identificação de critérios, indicadores e padrões cada vez mais significativos para os vários serviços hospitalares.

A qualidade tem sido considerada como um elemento diferenciador no processo de atendimento das expectativas de clientes e usuários dos serviços de saúde. Toda instituição hospitalar, dada a sua missão essencial em favor do ser humano, deve se preocupar com a melhora permanente da qualidade de sua gestão e assistência, de tal forma que consiga uma integração harmônica das áreas médica, tecnológica, administrativa, econômica, assistencial e, se for o caso, das áreas de docência e pesquisa. Tudo isso deve ter como razão última a adequada atenção ao paciente.

Todo incremento da eficiência e eficácia nos processos de gestão e assistência hospitalar somente tem sentido se estiver a serviço de uma atenção melhor e mais humanizada ao paciente. Dessa melhora na atenção fazem parte o respeito e a valorização ao paciente, a humanização do atendimento e a adoção de medidas que visem atender às crescentes exigências e necessidades da população, objetivos esses que têm sido perseguidos com persistência .

Entende-se que o futuro será das organizações que possuírem algum tipo de certificação, e que de certa forma isto quebrará o paradigma da fragmentação da saúde, proporcionando serviços que realmente atendam às necessidades da população com segurança, inclusive superando as expectativas dos pacientes, essência da excelência.

No cenário da saúde, tem-se a definição da qualidade adotada pela Organização Mundial de Saúde como "um conjunto de atividades planejadas, baseadas na definição de metas explícitas e na avaliação de desempenho, abrangendo todos os níveis de cuidado, tendo como objetivo a melhora contínua dos cuidados". Avaliar é observar um evento (medir) e emitir um juízo sobre esta observação (medida).

Para avaliar é necessário traduzir os conceitos e as definições gerais, da melhor maneira, em critérios operacionais, parâmetros e indicadores, validados pelos atributos da estrutura, do processo e dos resultados.

Os pacientes em terapia nutricional devem ser monitorados rotineiramente, e essa avaliação deve garantir o acesso ao melhor que a terapia pode lhes oferecer, tendo como resultado a recuperação clínica. Para tal, são utilizados programas de qualidade visando ao melhor atendimento ao paciente e ao uso de normas com a finalidade de garantir a qualidade dos serviços prestados.

Um modo de avaliar o cumprimento de protocolos em terapia nutricional é por meio de controle periódico das ações diárias instituídas. Para isso, é necessária a instituição de indicadores de qualidade em terapia nutricional, que irão controlar a aplicação adequada das diretrizes recomendadas.

A segurança do paciente inclui a redução e a mitigação de atos não seguros dentro do sistema de assistência à saúde, assim como a utilização de boas práticas para alcançar bons resultados para o paciente.

Segundo Santana & Ceniccola (2017), a compilação e a análise de indicadores de qualidade em terapia nutricional (IQTN) são necessárias para determinar a sua eficácia. Por isso, os IQTN tornam-se relevantes para avaliar e monitorar a TN, identificando possíveis dificuldades e falhas relacionadas aos protocolos de cuidados nutricionais fornecidos ao paciente. No cotidiano hospitalar, servem de parâmetro para a introdução de rotinas e para planos de ação que visem à correção de desvios de qualidade.

A implementação de indicadores de qualidade em terapia nutricional pode contribuir para a melhora da qualidade da terapia nutricional conduzida pela Equipe Multiprofissional de Terapia Nutricional e, consequentemente, para a redução de custos. Os indicadores de qualidade fornecem informações importantes sobre aspectos da intervenção nutricional que são essenciais para se atingir resultados efetivos, sendo fundamental que a seleção de indicadores seja feita com base em evidências científicas.

Bibliografia consultada
- Brasil. Ministério da Saúde. Manual Brasileiro de Acreditação Hospitalar. 2 ed. Brasília: Secretaria de Políticas de Saúde; 1999.
- Brasil. Ministério da Saúde. Secretaria de Assistência à Saúde. Departamento de Sistemas e Redes Assistenciais. Manual Brasileiro de Acreditação Hospitalar. 3 ed. Brasília: Ministério da Saúde; 2001, Brasil; 2008.
- Gastal FL, Quinto Neto A. Acreditação Hospitalar: Proteção aos usuários, dos profissionais e das instituições de saúde. Porto Alegre: Dacasa; 1997.
- Gil AC. Como elaborar projetos de pesquisa. 3 ed. São Paulo: Atlas; 1991.
- Grohmann MZ. Motivação: aspecto fundamental à qualidade total, 1999. 178f. Dissertação (Mestrado em Engenharia de Produção) – Universidade Federal de Santa Maria, Santa Maria. 1999.
- Lakatos EM, Marconi MA. Fundamentos metodologia científica. São Paulo: Atlas; 2001.
- Leal A, Silva R. Mudança Organizacional e Importância da Influenciação na Satisfação dos Atores. In: Encontro Nacional de Engenheiros de Produção, 2000, São Paulo. Anais eletrônicos. São Paulo: ABEPRO, 2000. CDROM. Arquivo e00036.pdf.
- Novaes HM. Manual brasileiro de acreditação hospitalar. Brasília: Secretaria de Políticas de Saúde, Ministério da Saúde; 1998.
- ONA – Organização Nacional de Acreditação. Manual das Organizações Prestadoras de Serviços. Brasília; 2010.
- Pereira MF. Mudanças estratégicas em organizações hospitalares: uma abordagem processual. Rev de Administração de Empresas. 2000;40(3):83-96.
- Quinto Neto A. Processos de Acreditação: a busca da qualidade nas organizações de saúde. Porto Alegre: Dacasa; 2000.
- Santana LS, Ceniccola GD. Classificação de indicadores de qualidade em ouro e prata por cenário clínico do serviço público de acordo com especialistas em terapia nutricional. Braspen J. 2017;32(4):369-74.
- Soares D, Santos J. Gestão da mudança estratégica na saúde do Brasil, um modelo para iniciar a implementação de estratégias de qualidade orientadas para o cliente. Rev de Adm Pública. 2001;35(1):7-27.
- Vergara SC. Projetos e relatórios de pesquisa em administração. 4 ed. São Paulo: Atlas; 2003.
- Waitzberg DL. Indicadores de qualidade em terapia nutricional. 1 ed. São Paulo: ILSI XXII Encontro Nacional de Engenharia de Produção. Curitiba (PR). 23 a 25 de outubro de 2002. ENEGEP 2002 ABEPRO7.

Seção 2

Legislações Brasileiras em Terapia Nutricional Enteral e Parenteral

Maria Carolina Gonçalves Dias

Manual de Boas Práticas em Terapia Nutricional Enteral e Parenteral do HC-FMUSP

2

Legislações Brasileiras em Terapia Nutricional Enteral e Parenteral

A história da terapia nutricional enteral e parenteral data de épocas remotas em que os primeiros relatos são de práticas medicinais dos antigos egípcios, indianos e chineses. Entretanto, somente no século XX é que foram aprimoradas as técnicas de uso e aplicação em modelos experimentais, bem como o desenvolvimento de formulações mais específicas, tempo de uso e combinação entre parenteral e enteral (Vassilyadi et al., 2013).

A terapia nutricional parenteral no Brasil começou em 1971, quando alguns médicos do Hospital das Clínicas da Faculdade de Medicina da Universidade de São Paulo (HC-FMUSP), inspirados nos achados pioneiros de grupos estrangeiros, iniciaram o preparo de soluções de nutrição parenteral para o tratamento de fístulas enterocutâneas. Na Europa e nos Estados Unidos, os avanços nesse campo cresceram e o tema ganhou grande destaque entre outras equipes e profissionais do Brasil e, no ano mencionado, começou a ser discutido em congressos médicos. Em meados de 1973, foi realizado o primeiro Encontro Brasileiro de Nutrição Parenteral, durante o congresso de Clínica Cirúrgica no Rio de Janeiro, e em 1975 foi fundada a Sociedade Brasileira de Nutrição Parenteral e Enteral (Waitzberg, Campos, 2004).

A terapia nutricional enteral (TNE) no Brasil teve seu início no Instituto Central do Hospital das Clínicas, na década de 1940, com alguns relatos históricos.

A dieta fornecida por sonda era a mesma fornecida via oral, porém liquidificada e peneirada. Entretanto, após alguns anos, o Hospital do Servidor Público Estadual de São Paulo (IAMSPE), evoluiu tal dieta para outra mais específica para pacientes que se alimentavam por sonda, sendo composta basicamente de derivados do leite de vaca, farinha dextrinizada e extrato de carne. Contudo, a resposta clínica não foi uniforme a essa dieta, trazendo como intercorrências os sintomas de distensão abdominal, cólicas, diarreia e flatulência excessiva, principalmente em pacientes com jejunostomia. Em meados da década de 1960, foi criada uma dieta industrializada elementar, a Vivonex', útil em viagens espaciais. Stephens & Randall (1969) relataram o primeiro uso da Vivonex' por via enteral em pacientes internados. Para chegarem ao Instituto Central do (HC-FMUSP), as embalagens dessa dieta tinham de ser transportadas por via naval e demoravam um longo período até serem utilizadas no paciente. Muitas vezes, chegavam em más condições de armazenamento, o que impossibilitava seu uso. Outro fator negativo era a alta osmolaridade que tal dieta apresentava. Apesar do interesse dos profissionais do meio quanto ao uso de formulação industrializada, havia a dificuldade de importação de dietas quimicamente definidas, ainda não existentes no mercado nacional. Até a década de 1980, era comum a indicação de formulações artesanais, preparadas na própria cozinha hospitalar, para uso enteral.

Na década de 1970, o Professor Dr. Henrique Walter Pinotti, da II Clínica Cirúrgica do Instituto Central do Hospital das Clínicas da Faculdade de Medicina da Universidade de São Paulo (ICHC-FMUSP), e as nutricionistas Miriam Bidoli e Miquelina Fioratti, da Divisão de Nutrição e Dietética (DND) criaram, na cozinha dietética da mesma organização, a dieta enteral iso-osmolar polimérica e artesanal, a dieta era à base do grão de soja (Dias, 2019). De acordo com Pinotti et al. (1977), em 1970 foram divulgadas as primeiras publicações sobre as dietas enterais a partir do grão de soja, para administração por jejustomia, (pós-operatório de cirurgia de grande porte do trato digestório superior). Para o preparo da referida dieta se utilizaram basicamente alimentos *in natura*. A dieta, já pronta, foi envasada em frascos de vidro (refugo dos frascos de soluções de nutrição parenteral).

Com o empenho da indústria na tecnologia e a contribuição da equipe de saúde com seu conhecimento técnico-científico surgiram, no Instituto Central do Hospital das Clínicas (ICHC), as primeiras dietas enterais liofilizadas, para reconstituição em água e/ou em outro veículo, e com isso foi eliminada uma série de etapas envolvidas no preparo da mesma. Essa dieta passou a ser considerada como quimicamente definida, dada a sua estabilidade bromatológica (Baxter, Maculevicius, 1993).

Em paralelo, constatou-se o inconveniente no uso de frascos de vidro, o que resultou na confecção e no uso de frascos plásticos, descartáveis. Nesta fase, incluiu-se o desenvolvimento do lacre, a fim de assegurar a pureza da formulação, e o uso da identificação adequada para diferenciá-la de outras soluções para uso intravenoso, evitando-se problemas graves na hora da administração. Essas mudanças permitiram minimizar etapas complexas de higienização, como também facilitar o controle microbiológico do processo de preparo de dietas enterais. Nas décadas de 1970 e 1980, presenciou-se uma expansão no mercado de dietas enterais industrializadas. No Brasil, o crescimento mais marcante desse mercado ocorreu a partir de 1985. As primeiras dietas enterais industrializadas nacionais tinham como componente proteico básico a soja. No início, as formulações das dietas enterais industrializadas apresentaram-se na forma de pó para reconstituição. Em seguida, como dieta líquida pronta para uso. Já nos anos 1990, e no fim da mesma década, lançou-se o sistema fechado. Atualmente, podemos contar também em domicílio com essas fórmulas industrializadas, ou seja, a evolução nunca pode parar. Hoje em dia, encontra-se disponível no mercado nacional um número expressivo de dietas enterais industrializadas. Essa disponibilidade não só possibilita um melhor ajuste da fórmula à situação clínica do paciente, como também garante uma segurança maior quanto às características bromatológicas e microbiológicas das formulações enterais administradas no ambiente doméstico, em comparação com uma orientação dietoterápica à base de formulações artesanais.

No início da década de 1980, deu-se origem à primeira dieta liofilizada do Brasil e da América Latina, que recebeu o nome de Lioprotein˙ elaborada pela Dra. Linda Kalil Busadori. Entre 1983 e 1984, Dr. Dan Waitzberg (Grupo de Apoio de Nutrição Enteral e Parenteral – Ganep) e a Dra. Maria Luiza Imakado, nutricionista do Hospital Beneficência Portuguesa, elaboraram a Nutrogast˙.

No mercado nacional, as dietas enterais industrializadas, começaram a aparecer com formulações completas e balanceadas. No entanto, foi em 1985 que as empresas multinacionais entraram com mais força no mercado brasileiro, derrubando as pequenas empresas vigentes até então (Dias, 2019).

Os resultados positivos advindos dos avanços tecnológicos e de uso na prática clínica foram notórios. O aparecimento de sondas nasoenterais, macias, flexíveis e de fino calibre, um número maior de formulações de dietas enterais quimicamente definidas e a criação de equipes de terapia nutricional especializadas foram alguns dos resultados concretos do progresso da terapia de nutrição enteral.

O conceito de equipe multiprofissional na prática clínica principiou na década de 1970, no Brasil. Apesar da existência de grupos informais, foi estabelecida a partir da implementação da Portaria 272, publicada em 8 de abril de 1998, com o objetivo de regulamentar os requisitos mínimos exigidos para terapia nutricional parenteral. A Portaria sugere a formação de um grupo formal e obrigatoriamente constituído de, pelo menos, um profissional médico, farmacêutico, enfermeiro e nutricionista habilitados e com treinamento específico para a prática da terapia nutricional, entretanto outros profissionais são muito bem-vindos na equipe. Essa Portaria ocorreu em resposta à necessidade premente de normatizar a prática da terapia nutricional, tendo em vista a ocorrência de eventos adversos na prática de terapia nutricional parenteral e a elevada frequência de desnutrição hospitalar constatada pelo IBRANUTRI – Inquérito Brasileiro de Nutrição (Waitzberg et al., 2001), ao identificar que quase metade dos pacientes se encontrava desnutrida. A partir desses fatos, foi inevitável a necessidade de implantar a legislação de terapia nutricional que, a seguir, com a implementação da Portaria 337, de 14 de abril de 1999, regulamentou procedimentos de Boas Práticas de Administração da Nutrição Enteral. Esta foi posteriormente revogada e substituída pela Resolução da Diretoria Colegiada – RCD n. 63, publicada em 6 de julho de 2000, com o objetivo de aprovar o Regulamento Técnico para fixar os requisitos mínimos exigidos para a TNE.

Dentre as Portarias publicadas, podemos destacar a n. 343, de 7 de março de 2005, com o objetivo de instituir no Sistema Único de Saúde (SUS) o mecanismo para a organização e implementação da assistência de alta complexidade em terapia nutricional, de acordo com a necessidade do local, por meio que a legislação predefine. A última publicação disponível foi a Portaria 120, de 14 de abril de 2009, com o objetivo de conceituar as Unidades de Assistência de Alta Complexidade em Terapia Nutricional e os Centros de Referência de Alta Complexidade em Terapia Nutricional, bem como determinar o padrão de qualidades técnicas. Esta última Portaria está sendo revisada pelo grupo de terapia nutricional do Ministério da Saúde que, segundo a Portaria n. 850, de 3 de maio de 2012, foi criado com a finalidade de orientar quanto à estruturação de serviços para terapia nutricional hospitalar, ambulatorial e domiciliar, no contexto de Rede de Atenção à Saúde.

Em 13 de maio de 2015, foi publicada a Resolução n. 21 pela Agência Nacional de Vigilância Sanitária (Anvisa) com o objetivo de estabelecer a classificação, a designação e os requisitos de composição, qualidade, segurança e rotulagem das fórmulas para nutrição enteral.

O Brasil se destaca como um dos poucos países a dispor de legislações de terapia nutricional, as quais devem ser implementadas em no país com o objetivo de garantir as boas práticas e a qualidade da assistência nutricional integral aos pacientes.

Bibliografia consultada

- Baxter YC, Dias MCG, Maculevicius J. Papel da Equipe Multidisciplinar na Terapia nutricional enteral – atuação do nutricionista. In: Silva SMCS & Mura JDP. Tratado de Alimentação, Nutrição & Dietoterapia. São Paulo: Ed. Roca; 2007.

- Baxter YC, Maculevicius J. Matéria-prima em dietas especiais: avanços tecnológicos e evolução da Nutrição enteral. Sociedade Brasileira de Alimentação e Nutrição (SBAN): Simpósio sobre dietas especiais (RIARE – Brasil). 1993;6.
- Brasil. Ministério da Saúde. Agência Nacional de Vigilância Sanitária Diretoria Colegiada. Resolução n. 21, de 13 de maio de 2015. Dispõe sobre o regulamento técnico de fórmulas para nutrição enteral. Diário Oficial da União, Brasília (DF). 2015 maio 13.
- Brasil. Ministério da Saúde. Agência Nacional de Vigilância Sanitária. Regulamento n. 63, de 6 de julho de 2000. Aprova o Regulamento técnico para fixar os requisitos mínimos exigidos para a Terapia Nutricional Enteral. Diário Oficial da União, Brasília (DF). 2000 jul 6 [citado 18 março 2014]. [acesso em: jul. 2021]. Disponível em: http://www.sbnpe. com.br/resolucao-da-diretoria-colegiada-rdc-no-63-de-06--de-julho-de-2000.
- Brasil. Ministério da saúde. GM. Portaria n. 343, de 7 de março de 2005. Institui no âmbito do SUS mecanismos para implantação da Assistência de Alta complexidade em terapia nutricional. Diário Oficial da União, Brasília (DF). 2005 mar 7 [citado 17 março 2014]. [acesso em: jul. 2021]. Disponível em: http://dtr2001.saude.gov.br/sas/portarias/port2005/GM/GM-343.htm.
- Brasil. Ministério da Saúde. GM. Portaria n. 850, de 3 de maio de 2012. Institui Grupo de Trabalho sobre a Terapia Nutricional no Sistema Único de Saúde. Diário Oficial da União, Brasília (DF). 2012 maio 3. [acesso em: jul. 2021]. Disponível em: http://bvsms.saude.gov.br/bvs/saudelegis/gm/2012/ prt0850_03_05_2012.html.
- Brasil. Ministério da Saúde. GM. Secretaria de Atenção à Saúde. Portaria n. 131, de 8 de março de 2005. Define Unidades de alta complexidade em terapia nutricional e Centros de referência de alta complexidade em terapia nutricional e suas aplicações e qualidades. Diário Oficial da União, Brasília (DF). 2005 mar 8 [citado 18 março 2014]. [acesso em: jul. 2021]. Disponível em: http://www.sbnpe.com.br/portaria -n-131-de-08-de-marco-de-2005.
- Brasil. Ministério da Saúde. GM. Secretaria de Atenção à Saúde. Portaria n. 120, de 14 abril de 2009. Institui mecanismos para a terapia nutricional e implantação de Unidades de assistência e Centros de referência de alta complexidade em terapia nutricional no âmbito do SUS. Diário Oficial da União, Brasília (DF). 2005 abril 14 [citado 18 março 2014]. [acesso em: jul. 2021]. Disponível em: http://www.sbnpe. com. br/portaria-no-120-de-14-de-abril-de-2009.
- Brasil. Ministério da Saúde. Secretaria Nacional de Vigilância Sanitária. Portaria n. 272, de 8 de abril de 1998. Aprova o Regulamento técnico para fixar os requisitos mínimos exigidos para a Terapia Nutricional Parenteral. Diário Oficial da União, Brasília (DF). 1998 abr 8 [citado 18 março 2014]. [acesso em: jul. 2021]. Disponível em: http://www.sbnpe.com.br/portaria-n-272-de-8-de-abril-de-1998-anexo-iii.
- Dias MCG. Fórmulas Comerciais na Terapia Nutricional Enteral Domiciliar. In: Schieferdecker MEM & Thieme RD. Terapia Nutricional Domiciliar. Ed. Rubio. 2019.
- Pinotti HW, Zilberstein B, Pollara WM, Rodrigues JJ, Ellenbogen G, Bidoli MM et al. Jejunostomias – Aplicações clínicas da dieta à base de soja e suas vantagens. Rev Associação Médica Brasileira. São Paulo; 1977;23(12):409-12.

- Vassilyadi F, Panteliadou AK, Panteliadis C. Hallmarks in the History of Enteral and Parenteral Nutrition: From Antiquity to the 20th Century. Nutr Clin Pract. 2013;28(2):209-17.
- Waitzberg DL, Caiaffa WT, Correia MI. Hospital malnutrition: the Brazilian national survey (IBRANUTRI): a study of 4000 patients. Nutrition. 2001;17(7-8):573-80.
- Waitzberg DL, Campos AC. Nutrition support in Brazil: past, present, and future perspectives. J Parenter Enteral Nutr. 2004;28(3):184-91.
- Stephens RV, Randall HT. Use of concentrated, balanced, liquid elemental diet for nutritional management of catabolic states. Ann Surg. 1969;170(4):642–668.

Seção 3

Medicina

Mariana Hollanda Martins da Rocha
André Dong Won Lee
Sabrina Segatto Valadares Goastico
Liliane Kopel
Bianca Mayumi Watanabe
Ana Elisa Boreck Seki
Dan Linetzky Waitzberg

3

Indicação, Contraindicação e Prescrição de Terapia Nutricional Parenteral (TNP)

Conceito

É a aplicação da terapia nutricional parenteral quando indicada evitando sua indicação inadequada.

Finalidade

Prescrever de forma correta a terapia nutricional parenteral, avaliar suas contraindicações.

Indicação

Indicado para o paciente hospitalizado com indicação de terapia nutricional parenteral.

Competência

Equipe médica responsável pelo paciente e médico/nutrólogo da EMTN.

Material

- Prescrição médica.
- Prontuário eletrônico.
- Exames laboratoriais.

DESCRIÇÃO DO PROCEDIMENTO

- Equipe médica responsável pelo paciente avalia o paciente e os dados registrados no prontuário eletrônico quanto à:
  - Integridade e funcionalidade do aparelho digestório.
  - Integridade e funcionalidade do sistema vascular venoso.
  - Condição hemodinâmica.

- Equipe médica responsável pelo paciente considera a via de infusão de terapia nutricional parenteral (periférica ou central) a ser utilizada conforme as recomendações a seguir:
  - Nutrição parenteral periférica: deve ser indicada para pacientes com desnutrição leve a moderada com o objetivo de oferecer terapia nutricional total ou parcial quando o paciente não é capaz de ingerir as necessidades energéticas adequadas (> 60%), por via oral ou enteral (Tabela 3.1). Avaliar os seguintes critérios para a indicação de terapia de nutrição parenteral periférica: 1) Existência de adequado acesso venoso periférico; 2) Tolerância a grandes volumes de fluido intravenoso por dia; 3) Considerar as contraindicações específicas (Tabela 3.2).
  - Nutrição parenteral central: quando há contraindicação relativa ou absoluta de utilização para nutrição oral ou enteral do trato gastrointestinal.

Tabela 3.1
Indicações de terapia nutricional parenteral periférica.
Incapacidade ou impossibilidade de ingerir as necessidades nutricionais adequadas por via oral (> 60%), quando a terapia de nutrição enteral não for indicada
Intolerância à terapia nutricional parenteral ou dificuldade de progressão da dieta enteral por mais de 72 horas
Complementar as necessidades nutricionais que não foram atingidas por via oral e/ou enteral por mais de 72 horas

Fonte: Desenvolvido pela autoria do capítulo.

Tabela 3.2
Contraindicação de terapia nutricional parenteral periférica.
Desnutrição grave
Estresse metabólico grave
Necessidade aumentada de eletrólitos e nutrientes
Restrição de volume/fluido
Necessidade de nutrição parenteral prolongada (> 14 dias)
Comprometimento renal ou hepático
Dificuldade de acesso venoso periférico

Fonte: Desenvolvido pela autoria do capítulo.

Equipe médica responsável pelo paciente considera as indicações e contraindicações de terapia nutricional parenteral relacionada nas Tabelas 3.3 e 3.4.

A equipe médica responsável pelo paciente prescreve e/ou solicita interconsulta da EMTN/Nutrologia para acompanhamento do paciente ou avaliação sobre a correta indicação de TNP.

A equipe médica responsável pelo paciente solicita exames laboratoriais iniciais para controle de complicações de nutrição parenteral.

Tabela 3.3
Indicação de terapia nutricional parenteral central.

Indicação	Comentários	Observação
Pré-operatório	Sete a 10 dias antes da intervenção cirúrgica de grande porte em pacientes desnutridos com incapacidade de receber terapia de nutrição enteral	
Câncer	Indicada quando o tratamento do câncer evoluiu com toxicidade gastrointestinal, que impede a ingestão oral por mais de uma semana	Não indicada para pacientes terminais, quando não houver melhora da sobrevida ou de sofrimento
Doença disabsortiva intestinal	Na vigência de sinais de obstrução intestinal ou intolerância à terapia de nutrição enteral	
Pancreatite	Na contraindicação de terapia de nutrição enteral	
Síndrome do intestino curto	Em falência intestinal e insuficiência intestinal acompanhada de oferta nutricional por via enteral insuficiente	Sempre que possível oferecer simultaneamente terapia de nutrição enteral e/ou oral, com a intenção de manter o trofismo intestinal
Fístula digestiva e íleo prolongado	Fístula gastrointestinal de alto débito e em pacientes sem previsão de retorno de trânsito intestinal adequado no período pós-operatório	Se a fístula digestiva compromete o trânsito gastrointestinal, deve-se preferir a terapia de nutrição parenteral
Insuficiência renal	Em pacientes desnutridos com incapacidade de alimentação por via enteral	
Ascite quilosa ou quilotórax		

Fonte: Desenvolvido pela autoria do capítulo.

Tabela 3.4	
Contraindicações de terapia nutricional parenteral central.	
Hiperglicemia	Glicose > 300 mg/dL
Azotemia	BUN > 100 mg/dL
Hiperosmolaridade	Osmolalidade sérica > 350 mOsm/kg
Hipernatremia	Na > 150 mEq/L
Hipocalemia	K < 3 mEq/L
Acidose metabólica hiperclorêmica	Cl > 115 mEq/L
Hipofosfatemia	P < 2 mg/dL
Alcalose metabólica hipoclorêmica	Cl < 85 mEq/L
Hipertrigliceridemia	Triglicérides séricos > 400 mg/dL
Instabilidade hemodinâmica	

Fonte: Desenvolvido pela autoria do capítulo.

Resultado esperado

Indicação correta da terapia nutricional parenteral e prevenção/tratamento da desnutrição.

Pontos críticos

- Indicação inadequada de terapia nutricional parenteral.
- Controle não adequado das complicações de terapia de nutrição parenteral.
- Erro na administração da dose prescrita da nutrição parenteral.

Registro

Registrar a solicitação e a indicação de terapia nutricional parenteral no prontuário eletrônico.

Bibliografia consultada

- Arends J, et al. ESPEN guidelines on nutrition in cancer patients. Clinical Nutrition 36. 2017:11-48.
- Arends J, Lundholm K, Micklewright A, Zurcher G, Muscaritoli M. ESPEN Guidelines on Parenteral Nutrition: non-surgical oncology. Clin Nutr. 2009;28(4):445-54.
- Braga M, Ljungqvist O, Soeters P, Fearon K, Weimann A, Bozzetti F. ESPEN Guidelines on Parenteral Nutrition: Surgery. Clin Nutr. 2009;28(4):378-86.
- Gianotti L, Meier R, Lobo DN, Bassi C, Dejong CH, Ockenga J et al. ESPEN Guidelines on Parenteral Nutrition: pancreas. Clin Nutr. 2009;28(4):428-35.
- Mirtallo, JM. Overview of Parenteral Nutrition. The ASPEN Nutrition Support Core Curriculum. ASPEN (American Society of Parenteral and Enteral Nutrition). Silver Spring, MD 20910; 2012:234-44.
- Singer P, et al. ESPEN Guidelines on Parenteral Nutrition: Intensive care. Clin Nutr. 38. 2019:48-79.

- Van Gossum A, Cabre E, Hébuterne X, Jeppesen P, Krznaric Z, Messing B et al. ESPEN Guidelines on Parenteral Nutrition: Gastroenterology. Clin Nutr. 2009;28(4):415-27.
- Waitzberg DL, Cardenas TC. Manual de Terapia Nutricional em Oncologia ICESP. São Paulo: Atheneu; 2011.
- Waitzberg DL, Dias MCG. Guia básico de terapia nutricional – manual de boas práticas. 2 ed. São Paulo: Atheneu; 2007.

4

Implantação de Cateter Venoso Central (CVC) de Curta Permanência para Terapia Nutricional Parenteral

Conceito

É a implantação de um cateter venoso com sua extremidade distal localizada entre o terço médio inferior da veia cava superior e o terço superior do átrio direito.

Finalidade

Administrar a solução de nutrição parenteral por via central.

Indicação

Indicado ao paciente hospitalizado que recebe terapia nutricional parenteral (TNP).

Competência

Médico.

Material

- Prontuário eletrônico.
- *Kit* de cateterismo venoso central ou cateter venoso central biocompatível.
- Cateter, escolhido em função da idade, proposição, tamanho e número de 2 lúmens, sendo um deles exclusivo para nutrição parenteral e o outro lúmen para as medicações.
- Gorro.
- Máscara.
- Avental cirúrgico.
- Óculos de proteção.
- Duas luvas cirúrgicas estéreis.

- Campos estéreis.
- Duas agulhas estéreis (30/7, 30/8).
- Frasco de lidocaína a 2% sem vasoconstritor.
- Dois pacotes de gaze estéril.
- Fita adesiva.
- Frasco de soro fisiológico 0,9% em 500 mL.
- Equipo de macrogotas ou microgotas.
- Fio cirúrgico monofilamentar inabsorvível montado 3-0, 4-0.
- Degermante à base de clorexidina.
- Fio-guia estéril com *pigtail* para cateter central.
- Jelco n. 18.
- Seringa de 5 mL e 10 mL.
- Lâmina de bisturi (n. 11)/porta-agulha/tesoura.
- Pinça de Kelly reta estéril.
- Antisséptico degermante e alcoólico à base de clorexidina.
- Curativo impermeável.

DESCRIÇÃO DO PROCEDIMENTO

Médico responsável pelo paciente

- Consulta o prontuário eletrônico e examina o paciente no quarto. Escolhe o local de menor risco para a inserção do cateter nessa ordem: veia jugular interna direita (VJID), esquerda (VJIE), subclávia direita (VSCD) e esquerda (VSCE), lembrando que o ducto torácico fica localizado no lado esquerdo. O uso da veia femoral é relativamente contraindicado, pois está associado ao maior risco de infecção de cateter, trombose e maior dificuldade à deambulação.
- Encaminha o paciente ao centro cirúrgico ou à sala de pequenas cirurgias para a realização do procedimento.
- Avalia o tipo de cateter biocompatível a ser utilizado.
- Coloca gorro, máscara e óculos de proteção.
- Acomoda o paciente na mesa cirúrgica na posição mais adequada (preferir decúbito dorsal, com coxim entre as escápulas e posição de Trendelenburg – proclive invertido, com os membros inferiores acima do nível da cabeça). Na ocasião, se houver o equipamento de ultrassom portátil, é prudente a realização do mesmo para a demarcação do local da punção venosa e o estudo dos vasos profundos orientando o melhor vaso a ser puncionado. A punção venosa pode ser realizada por cirurgião ou radiologista.
- Higieniza a pele da região a ser puncionada no paciente com solução antisséptica degermante à base de clorexidina, por 3 minutos, e seca com compressa estéril.

- Higieniza as mãos.
- Veste avental estéril e luvas cirúrgicas estéreis.
- Prepara a pele da região a ser puncionada com antisséptico alcoólico à base de clorexidina.
- Cobre todo o paciente com campos estéreis grandes, deixando uma abertura para a visualização do local onde o cateter será implantado. Recebe o material da enfermagem com técnica asséptica. Estima o comprimento do cateter a ser introduzido, ao dispor o cateter acompanhando o trajeto da veia a ser puncionada até a veia cava superior na sua topografia correspondente a 5 cm abaixo da proeminência óssea do esterno.
- Aplica anestesia cutânea (agulha 30/7) no local escolhido para a punção venosa com injeção de lidocaína a 2% sem adrenalina em quantidade adequada e suficiente (aproximadamente 2 mL). Realiza a punção venosa com a mesma agulha (30/7) e seringa, e determina o trajeto da punção.
- Realiza nova punção percutânea venosa com jelco n. 18 ou agulha apropriada (*kit*). Introduz fio-guia apropriado para a punção. Retira o jelco, mantendo o fio-guia e passa o dilatador venoso pelo fio-guia. Inicia pelo dilatador de menor calibre e progride até aquele mais adequado para o calibre do CVC (punção de Seldinger).
- Retira o dilatador, mantendo o fio-guia em posição intravenosa e introduz a porção estimada adequada de CVC pelo fio-guia e o coloca em posição central.
- Conecta o equipo de soro preenchido com soro fisiológico 0,9% e efetua o teste de fluxo e refluxo sanguíneos colocando o recipiente de soro abaixo do nível da cabeça do paciente.
- Fixa o cateter venoso central na pele com ponto de sutura simples de fio cirúrgico inabsorvível monofilamentar montado.
- Efetua o curativo no CVC.
- Caso haja radioscopia na sala cirúrgica, deve ser a primeira escolha, podendo posicionar a ponta do cateter com precisão e rapidez. Possibilita também a análise da região torácica e de alguma intercorrência relacionada com a punção venosa central.
- Descreve no impresso de descrição de cirurgia o procedimento completo de passagem de CVC. Solicita, em impresso apropriado, radiografia simples de tórax (se possível, na posição sentada ou em pé) para o controle da localização do cateter e providencia o encaminhamento pelo técnico de enfermagem.
- Após 12 a 24 horas, realiza novo pedido de radiografia simples em impresso adequado (se possível, na posição sentada ou em pé), após a passagem de CVC, para avaliar possíveis complicações tardias relacionadas com a punção venosa. Encaminha o pedido de radiografia ao técnico de enfermagem.

A introdução de CVC em paciente sem capacidade de locomoção ao centro cirúrgico ou ao ambulatório de pequenas cirurgias pode ser feita à beira de leito se adotadas todas as operações anteriormente descritas, com o auxílio de enfermeiro ou técnico de enfermagem.

Resultado esperado

Implantação do cateter venoso central adequadamente para dar início à TNP.

Pontos críticos

- Não passar o cateter com tempo de protrombina < 40 segundos (INR > 2,5) ou plaquetas < 20.000/mm³. Evitar utilizar a veia subclávia em pacientes caquéticos, com doença pulmonar obstrutiva crônica (DPOC) ou com alto risco de pneumotórax.
- Não utilizar cateter de PVC.
- Atenção para queixa de dor torácica ou tosse (sinais de punção da pleura) ou hemorragia com sangue vermelho vivo (sinal de punção arterial).
- Interromper o procedimento de introdução do fio-guia quando houver resistência à sua passagem. Fazer incisão cutânea do fio-guia com bisturi lâmina 11 para facilitar a passagem do dilatador.
- Na ausência de fluxo e refluxo de sangue confirmar a permeabilidade do CVC realizando teste de injeção e aspiração com seringa de 10 mL com soro fisiológico 0,9%.
- Se persistirem as dúvidas, retirar o cateter.
- Risco de perfuração do CVC ao realizar o ponto de sutura simples.
- Evitar aperto exagerado do nó do fio de fixação do CVC na pele (risco de necrose), no próprio CVC (risco de estrangulamento).
- Não instalar solução de NP sem a confirmação da posição venosa central adequada do CVC.
- Quebra da técnica estéril.

Registro

Registrar o procedimento de implantação do CVC, no prontuário eletrônico.

NOTA
Pediatria
Restringir de forma adequada o paciente pediátrico para o sucesso do procedimento. Entretanto, é importante evitar qualquer tipo de restrição ventilatória. É obrigatória a monitoração da frequência cardíaca e, sempre que possível, a avaliação da saturometria, que torna o procedimento mais seguro.
Preferir a utilização de veia periférica ou o cateter central de inserção periférica (PICC), que deve ser locado por médico ou enfermeira habilitada, preferencialmente com o auxílio de ultrassom (vide procedimento de enfermagem de PICC).

Bibliografia consultada

- American College of Emergency Physicians. ACEP emergency ultrasound guidelines 2001. An of Emerg Med. 2001;38(4):470-81.
- Bass J, Halton J, Drouet Y, Ni A, Barrowman N. Central venous catheter database: an important issue in quality assurance. J Pediatr Surg. 2011;46(5):942-5.
- Broviac JW, Cole JJ, Seribner BH. A silicone subber atrial catheter for prolonged parenteral alimentacion. Surg Gynecol Obstet. 1973;136(8):602-6.
- Dennu JRD. Placement and management of long-term central venous acesscateter and ports. AJR. 1993;161:385-93.
- Evans ORRM. Ryder MA. Vascular acess devices: perspectives on desings, complications e management. Nutr Clin Pract. 1993;8:145-52.
- Guidelines for the Prevention of Intravascular Catheter-Related Infections, 2011. [acesso em: jul. 2021]. Disponível em: http://www.cdc.gov/hicpac/pdf/guidelines/bsi-guidelines-2011.pdf.
- Mangini C, Rossi BM, Lotei C, Lopes A, Cateteres venosos centrais de longa permanência. Acta Oncol Bras. 1994;14(5):207-12.
- Pittiruti M, Hamilton H, Biffi R, MacFie J, Pertkiewic M. ESPEN guidelines on parenteral nutrition: central venous catheters (access, care, diagnosis and therapy of complications). Clin Nutrit. 2009;(28):365-77.
- Pittirutia M, Hamiltonb H, Biffic R, MacFied J, Pertkiewicze M. ESPEN Guidelines on Parenteral Nutrition: Central Venous Catheters (access, care, diagnosis and therapy of complications). Clin Nutr. 2009;28(4):365-77.
- Rupp SM. Proctice Guidelines dor Central Venous Acess. A Report by the American Society of Anesthesiologists Tasks Force on Central Venous Acess. 2012;116(3).
- Waitzberg DL, Cardenas TC. Manual de Terapia Nutricional em Oncologia ICESP. São Paulo: Atheneu; 2011.
- Waitzberg DL, Dias MCG. Guia básico de terapia nutricional – manual de boas práticas. 2 ed. São Paulo: Atheneu; 2007.

5

Coleta de Dados de Infecção Hospitalar Relativa a Cateter Venoso Central de Pacientes em Terapia Nutricional

Conceito
É a coleta de informações referentes à infecção do cateter venoso central nos pacientes em Terapia Nutricional Parenteral (TNP).

Finalidade
Identificar a infecção em cateter venoso central nos pacientes com TNP.

Indicação
Indicado ao paciente hospitalizado com TNP.

Competência
Equipe multiprofissional de terapia nutricional com auxílio da Subcomissão de Controle de Infecção Hospitalar (SCCIH).

Material
- Impresso próprio.
- Prontuário eletrônico.

DESCRIÇÃO DO PROCEDIMENTO
- Anotar dados coletados seguindo impresso SCCIH (Tabela 5.1).
- Anotar dados coletados referentes à infecção do cateter venoso central nos pacientes em TNP seguindo impresso SCCIH (Tabela 5.2).
- Após a coleta dos dados, realizar o indicador de taxa de infecção de cateter, sendo casos novos de infecção/número de cateter por dia.

Tabela 5.1
Checklist da SCCIH para pacientes em uso de CVC

Controle de processo – SCCIH

Nome	RGHC	N. atendimento	Unidade	Início NP	Término NP	Data inserção CVC	Data retirada CVC

Fonte: SCCIH do ICHC-FMUSP.

Tabela 5.2
Checklist para pacientes em uso de CVC realizando TNP

Controle de processo – SCCIH e EMTN

Nome	RG	N. do atendimento	Unidade	Início NP	Término no NP	Data inserção CVC	Data retirada CVC	Tipo CVC	ICS (S/N)	Data ICS	Microganismo	Óbito 14 dias (S/N)	Data óbito

Cálculo da densidade de incidência de infecção de corrente sanguínea relacionada ao cateter central em paciente com nutrição parenteral	
Taxa de Densidade de Incidência de ICS associada a CVC =	$\dfrac{\text{N}^\circ \text{ de ICS associada a CVC}}{\text{N}^\circ \text{ de CVC-dia}} \times 1.000$
Responsável pelas informações	Enfermeiro, CCIH e farmacêutico
Responsável pela tomada de decisão	Enfermeiro, equipe médica e EMTN

Fonte: Indicadores de Qualidade Comissão de Terapia Nutricional Complexo HC-FMUSP; GGTES/ANVISA, 2009.

Resultado esperado

Identificação dos motivos que levaram à infecção do CVC e instituição das medidas para a redução da incidência de infecção do CVC.

Pontos críticos
- Não preenchimento do *checklist* ao identificar a infecção do CVC.
- Desconhecimento dos sinais e sintomas de infecção de cateter.
- Diagnóstico tardio de infecção de cateter.

Registro

Registrar a infecção do CVC em impresso próprio e no prontuário do paciente.

Bibliografia consultada
- Cahill NE. Quality Improvment. The ASPEN Nutrition Support Core Curriculum. ASPEN (American Society of Parenteral and Enteral Nutrition). Silver Spring, MD 20910;2012:677-92.

- GGTES – Gerência total de tecnologia em serviços de saúde. Corrente Sanguínea: Critérios nacionais de infecções relacionadas à assistência à saúde. Brasil: Anvisa; 2009.
- Grady NP et al. Diretrizes para a prevenção de infecções associadas a cateteres intravasculares. Guia de prática clínica. Rio de Janeiro; 2011. [acesso em jul. 2021]. Disponível em: http://proqualis.net/sites/proqualis.net/files/000001486k2rKq2.pdf.
- Pittirutia M, Hamiltonb H, Biffic R, MacFied J, Pertkiewicze M. ESPEN Guidelines on Parenteral Nutrition: Central Venous Catheters (access, care, diagnosis and therapy of complications). Clin Nutr. 2009;28(4):365-77.
- Waitzberg DL, Dias MCG. Guia básico de terapia nutricional – manual de boas práticas. São Paulo: Atheneu; 2007.

6

Diagnóstico e Tratamento da Infecção de Cateter Venoso Central – Infecção de Óstio ou Túnel e Sistêmica

Conceito

É a identificação de infecção do cateter venoso central (CVC) por microrganismos patogênicos e a instituição de tratamento adequado.

Finalidade

Aperfeiçoar o diagnóstico e instituir a terapêutica adequada ao paciente com suspeita de infecção relacionada com CVC.

Uniformizar as condutas diagnósticas e terapêuticas do complexo HC.

Indicação

Indicado ao paciente hospitalizado com terapia nutricional parenteral (TNP).

Competência

Equipe médica responsável pelo paciente em concordância com a Subcomissão de Controle de Infecção Hospitalar.

Material

- Prontuário eletrônico.
- Hemocultura pareada com antibiograma. (Coleta de sangue periférico e central).
- Cultura do cateter com antibiograma.
- Material de assepsia e antissepsia.
- Ambiente cirúrgico.
- *Doppler* venoso de jugular e subclávia.
- *Ecodoppler* cardíaco e transesofágico.

DESCRIÇÃO DO PROCEDIMENTO

Equipe médica responsável pelo paciente consulta o prontuário eletrônico, realiza o exame físico no local de inserção do cateter, verifica as condições do cateter e o tempo de uso.

Equipe médica responsável pelo paciente identifica o tipo de infecção do cateter e toma as condutas descritas a seguir.

Na infecção do óstio de CVC

- CVC de curta permanência (cateter de 1, 2 ou 3 vias) (Figura 6.1):
   - **Suspeita:** presença de secreção purulenta no óstio do CVC, hiperemia com edema local ou celulite até 2 cm da inserção do cateter.

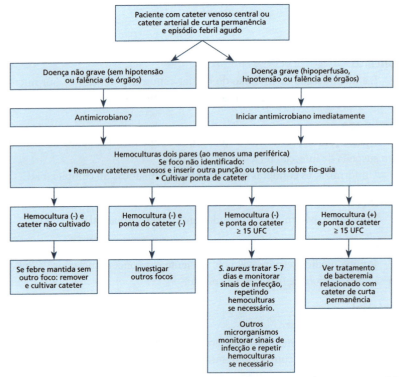

Figura 6.1 – *Algoritmo de investigação em paciente com cateter venoso central ou cateter arterial de curta permanência e episódio febril agudo.*

Fonte: Levin, ASS. Guia de utilização de anti-infecciosos e recomendações para prevenção de infecções hospitalares. Hospital das Clínicas-FMUSP, 2011, modificado.

- **Procedimento:** retirada do cateter, envio da ponta para cultura e coleta de 2 pares de hemocultura de sangue periférico e central ao mesmo tempo. Colher cultura de secreção de drenagem pelo óstio. Caso o paciente necessite de acesso venoso central, instalar novo CVC em outro local.

- **Interpretação dos resultados:** 1) se a ponta do cateter ou cultura da secreção for positiva e as hemoculturas negativas em paciente sem sinais sistêmicos de infecção: não tratar, apenas observar a evolução, exceto em caso de S. aureus, quando o paciente deverá ser tratado por 5 a 7 dias, de acordo com o antibiograma. Em pacientes com doença valvar ou neutropenia e colonização do CVC por S. aureus ou Candida spp: monitorar para sinais de infecção e repetir hemoculturas, se necessário; 2) se a ponta do cateter ou cultura da secreção for positiva e as hemoculturas negativas em pacientes com sinais sistêmicos de infecção e sem outro foco: completar 7 dias de antimicrobiano sistêmico baseado no antibiograma; 3) se a ponta do cateter for positiva e as hemoculturas positivas: ver algoritmo de tratamento de infecção relacionada com CVC de curta permanência (Figura 6.2).

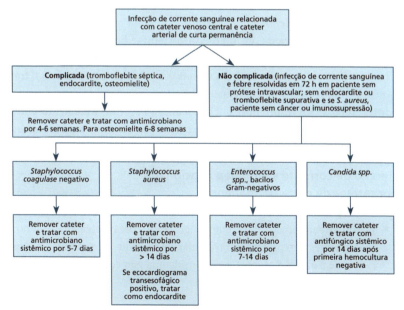

Figura 6.2 – *Algoritmo de tratamento de infecção de corrente sanguínea relacionada com cateter venoso central e cateter arterial de curta permanência.*

Fonte: Levin, ASS. Guia de utilização de anti-infecciosos e recomendações para prevenção de infecções hospitalares. Hospital das Clínicas-FMUSP, 2011, modificado.

- **CVC de longa permanência:**
  - ♦ **Suspeita:** presença de secreção purulenta no óstio do CVC, hiperemia com edema local, celulite até 2 cm da inserção do cateter. Pode estar relacionada com febre, com ou sem infecção de corrente sanguínea (ICS).
  - ♦ **Procedimento:** não remover o CVC, coleta de dois pares de hemocultura de sangue periférico e central ao mesmo tempo e cultura de secreção do óstio do cateter. Inicia o tratamento empírico com vancomicina, logo que possível.
  - ♦ **Interpretação dos resultados:** 1) hemoculturas negativas e cultura de secreção do óstio positiva: completa 7 dias de antibioticoterapia sistêmica com base no antibiograma; 2) hemoculturas negativas e culturas da secreção negativa: não tratar, procurar outro foco de infecção; 3) hemoculturas positivas: segue o tratamento de bacteremia (Figura 6.3).

Infecção do túnel subcutâneo ou do leito do Port-o-Cath

- **Suspeita:** presença de eritema, edema e/ou enduração e dor com extensão por mais de 2 cm no trajeto do túnel subcutâneo a partir do óstio de entrada do CVC ou sobre o leito do Port-o-Cath.
- **Procedimento:** retira o CVC ou o Port-o-Cath; se houver coleção drenável, colhe material para cultura e antibiograma, como também colhe 2 pares de hemocultura de sangue periférico e central ao mesmo tempo; inicia o tratamento empírico com vancomicina.
- **Interpretação de resultados:** 1) Hemocultura negativa: tratamento por 7 a 10 dias com antibiótico sistêmico, com base no resultado do antibiograma; 2) Se hemocultura positiva: segue tratamento de bacteremia (Figura 6.3).

Infecção de corrente sanguínea relacionada com cateter de curta permanência

- **Não complicada:**
  - ♦ **Definições:** infecção de corrente sanguínea e febre resolvidas em 72 horas em pacientes sem prótese intravascular, endocardite e tromboflebite supurativa. Se isolado, *S. aureus*, será considerada não complicada em pacientes sem câncer ou imunossupressão.
  - ♦ **Tratamento:** ver Figura 6.2.
- **Complicada:**
  - ♦ **Definições:** infecção de corrente sanguínea em pacientes com história de tromboflebite séptica, endocardite, osteomielite etc.
  - ♦ **Tratamento:** ver Figura 6.2.

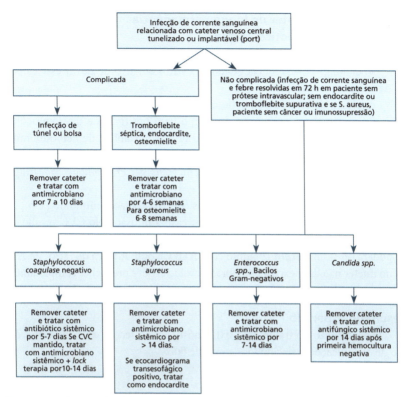

Figura 6.3 – *Algoritmo de tratamento de infecção de corrente sanguínea relacionada com cateter venoso central tunelizado ou implantável (port).*

Fonte: Levin, ASS. Guia de utilização de antiinfecciosos e recomendações para prevenção de infecções hospitalares. Hospital das Clínicas FMUSP, 2011, modificado.

Infecção de corrente sanguínea relacionada com cateter de longa permanência

- **Não complicada:**
    - **Definições:** infecção de corrente sanguínea e febre resolvidas em 72 horas em pacientes sem prótese intravascular, endocardite e tromboflebite supurativa. Se isolado *S. aureus*, será considerada não complicada em pacientes sem câncer ou imunossupressão.
    - **Tratamento:** ver Figura 6.3.
- **Complicada:**
    - **Definições:** infecção de corrente sanguínea em pacientes com história de tromboflebite séptica, endocardite, osteomielite etc.
    - **Tratamento:** ver Figura 6.3.

Tratamento do cateter de longa permanência por "selo" de antibioticoterapia

■ **Indicação:** pacientes com infecção de corrente sanguínea relacionada com CVC de longa permanência quando existir o objetivo de salvar esse cateter, nas seguintes condições:

♦ Ausência de infecção do óstio ou do túnel ou na suspeita de infecção de óstio apenas se a diferença do tempo para positividade das hemoculturas for maior do que 2 horas e não houver instabilidade hemodinâmica secundária a sepse e a infecção não for causada por *S. aureus, Candida spp., P. aeruginosa, Bacillus sp., Micrococcus sp., Propionibacteria*, fungos ou micobactérias.

■ **Procedimento:** sempre utilizar ATB sistêmico associado infundido pelo próprio CVC ou por outro acesso vascular caso a infusão pelo CVC resulte em bacteremia. Assim que controlados os sinais sistêmicos de infecção, o "selo" poderá ser utilizado em conjunto com ATB via oral. A troca do "selo" de ATB no cateter não deve exceder 48 horas. A solução deve preencher completamente todos os lumens do CVC e a duração do tratamento deve ser de 10 a 14 dias.

Resultado esperado

Padronização do tratamento e diagnóstico de infecção do CVC e prevenção de complicações relacionadas com este fato.

Pontos críticos

■ Na suspeita de infecção relacionada com cateter de curta permanência, remover o cateter, enviar a ponta para culturas e proceder com a coleta de hemoculturas.

■ Na suspeita de infecção de cateter de longa permanência, avaliar o fluxograma antes de remover o cateter, considerar terapia por "selo".

■ Somente se considera positiva a cultura de ponta de cateter semiquantitativa com o crescimento de um único microrganismo e acima de 15 unidades formadoras de colônias (UFC).

Registro

Registrar o diagnóstico de infecção do CVC e seu tratamento no prontuário eletrônico.

Biografia consultada

• Levin ASS. Guia de utilização de anti-infecciosos e recomendações para prevenção de infecções hospitalares. São Paulo: HC-FMUSP; 2011.

• Mermel LA, Allon M, Bouza E et al. Clinical Practice Guidelines for the Diagnosis and management of intravascular catheter-related inferion: 2009 Update by the infectious diseases society of America. Clin Infect Dis. 2009;49:1-45.

- Pittirutia M, Hamiltonb H, Biffic R, MacFied J, Pertkiewicze M. ESPEN Guidelines on Parenteral Nutrition: Central Venous Catheters (access, care, diagnosis and therapy of complications). Clin Nutr. 2009;28(4):365-77.
- Proc. Inst. ICESP PC. SCIH 002. Manejo das infecções relacionadas a cateteres. 2010.

7

Reposicionamento e Troca de Cateter Venoso Central (CVC) de Curta Permanência Mantendo o Mesmo Sítio de Punção Venosa

Conceito

É o reposicionamento do CVC quando verificado seu mau posicionamento ou mau funcionamento.

Finalidade

Fazer a manutenção do acesso venoso central.

Indicação

Indicado ao paciente hospitalizado com TNP.

Competência

Médico.

Material

- Prontuário eletrônico.
- *Kit* de cateterismo venoso central ou cateter venoso central biocompatível.
- Gorro.
- Máscara.
- Avental cirúrgico.
- Óculos de proteção.
- Duas luvas cirúrgicas estéreis.
- Campos estéreis.
- Duas agulhas estéreis (30/7, 30/8).
- Frasco de lidocaína a 2% sem vasoconstritor.
- Dois pacotes de gaze estéril.

- Fita adesiva.
- Frasco de soro glicosado a 5% em 500 mL.
- Equipo de macrogotas ou microgotas.
- Fio cirúrgico monofilamentar inabsorvível montado 3-0, 4-0.
- Degermante à base de clorexidina.
- Fio-guia estéril com pigtail para cateter central.
- Jelco n. 18.
- Seringa de 5 mL e 10 mL.
- Lâmina de bisturi (n. 11).
- Pinça de Kelly reta estéril.
- Antisséptico degermante e alcoólico à base de clorexidina.

DESCRIÇÃO DO PROCEDIMENTO
Cirurgião/médico intensivista/anestesista

- Consulta o prontuário eletrônico e examina o paciente. Escolhe o local de menor risco para a inserção do cateter nessa ordem: veia jugular interna direita (VJID), esquerda (VJIE) e veia subclávia direita (VSCD) ou esquerda (VSCE).
- Avalia o tipo de cateter biocompatível a ser utilizado.
- Coloca gorro, máscara e óculos de proteção.
- Acomoda o paciente na mesa cirúrgica na posição mais adequada (preferir decúbito dorsal, com coxim entre as escápulas e posição de Trendelenburg – proclive invertido, com os membros inferiores acima do nível da cabeça).
- Higieniza a pele da região a ser puncionada no paciente com solução antisséptica degermante à base de clorexidina por 3 minutos e seca com compressa estéril. Higieniza as mãos.
- Veste avental estéril e luvas cirúrgicas estéreis.
- Prepara a pele da região a ser puncionada com antisséptico alcoólico do mesmo princípio ativo que o degermante.
- Cobre todo o paciente com campos estéreis grandes, deixando uma abertura para a visualização do local onde o cateter será implantado. Recebe o material da enfermagem com técnica asséptica.
- Secciona o CVC a 4 cm do seu orifício de entrada na pele, abandona a parte seccionada proximal do CVC sob campo estéril. Introduz cuidadosamente o fio-guia pela extremidade distal do CVC até o ponto previamente medido e determinado. Secciona o ponto cirúrgico de fixação do CVC na pele. Retira a extremidade distal do cateter, mantendo o fio-guia em posição intravascular. Envia a ponta do CVC retirado para cultura, se suspeita de infecção, e um par de hemoculturas periféricas.

- Troca as luvas e coloca novos campos cirúrgicos estéreis sem contaminar o fio-guia.
- Introduz novo CVC segundo as normas do procedimento de implantação de cateter central.
- Descreve no prontuário o procedimento completo de reposicionamento/troca de CVC. Solicita, em impresso apropriado, radiografia simples de tórax (se possível, na posição sentada ou em pé) para o controle da localização do cateter e providencia o encaminhamento pelo técnico de enfermagem.

Resultado esperado
Reposicionamento do CVC adequadamente para a retomada da TNP.

Pontos críticos
- Se o cateter cujo sítio de inserção estiver infectado, deve ser removido sem troca. Caso necessário, puncionar outro local para acesso venoso.
- Atentar para o risco de embolia gasosa relacionado com o procedimento.

Registro
Registrar o procedimento de reposicionamento do CVC no prontuário eletrônico.

> **Nota**
> Pediatria
> É obrigatória a monitoração cardíaca.

Bibliografia consultada
- Dennu JRD. Placement and management of long-term central venous acess catheter and ports. AJR. 1993;161:385-93.
- Evans ORRM, Ryder MA. Vascular acess devices: perspectives on desings, complications e management. Nutr Clin Pract. 1993;8:145-52.
- Koletzko B, Goulet O, Hunt J, Krohn K, Shamir R; Parenteral Nutrition Guidelines Working Group; European Society for Clinical Nutrition and Metabolism; European Society of Paediatric Gastroenterology, Hepatology and Nutrition (ESPGHAN); European Society of Paediatric Research (ESPR). Guidelines on Paediatric Parenteral Nutrition of the European Society of Paediatric Gastroenterology, Hepatology and Nutrition (ESPGHAN) and the European Society for Clinical Nutrition and Metabolism (ESPEN), Supported by the European Society of Paediatric Research (ESPR). J Pediatr Gastroenterol Nutr. 2005;41(Suppl 2):S1-87.
- Muth CM, Shank ES. Gas embolism. N Engl J Med. 2000;342:476-82.
- Pittirutia M, Hamiltonb H, Biffic R, MacFied J, Pertkiewicze M. ESPEN Guidelines on Parenteral Nutrition: Central Venous Catheters (access, care, diagnosis and therapy of complications). Clin Nutr. 2009;28(4):365-77.

- Waitzberg DL, Cardenas TC. Manual de Terapia Nutricional em Oncologia ICESP. São Paulo: Atheneu; 2011.
- Waitzberg DL, Dias MCG. Guia básico de terapia nutricional – manual de boas práticas. 2. ed. São Paulo: Atheneu; 2007.

8

Complicações da Terapia Nutricional Parenteral (TNP)

Conceito
É a identificação das complicações referentes à utilização da terapia nutrição parenteral (TNP).

Finalidade
Identificar e prevenir as principais complicações da TNP.

Indicação
Indicado ao paciente hospitalizado em TNP.

Competência
Equipe médica responsável pelo paciente.

Material
- Impresso de controles de enfermagem.
- Prescrição médica.
- Prontuário eletrônico.
- Exames laboratoriais.

DESCRIÇÃO DO PROCEDIMENTO
- Equipe médica responsável pelo paciente verifica registros do prontuário eletrônico e observa intercorrências referentes à terapia nutricional parenteral (Anexo 8.1), avalia o controle de enfermagem, os resultados de exames laboratoriais, o peso e outras informações relevantes para a identificação das causas associadas às complicações da terapia nutricional parenteral.

- Equipe médica responsável pelo paciente associa exame físico e informações observadas a prováveis causas de intercorrências da TNP, conforme Anexo 8.1.
- Equipe médica responsável pelo paciente identifica a(s) causa(s) da(s) complicação(ões), toma providências com relação aos cuidados e às alterações de condutas, se for o caso, reforçando os mesmos a toda a equipe que presta atendimento ao paciente.
- Equipe médica responsável pelo paciente acompanha diariamente a evolução clínica, nutricional e de cuidados ao paciente, verifica o monitoramento rigoroso de exames laboratoriais, raios X, eletrocardiograma e evolução do paciente, para verificar se as complicações foram extintas.

Resultado esperado
Correção em tempo hábil das possíveis complicações encontradas no uso da TNP.

Pontos críticos
- Informações inadequadas ou insuficientes no prontuário médico do paciente sobre as intercorrências associadas à TNP.
- Informações inadequadas ou insuficientes no controle de enfermagem.
- Ausência de exames laboratoriais necessários para o diagnóstico precoce das complicações de TNP.

Registro
Registrar as complicações associadas à TNP e as condutas para sua correção no prontuário eletrônico.

> **Nota**
> Pediatria
> Existe alta prevalência de alterações glicêmicas em pediatria.
> É necessário monitorar a glicemia (glicemia capilar, glicemia sérica, entre outras). A avaliação de glicosúria isolada não é suficiente. Existe risco elevado de hipoglicemia secundária ao tratamento da hiperglicemia em pediatria. O controle estrito da glicemia com infusão de insulina para a manutenção de valores predeterminados não está indicado em crianças e adolescentes.

Bibliografia consultada
- Ayers P, Adams S, Boullata J, Gervasio J, Holcombe B, Kraft MD et al. American Society for Parenteral and Enteral Nutrition. ASPEN Parenteral nutrition safety consensus recommendations. JPEN. J Parenter Enteral Nutr. 2014;38(3):296-333.
- Derenski K, Catlin J, Allen L. Parenteral Nutrition Basics for the Clinician Caring for the Adult Patient. Nutrition in Clinical Practice Volume XX Number X Month 201X 1-18.

- Kumpj VJ, Gervasio J. Complications of Parenteral Nutrition. The ASPEN Nutrition Support Core Curriculum. ASPEN (American Society of Parenteral and Enteral Nutrition). Md: Silver Spring; 2007:323-39.
- Mundi MS, Nystrom EM, Hurley DL, McMahon MM. Management of Parenteral Nutrition in Hospitalized Adult Patients. Journal of Parenteral and Enteral Nutrition. JPEN J Parenter Enteral Nutr. 2017 May;41(4):535-549.
- Pittirutia M, Hamiltonb H, Biffic R, MacFied J, Pertkiewicze M. ESPEN Guidelines on Parenteral Nutrition: Central Venous Catheters (access, care, diagnosis and therapy of complications). Clin Nutr. 2009;28(4):365-77.
- Waitzberg DL, Cardenas TC. Manual de Terapia Nutricional em Oncologia ICESP. São Paulo: Atheneu; 2011.
- Waitzberg DL, Dias MCG. Guia básico de terapia nutricional – manual de boas práticas. 2. ed. São Paulo: Atheneu; 2007.

Anexo 8.1
Complicações metabólicas em nutrição parenteral.

Complicação	Possível causa	Sintomas	Tratamento	Prevenção
▪ **Atrofia gastrointestinal**	▪ Atrofia das vilosidades intestinais	▪ *In vitro*: presença de enterobactérias nos linfonodos Desenvolvimento de bacteremia entérica Aumento da sepse sem causa aparente	▪ Oferta precoce de alimentação oral/enteral, respeitando a tolerância gastrointestinal	▪ Uso do TGI de forma precoce
▪ **Azotemia pré-renal**	▪ Desidratação Aporte proteico excessivo Abastecimento inadequado de calorias não proteicas Doenças hepática e renal aumentam a propensão	▪ Nitrogênio ureico sanguíneo elevado	▪ Aumento da quantidade de líquidos Aumento das calorias não proteicas ▪ Pode beneficiar a redução do aporte proteico na azotemia pré-renal, encefalopatia hepática ou hipernatremia Diálise para permitir a adequada oferta proteica	▪ Monitorar níveis séricos, principalmente hepatopata e nefropata ▪ Realizar balanço nitrogenado

(*Continua*)

Anexo 8.1
Complicações metabólicas em nutrição parenteral. (*Continuação*)

Complicação	Possível causa	Sintomas	Tratamento	Prevenção
▪ Colestase	▪ De etiologia desconhecida; possíveis teorias incluem a deficiência de secreção biliar por falta de nutrientes; excesso de glicose, lipídio e infusão de aminoácidos; metabólitos tóxicos do triptofano ▪ Outras possíveis causas são infecções recorrentes, resposta inflamatória aumentada ou diminuída	▪ Aumento progressivo de bilirrubina total sérica ▪ Aumento de fosfatase alcalina sérica	▪ Evitar hiperalimentação	▪ Uso do TGI de forma precoce
▪ Deficiência de ácidos graxos essenciais	▪ Oferta inadequada de gordura ▪ Reação adversa ou alergia aos componentes da emulsão lipídica parenteral	▪ Dermatite descamativa, alopecia, alterações pulmonares, hepatomegalia, esteatose hepática, alteração neurológica e dificuldade de cicatrização de feridas ▪ Aumento da fragilidade das hemácias, anemia, trombocitopenia	▪ Administração de lípides	▪ Fornecer 1% a 2% de calorias como ácido linoleico e 0,25% a 0,5% de calorias como ácido linolênico ▪ Administrar emulsão lipídica 10% 500 mL ou 20% 250 mL em 8 a 10 horas. 2 vezes por semana. Como alternativa, 20% 500 mL uma vez por semana

(*Continua*)

Manual de Boas Práticas em Terapia Nutricional Enteral e Parenteral do HC-FMUSP

Anexo 8.1
Complicações metabólicas em nutrição parenteral. *(Continuação)*

Complicação	Possível causa	Sintomas	Tratamento	Prevenção
• Deficiência de ácidos graxos essenciais				• Em pacientes que não toleram emulsão lipídica IV, a tentativa de aplicação tópica na pele ou a ingestão oral pode aliviar a deficiência bioquímica
• Embolia gasosa	• Ocorre quando o conjunto equipo/cateter fio é aberto e o ar é aspirado	• Cianose • Taquipneia • Hipotensão • Sopro cardíaco	• Colocação do paciente imediatamente em decúbito lateral esquerdo, abaixando a cabeceira da cama – câmara hiperbárica	• Manipulação do conjunto equipo/ cateter por profissionais experientes
• Embolização do cateter	• Puxar o cateter de volta através da agulha usada para sua inserção	• Arritmia cardíaca	• Remoção da ponta do cateter cirurgicamente	• Evitar a remoção do cateter por meio da agulha de inserção
• Esteatose hepática	• De etiologia controversa; as possíveis teorias incluem a infusão de carboidratos, além da capacidade oxidativa dos hepatócitos Hiperalimentação de calorias ou lípides • Excesso de infusão de aminoácidos e ácidos graxos essenciais	• Elevação das enzimas hepáticas dentro de 1 a 3 semanas após o início da NP	• Redução da infusão de carboidratos Início da NP cíclica • Excluir e manejar outras possíveis causas como uso de medicamentos hepatotóxicos, infecções, isquemia	• Revisar a prescrição dos constituintes da NP • Utilizar solução com substratos mistos • Evitar hiperalimentação • Evitar infusão de glicose > 4 a 5 mg/kg/ minuto

(Continua)

Anexo 8.1
Complicações metabólicas em nutrição parenteral. (*Continuação*)

Complicação	Possível causa	Sintomas	Tratamento	Prevenção
▪ Esteatose hepática	▪ Outras possíveis causas são sepse, isquemia, fármacos			
▪ Flebites	▪ Administração periférica de solução hipertônica com osmolaridade ≥ 900 mOsmol/kg ▪ Duração da administração de nutrição parenteral periférica ▪ Tipos de cateteres e agulhas utilizados	▪ Rubor ▪ Edema ▪ Dor no local da punção	▪ Troca do local da punção periférica a cada 48 a 72 horas ▪ Início de NP central em condições apropriadas	▪ Minimizar a osmolaridade das soluções periféricas com uso de lipídios como principal fonte calórica, com redução de glicose ▪ Se possível, reduzir a adição de eletrólitos e outros aditivos na NP ▪ Caso necessidade de nutrição parenteral por tempo prolongado (maior que 7 a 10 dias), optar por via central
▪ Hiperalimentação	▪ Administração excessiva de calorias, principalmente na forma de carboidrato	▪ Excesso de carboidrato: retenção de CO_2 Tamponamento cardíaco, disfunção hepática ▪ Fadiga generalizada, letargia, edema, arritmia cardíaca, hipofosfatemia, hipocalemia e hipomagnesemia	▪ Diminuição do fornecimento de calorias/carboidratos ▪ Correção de distúrbios eletrolíticos, se necessário	▪ Identificar pacientes de risco ▪ Dosagem plasmática sistemática de eletrólitos antes do início e durante a terapia nutricional

(*Continua*)

Anexo 8.1
Complicações metabólicas em nutrição parenteral. (*Continuação*)

Complicação	Possível causa	Sintomas	Tratamento	Prevenção
▪ Hiperalimentação				▪ Evitar administração excessiva de calorias, principalmente na forma de carboidrato, iniciar administração lenta e gradualmente ▪ Prescrever reposição de tiamina em pacientes com risco de deficiência de tiamina ou em risco para síndrome de realimentação
▪ Hipercalemia	▪ Disfunção renal ▪ Administração excessiva de potássio ▪ Acidose metabólica ▪ Uso de medicamentos poupadores de potássio	▪ Diarreia ▪ Taquicardia ▪ Oligúria Parestesia Paralisia muscular Fraqueza ▪ Parada cardíaca	▪ Suspensão de potássio e drogas que impeçam sua eliminação Correção da acidose	▪ Monitorar níveis séricos de potássio ▪ Usar diuréticos que não retenham potássio
▪ Hipercalcemia	▪ Síndrome de lise tumoral ▪ Câncer de medula Administração excessiva de vitamina D Hiperparatireoidismo	▪ Confusão Desidratação Dores e fraqueza muscular Náuseas, vômitos, obstipação, letargia Arritmias cardíacas ▪ Dor óssea	▪ Administração de soluções salinas isotônicas (para reverter depleção de volume intravascular); após é possível utilizar furosemida para	▪ Evitar causas previamente descritas ▪ Avaliar o consumo de vitamina D

(*Continua*)

Complicações da Terapia Nutricional Parenteral (TNP) | 53

Anexo 8.1
Complicações metabólicas em nutrição parenteral. (*Continuação*)

Complicação	Possível causa	Sintomas	Tratamento	Prevenção
			estimular a excreção renal de cálcio Hemodiálise Bifosfonatos (mais relacionado a neoplasia) Tratamento da causa	
■ Hiperfosfatemia	■ Administração excessiva de fosfato Disfunção renal Acidose Catabolismo tecidual ■ Uso de agentes citotóxicos para tratamento do câncer	■ Paralisia flácida ■ Confusão ■ mental ■ Hipertensão ■ Arritmias cardíacas ■ Calcificação óssea com ■ níveis elevados prolongados	■ Eliminar fonte exógena de fósforo inorgânico ■ Carreadores de fósforo ■ Antiácidos à base de alumínio Hemodiálise ou diálise peritoneal	■ Monitorar ■ níveis séricos
■ Hiperglicemia	■ Rápida infusão de soluções muito concentradas de glicose ■ Doença aguda Resistência à insulina Gliconeogênese ou glicogenólise Redução da secreção de insulina ■ Sepse Pancreatite Deficiência de cromo ■ Estresse pós-operatório ■ Uso de esteroides ■ Idade avançada	■ Glicose sérica > 200 mg/dL (hiperglicemia hiperosmolar não cetótotica) ■ Acidose metabólica Poliúria Polidipsia ■ Fraqueza ■ Coma	■ Uso de insulina regular SC ou na NP, início 05 a 0,1 U/g de glicose na solução de NP ou 0,15 a 0,2 U/g de glicose na solução de NP em pacientes sabidamente hiperglicêmicos ou, ainda, 2/3 da insulina administrada nas 24 horas do dia anterior podem ser adicionados na solução da NP Diminuição da concentração	■ Iniciar NP lentamente ■ com aproximadamente 150 g a 200 g nas primeiras 24 horas e aproximadamente 100 a 150 g/dia em pacientes sabidamente hiperglicêmicos e aumentar a velocidade de infusão progressivamente ■ Administração de carboidratos não deve exceder 4 a 5 mg/kg/min ou 7 g/kg/dia

(Continua)

54 | Manual de Boas Práticas em Terapia Nutricional Enteral e Parenteral do HC-FMUSP

Anexo 8.1

Complicações metabólicas em nutrição parenteral. *(Continuação)*

Complicação	Possível causa	Sintomas	Tratamento	Prevenção
▪ **Hiperglicemia**	▪ Múltiplas vias de administração de glicose		de glicose da NP e aumento da emulsão lipídica podem ser necessários para aumentar o aporte calórico Glicose na solução de NP só deve ser elevada quando a glicemia estiver controlada Reposição de cromo na deficiência	▪ Glicemia deve ser monitorada de 6 a 6 horas ▪ Usar substratos mistos
▪ **Hipermagnesemia**	▪ Administração excessiva de magnésio Insuficiência renal	▪ Parada respiratória Hipotensão Contração ventricular prematura Letargia ▪ Parada cardíaca Coma ▪ Disfunção hepática	▪ Eliminação das fontes exógenas de magnésio Administração de soro fisiológico para aumentar a excreção de magnésio Diurético de alça Hemodiálise em casos graves ▪ Uso de cálcio endovenoso para reverter efeitos cardíacos e neuromusculares no caso de hipermagnesemia grave e sintomática	▪ Monitorar ▪ níveis séricos
▪ **Hipernatremia**	▪ Administração inadequada de água	▪ Sede Diminuição do turgor da pele Irritabilidade moderada	▪ Baixo ▪ consumo de sódio ▪ Reposição de fluidos	▪ Evitar consumo excessivo de sódio

(Continua)

Complicações da Terapia Nutricional Parenteral (TNP) |55

Anexo 8.1
Complicações metabólicas em nutrição parenteral. *(Continuação)*

Complicação	Possível causa	Sintomas	Tratamento	Prevenção
▪ Hipernatremia	▪ Consumo excessivo de sódio ▪ Perda excessiva de água (vômitos, diarreia, fístulas) ▪ Hiperventilação Febre Queimaduras ▪ *Diabetes insipidus*	▪ Em alguns casos de aumento do sódio sérico, do nitrogênio ureico, sanguíneo e hematócrito		▪ Monitorar fluidos e sódio urinário
▪ Hipertrigliceridemia	▪ Sepse ▪ Falência múltipla dos órgãos Hiperlipidemia patológica ▪ Uso de medicamentos que alteram metabolismo de lípides (ciclosporina, tacrolimus, corticosteroides) *Overfeeding* de glicose ▪ Rápida taxa de administração de emulsão lipídica (> 110 mg/kg/h) Reação alérgica à emulsão lipídica	▪ Prejudicar resposta imune Hiperlipemia, aumento do risco de pancreatite aguda quando > 1.000 mg/dL Alteração hemodinâmica pulmonar, dispneia, cianose, eritema, sudorese, vertigem, cefaleia, dor no tórax e nas costas, náuseas e vômitos	▪ Diminuição do volume de administração para menos de 30% da caloria total da NP ou 1 g/kg/dia ▪ Retirada da emulsão lipídica na hipertrigliceridemia > 400 mg/dL Aumento do tempo de infusão simultânea de glicose e lípides, quando uso isolado do lípide em infusão no mínimo em 8 a 10 horas ▪ Em pacientes com intolerância ao lípide, reduzir ou descontinuar	▪ História preexistente de hipertrigliceridemia (aceitável < 400 mg/dL) ▪ Não administrar mais do que 110 mg/kg/h ou mais de 60% do total de calorias ▪ Atentar para uso de propofol
▪ Hipervolemia	▪ Administração excessiva de fluidos Disfunção renal Insuficiência cardíaca congestiva	▪ Dispneia Edema pulmonar Ganho de peso corporal	▪ Restrição de líquidos ▪ Uso de diuréticos Diálise em casos extremos	▪ Iniciar NP ▪ Quando houver estabilização do balanço hídrico ▪ Monitorar balanço hídrico

(Continua)

Anexo 8.1
Complicações metabólicas em nutrição parenteral. *(Continuação)*

Complicação	Possível causa	Sintomas	Tratamento	Prevenção
▪ **Hipocalemia**	▪ Administração inadequada de potássio ▪ Perda de potássio (diarreias, fístula intestinal, vômitos) ▪ Alcalose, administração parenteral de insulina ▪ Uso de medicamentos (diuréticos de alça ou tiazídicos, anfotericina, aminoglicosídeos, mineralocorticóides)	▪ Náuseas ▪ Vômitos ▪ Confusão mental ▪ Arritmia cardíaca ▪ Dispneia ▪ Fraqueza ▪ Parestesia ▪ Paralisia muscular	▪ Aumento de potássio da NP ou administração endovenosa ▪ Rever possíveis causas medicamentosas	▪ Dar 40 mEq de K$^+$/dia ou, quando contraindicado, 3 mEq de K$^+$/g de nitrogênio ▪ quando em anabolismo
▪ **Hipocalcemia**	▪ Baixo consumo de vitamina D Hipoalbuminemia (avaliar cálcio iônico se normal) Hiperfosfatemia ▪ Pseudo-hipoparatireoidismo Pancreatite aguda e alcoolismo ▪ Uso de bifosfonatos, calcitonina, furosemida etc.	▪ Parestesia Tetania ▪ Sinal de Chvostek e Trousseau ▪ Irritabilidade Arritmia ventricular, prolongamento do intervalo de QT ▪ Hipotensão Confusão mental ▪ Diarreia	▪ Suplementação oral de cálcio ▪ Quando severa: reposição de cloreto de cálcio ou gluconato de cálcio endovenoso ▪ Quando crônica e assintomática: reposição oral de cálcio e vitamina D	▪ Monitorar níveis séricos
▪ **Hipoglicemia**	▪ Suspensão da ▪ NP abruptamente Altas doses de insulina	▪ Sudorese Palpitação Letargia Respiração superficial	▪ Administração de glicose 10% contínua	▪ Redução gradual da NP antes da suspensão

(Continua)

Complicações da Terapia Nutricional Parenteral (TNP) 57

Anexo 8.1
Complicações metabólicas em nutrição parenteral. *(Continuação)*

Complicação	Possível causa	Sintomas	Tratamento	Prevenção
■ Hipoglicemia	■ Redução nas doses de corticosteroides ou vasopressores ■ Progressão de disfunção orgânica		■ Ampola de glicose 50% ■ Parar fonte de administração de insulina	■ Quando suspender a solução de NP abruptamente, infundir SG 10% para evitar hipoglicemia rebote ■ Monitorar glicemia com o uso de insulina ■ Avaliar glicemia 30 minutos a 1 hora após a suspensão da NP
■ Hipomagnesemia	■ Síndrome de realimentação ■ Alcoolismo ■ Uso de diuréticos Aumento de perdas (diarreia, vômitos) ■ Uso de drogas como diuréticos de alça e tiazídicos, tacrolimus, cisplatina, anfotericina e ciclosporina Cetoacidose diabética	■ Fraqueza ■ Arritmia cardíaca ■ Tetania ■ Convulsão	■ Correção com sulfato de magnésio endovenoso	■ Monitorar níveis séricos
■ Hiponatremia	■ Administração excessiva de fluidos Insuficiência adrenal ■ Insuficiência cardíaca congestiva Cirrose hepática	■ Confusão mental Hipotensão Irritabilidade Calafrios Letargia	■ Restrição de consumo de líquidos	■ Evitar hiperidratação ■ Fornecer 60 a 100 mEq/dia de Na^+

(Continua)

Anexo 8.1
Complicações metabólicas em nutrição parenteral. *(Continuação)*

Complicação	Possível causa	Sintomas	Tratamento	Prevenção
▪ Hiponatremia	▪ Falência hepática com ascite SIADH (síndrome de secreção inadequada do hormônio antidiurético)		▪ Reposição de sódio respeitando a variação de até 12 mEq/L por dia para evitar edema cerebral e mielinólise puntina	▪ Monitorar sódio urinário
▪ Hipovolemia	▪ Administração inadequada de líquidos ▪ Poliúria	▪ Desidratação ▪ Sede intensa ▪ Mucosas ressecadas ▪ Oligúria ▪ Perda de peso corporal	▪ Aumento da ingestão de líquidos ▪ Hidratação endovenosa	▪ Monitorar balanço hídrico e diurese diariamente
▪ Localização inapropriada	▪ Anomalias vasculares venosas ▪ Passagem do cateter por profissional inexperiente	▪ Flebite Intercorrência cardiorrespiratória grave ▪ Possibilidade de trombose	▪ Remoção do cateter	▪ Passagem do cateter por profissional experiente e de forma apropriada ▪ Confirmar o posicionamento do cateter venoso central por exame de imagem (radiografia de tórax) antes da utilização
▪ Oclusão do cateter	▪ Hipotensão Formação de fibrina ao redor do cateter Solução precipitada ▪ Falha na manutenção da permeabilidade do cateter	▪ Necessidades de aumento da pressão para manter uma taxa de infusão contínua	▪ Terapia anticoagulante com estreptoquinase ou uroquinase	▪ Uso de cateter de grande diâmetro apropriado
▪ Pneumotórax	▪ Cateter colocado por profissional inexperiente	▪ Taquicardia ▪ Dispneia ▪ Tosse persistente ▪ Sudorese excessiva	▪ Raios X de tórax ▪ Observação Drenagem do tórax	▪ Passagem do cateter por profissional experiente

(Continua)

Complicações da Terapia Nutricional Parenteral (TNP)

Anexo 8.1
Complicações metabólicas em nutrição parenteral. *(Continuação)*

Complicação	Possível causa	Sintomas	Tratamento	Prevenção
▪ Pneumotórax				▪ Realizar punção guiada com auxílio de ultrassonografia, se disponível
▪ Sepse relacionada com o cateter	▪ Passagem do cateter com técnica inapropriada ▪ NP contaminada Manipulação do cateter sem o cuidado adequado ▪ Translocação bacteriana pela não utilização do trato gastrointestinal	▪ Febre de ▪ origem não determinada ▪ Calafrios ▪ Hiperemia ▪ Endurecimento, dor, calor, rubor e pus no sítio de inserção cutâneo do cateter	▪ Remoção do cateter e inserção de novo cateter ▪ em outro sítio	▪ Desenvolver protocolos rigorosos de cuidados de inserção e manutenção de cateter ▪ * Evitar inserção de cateter central em veia femoral por alto risco de contaminação extraluminal
▪ Trombose venosa	▪ Trauma mecânico na veia ▪ Hipotensão Hipercoagulação ▪ Sepse	▪ Dor e inchaço em membros superiores ou pescoço	▪ Terapia anticoagulante plena ▪ Remoção do cateter	▪ Uso de cateter de silicone ou poliuretano ▪ Anticoagulação profilática quando não houver contraindicação ▪ Evitar coletar amostra de sangue para análises laboratoriais em períodos de não uso do cateter ▪ Sempre lavar o cateter venoso central com solução salina após o uso * Evitar inserção de cateter central em veia femoral por aumento do risco de trombose venosa

Fonte: Waitzberg, Dias; 2007.

9

Indicação e Prescrição da Via de Acesso para Terapia de Nutrição Enteral (TNE)

CONCEITO

É a indicação e definição da via de acesso mais adequada para terapia nutricional enteral considerando: anatomia do trato digestório, função gastrintestinal, duração da terapia nutricional enteral.

Finalidade

Definir a via de acesso para a realização da terapia nutricional.

Indicação

Indicado ao paciente desnutrido ou com risco de desnutrição, quando as necessidades nutricionais não conseguem ser supridas somente por via oral, para prevenir ou reverter o declínio nutricional.

Competência

Equipe médica responsável pelo paciente.

Material

- Prontuário eletrônico.
- Impresso de prescrição médica.

DESCRIÇÃO DO PROCEDIMENTO

- Verificar se o paciente tem indicação de terapia nutricional enteral conforme o procedimento "Indicação de Terapia Nutricional"
- Avaliar o tempo estimado que o paciente fará uso de terapia nutricional enteral. Se inferior a 4 a 6 semanas, considera o uso de cateteres nasogástrico ou nasoentérico. Se superior a 4 a 6 semanas, considera uso de ostomias de nutrição.

- Avaliar as condições clínicas do paciente para definir a localização da extremidade distal do cateter (gástrico e entérico): condição clínica, anatomia do trato gastrintestinal (considerar passado cirúrgico do paciente), motilidade e funcionalidade gástrica e intestinal e, estimar o tempo de duração da terapia nutricional. Para a tomada de decisão, considerar as vantagens e desvantagens, conforme a Quadro 9.1.
- Associar o tempo estimado e as condições clínicas do paciente às principais indicações para o uso de cateteres ou ostomias, conforme descrito nos Quadros 9.2 e 9.3, para estabelecer a melhor via de acesso para a administração da nutrição enteral.

Quadro 9.1
Vantagens e desvantagens da posição da extremidade distal da via de acesso da nutrição enteral.

	Localização gástrica	*Localização jejunal*
Vantagens	• Maior tolerância a fórmulas variadas. Boa aceitação de fórmulas hiperosmóticas Progressão mais rápida do aporte • Introdução de grande volume em curto tempo • Fácil posicionamento do cateter	• Menor risco de aspiração Maior dificuldade de saída acidental do cateter • Permite nutrição enteral quando a gástrica não é conveniente ou oportuna
Desvantagens	• Alto risco de aspiração em pacientes com dificuldades neuromotoras de deglutição • A ocorrência de tosse, náuseas, vômitos favorece a saída acidental do cateter de nutrição enteral	• Desalojamento acidental que pode causar refluxo gástrico • Requer dietas hipo-osmolares

Fonte: Desenvolvido pela autoria do capítulo.

Quadro 9.2
Principais indicações de cateter enteral em terapia nutricional enteral em adultos e crianças.

Neurológica/psiquiátrica	*Gastrointestinal*
• Acidentes cerebrovasculares • Neoplasias orofaríngeas, esofágica • Doenças do sistema nervoso central • Traumatismo cranioencefálico ou raquimedular • Inflamação • Doenças desmielinizantes • Depressão grave	• Pancreatite • Doenças inflamatórias do intestino • Síndrome do intestino curto • Má absorção • Preparo intestinal pré-operatório • Fístulas digestivas • Intolerância alimentar

(*Continua*)

Quadro 9.2
Principais indicações de cateter enteral em terapia nutricional enteral em adultos e crianças. *(Continuação)*

Neurológica/psiquiátrica	Gastrointestinal
▪ Anorexia nervosa ▪ Desnutrição moderada/grave	▪ Desordens metabólicas ▪ Doenças hepáticas crônicas
Outros	
▪ Inflamação ▪ Trauma	▪ Queimaduras ▪ Quimioterapia ▪ Radioterapia ▪ Prematuridade

Fonte: Desenvolvido pela autoria do capítulo.

Quadro 9.3
Principais indicações para a realização de enterostomia em terapia nutricional em adultos.

- Primária
- Neoplasia de orofaringe
- Neoplasia/estreitamento esofagiano
- Neoplasia gástrica
- Neoplasia/estreitamento duodenal
- Neoplasia pancreática
- Outras como: desordens do SNC, doença do colágeno vascular, miastenia grave
- Criança com doença crônica e grave déficit de ganho de peso e crescimento

Adjuvante

- Esofagectomia
- Gastrectomia
- Pancreatectomia
- Gastrectomia
- Ressecção maciça de intestino delgado

Fonte: Desenvolvido pela autoria do capítulo.

Quadro 9.4
Contraindicações absolutas a gastrostomia endoscópica percutânea.

Hepatomegalia
Cirurgia abdominal prévia que dificulte a realização da técnica para confecção da gastrostomia
Obstrução do trato gastrintestinal
Peritonite aguda
Distúrbios de coagulação
Isquemia intestinal
Trauma de cabeça e pescoço e face que impeça a realização de endoscopia digestiva alta

Fonte: Desenvolvido pela autoria do capítulo.

Quadro 9.5
Contraindicações relativas à gastrostomia endoscópica percutânea.
Sangramento do trato gastrintestinal
Instabilidade hemodinâmica
Ascite
Comprometimento respiratório

Fonte: Desenvolvido pela autoria do capítulo.

Resultado esperado

Redução do risco ou da piora do estado nutricional do paciente.

Pontos críticos

- ■ Demora da indicação da TNE.
- ■ Indicação incorreta do tipo de acesso à via enteral a ser utilizada.

Registro

Registrar a via de acesso escolhida no prontuário do paciente.

Bibliografia consultada

- Boullata et al. ASPEN Safe Practices for Enteral Nutrition Therapy. JPEN J Parenteral Entreal Nutr. 2017;41(1):15-103.
- Brasil. Ministério da Saúde. Consenso Nacional de Nutrição Oncológica. Instituto Nacional de Câncer. Rio de Janeiro: INCA; 2009.
- Koletzko B, Baker S, Cleghorn G, Neto UF, Gopalan S, Hernell O et al. Global standard for composition of infant formula: Recommendations of an ESPGHAN coordinated international expert group. J Pediatr Gastroenterol Nutr. 2005;41(5):584-99.
- Lefton J, Esper DH, Marty Kochevar. Enteral Formulations. The ASPEN Nutrition Support Core Curriculum. ASPEN (American Society of Parenteral and Enteral Nutrition). Md: Silver Spring; 2007:209-32.
- Marian M, McGinnis C. Overview of Enteral Nutrition. The ASPEN Nutrition Support Core Curriculum. ASPEN (American Society of Parenteral and Enteral Nutrition). Md: Silver Spring; 2007:187-208.

10

Complicações da Terapia Nutricional Enteral (TNE)

Conceito
É a identificação das complicações que podem surgir com a utilização de TNE.

Finalidade
Diagnosticar e prevenir complicações da TNE.

Indicação
Indicado para o paciente em uso de TNE.

Competência
Enfermeiro, equipe médica responsável pelo paciente e nutricionista.

Material
- Prescrição médica.
- Prontuário eletrônico.

DESCRIÇÃO DO PROCEDIMENTO
- Equipe médica, nutricionista e enfermeiro observam possíveis intercorrências referentes à terapia nutricional enteral, conforme descrição no Quadro 10.1.

Quadro 10.1 Principais complicações relacionadas com a TNE e medidas preventivas.		
Complicações	*Descrição*	*Medida preventiva*
Mecânicas	1. Deslocamento ou remoção acidental do cateter nasoenteral (CNE)	▪ Fixar adequadamente o CNE, marcando o local de saída com tinta indelével para monitorar o posicionamento

(Continua)

Quadro 10.1
Principais complicações relacionadas com a TNE e medidas preventivas.
(Continuação)

Complicações	*Descrição*	*Medida preventiva*
Mecânicas	2. Obstrução do cateter nasoenteral	• Lavar sempre o CNE com água filtrada após a administração da dieta enteral • Verificar o posicionamento do CNE quando houver tosse, vômito e agitação do paciente • Utilizar seringa 20 mL com água morna para desobstruir o CNE
Gastrointestinais	1. Náuseas e vômitos 2. Distensão abdominal 3. Diarreia 4. Constipação 5. Desconforto abdominal 6. Esofagite de refluxo	• Manter boas práticas de preparo e conservação das dietas enterais • Controlar rigorosamente o gotejamento • Manter cuidados de higiene e de temperatura na administração das dietas • Manter decúbito do paciente elevado (30 a 45 graus) durante a alimentação e 30 minutos após
Pulmonares	1. Colonização bacteriana 2. Aspiração 3. Septicemia 4. Pneumonia 5. Pneumotórax	• Monitorar exames laboratoriais e radiológicos para avaliar a posição do CNE • Manter o paciente em decúbito elevado durante e após a administração das dietas enterais, principalmente em pacientes dispneicos, com refluxo gastroesofágico ou com estase gástrica • Preferir posição jejunal do CNE em pacientes com risco de broncoaspiração
Otorrinolaringológicas	1. Lesão 2. Necrose ou abscesso nasal 3. Sinusite 4. Rouquidão 5. Otite	• Utilizar CNE de material flexível e calibre 12F • Em TNE prolongada, substituir o CNE em média a cada 3 meses • Manter fixação ou higienização adequada do CNE e da narina do paciente • Ao trocar o CNE, mudar o lado da inserção da narina do paciente

Fonte: ASPEN; 2009.

- Equipe médica, nutricionista e enfermeiro identificam a causa das complicações, estabelecem e reforçam as medidas preventivas para toda a equipe assistencial.

Resultado esperado

Redução de complicações relacionadas com a TNE.

Pontos críticos

- Não identificação de complicações relacionadas com a nutrição TNE.
- Falta de registro em prontuário eletrônico.

Registro

Registrar as condutas adotadas com relação à terapia nutricional enteral no prontuário eletrônico.

Bibliografia consultada

- Bankhead R, Boullata J, Brantley S, Corkins M, Guenter P, Krenitsky J et al. AS-PEN Board of Directors. Enteral Nutrition Practice Recommendations. JPEN. 2009; 33(2):122-67.

11

Prescrição da Nutricional Enteral

Conceito

É a prescrição de terapia nutricional enteral para que as necessidades nutricionais do paciente sejam supridas por via digestiva.

Finalidade

Garantir a realização da terapia nutricional por via digestiva atendendo às necessidades nutricionais dos pacientes.

Indicação

Indicado para o paciente hospitalizado com risco de desnutrição ou com ingestão oral aquém da adequada.

Competência

Equipe médica responsável pelo paciente e nutricionista.

Material

- Prontuário eletrônico.
- Nutrição enteral disponível.

DESCRIÇÃO DO PROCEDIMENTO

- Verificar a indicação de nutrição enteral conforme o procedimento "Indicação de Terapia Nutricional Enteral".
- Avaliar a presença de doenças que necessitem de dietas enterais especializadas (p. ex., diabetes, insuficiência renal não dialítica, insuficiência hepática com encefalopatia, entre outras).
- Definir o padrão de dieta: polimérica, oligomérica ou elementar, nessa ordem de preferência, conforme a capacidade absortiva do paciente.

- Verificar a localização da extremidade distal da via de acesso de NE para determinar a osmolaridade da fórmula a ser escolhida. Em caso de cateteres em posição jejunal, evitar fórmulas hiperosmolares.
- Selecionar e prescrever a fórmula enteral que melhor atenda às necessidades do paciente.
- Avaliar a densidade energética da forma escolhida. Calcular o volume necessário diário para atingir a meta nutricional calculada conforme o procedimento "Cálculo Estimado do Gasto Energético Basal, suas Variáveis e Necessidades Nutricionais". As dietas enterais têm densidade calórica de 1 a 2 cal/mL para uso conforme cada situação clínica dos pacientes, restrição hídrica ou necessidade especial de dietas hipocalóricas ou hipercalóricas, normoproteicas ou hiperproteicas de acordo com a necessidade relacionada com a afecção do paciente.
- Estabelecer volume inicial e modo de progressão conforme o procedimento "Progressão da Terapia Nutricional Enteral (TNE)".
- Considerar o volume de água administrada para lavar o cateter e a água livre da dieta para o controle hídrico.

> **Nota**
> Pediatria
> - Para crianças menores de 1 ano, a dieta mais adequada é o leite materno, preferencialmente da própria mãe.
> - As dietas poliméricas completas para as crianças menores de 1 ano têm densidade calórica de 0,7 a 1 cal/mL e devem ser administradas, preferencialmente, por via gástrica. Em recém-nascidos, a utilização de dieta pós-pilórica é, absolutamente, excepcional.
> - Em crianças maiores de 1 ano podem ser usadas dietas normocalóricas (1 cal/mL) ou hipercalóricas (> 1,5 cal/mL).

Resultado esperado
Redução do risco ou da piora do estado nutricional do paciente.

Ponto crítico
Não prescrever a fórmula e o volume adequados de dieta enteral.

Registro
Registrar a prescrição da dieta escolhida no prontuário eletrônico.

Bibliografia consultada
- Koletzko B1, Goulet O, Hunt J, Krohn K, Shamir R; Parenteral Nutrition Guidelines Working Group; European Society for Clinical Nutrition and Metabolism; European Society of Paediatric Gastroenterology, Hepatology and Nutrition (ESPGHAN); European Society of Paediatric Research (ESPR). Guidelines on Paediatric Parenteral Nutrition of the European Society of Paediatric Gastroenterology, Hepatology and

Nutrition (ESPGHAN) and the European Society for Clinical Nutrition and Metabolism (ESPEN), Supported by the European Society of Paediatric Research (ESPR). J Pediatr Gastroenterol Nutr. 2005;41(Suppl 2): S1-87.

- Lefton J, Esper DH, Kochevar M. Enteral Formulations. The ASPEN Nutrition Support Core Curriculum. ASPEN (American Society of Parenteral and Enteral Nutrition). Md: Silver Spring; 2007:209-32.
- Marian M, McGinnis C. Overview of Enteral Nutrition. The ASPEN Nutrition Support Core Curriculum. ASPEN (American Society of Parenteral and Enteral Nutrition). Md: Silver Spring; 2007:187-208.
- Waitzberg DL, Dias MCG. Guia básico de terapia nutricional – manual de boas práticas. 2. ed. São Paulo: Atheneu; 2007.

12

Prescrição de Nutricional Enteral Precoce

Conceito

É a prescrição de terapia nutricional enteral nas primeiras 24 a 48 horas nos pacientes críticos que não conseguem receber todo o aporte necessário por meio de dieta via oral.

Finalidade

Manter a integridade intestinal e estimular o trofismo das vilosidades, contribuindo para evitar a translocação bacteriana a fim de diminuir complicações infecciosas.

Indicação

Indicado para o paciente hospitalizado com risco nutricional e estável hemodinamicamente.

Competência

Equipe médica responsável pelo paciente.

Material

Prontuário eletrônico.
Fórmulas de nutrição enteral disponíveis.

DESCRIÇÃO DO PROCEDIMENTO

- Consultar o prontuário eletrônico, examinar o paciente, verificar os exames e as condições clínicas para planejar o início da terapia nutricional.

- Verificar se o paciente se enquadra nos critérios necessários para o início de terapia nutricional precoce:
  - ◆ Estabilidade hemodinâmica.
  - ◆ Trato digestório funcionante.
  - ◆ Cateter enteral de alimentação localizado em trato digestório, por via nasal, oral ou por ostomias.
  - ◆ Prescrever o padrão de dieta: preferencialmente polimérica, ou oligomérica, conforme a capacidade absortiva do paciente.
  - ◆ Fazer a prescrição do volume inicial e da forma de progressão da dieta. O volume inicial deve ser baixo, administrado com auxílio de bomba de infusão contínua durante 24 horas. A progressão do volume da dieta deve ser lenta e gradual e respeitar a tolerância do paciente. Estabelece-se como meta atingir 70% das necessidades energéticas do paciente crítico em 3 a 7 dias, caso não ocorram intercorrências que o impeçam.

> **Nota**
> Pediatria
> A terapia nutricional enteral trófica não é suficiente para suprir as necessidades energéticas e proteicas da criança, mas é suficiente para garantir a liberação de hormônios intestinais tróficos, com destaque para a colecistoquinina. Volumes de dietas entre 5 e 20 mL/100 kcal/dia são considerados tróficos.
> No recém-nascido existe total preferência para utilizar o leite humano como alimento trófico e que possui adicional de atividade anti-inflamatória.

Resultado esperado
- Redução do risco ou da piora do estado nutricional do paciente.
- Redução das complicações infecciosas.

Pontos críticos
- Não avaliar a possibilidade de introdução da dieta precocemente.
- Não avaliar sinais de intolerância à nutrição enteral.

Registro
- Registrar a prescrição e a progressão do volume de dieta no prontuário eletrônico.
- Registrar a tolerância e as intercorrências relacionadas à nutrição

Bibliografia consultada
- 2016 Guidelines for the Provision and Assessment of Nutrition Support Therapy in the Adult Critically Ill Patient JPEN 2016;40(2):159-211.
- ESPEN guideline on clinical nutrition in the intensive care unit. Clinical Nutrition 38. 2019:48e79.
- ESPGHAN/ESPEN/ESPR/(CSPEN) guidelines on pediatric. Clinical Nutrition 37. 2018:2306-459.

- Koletzko B1, Goulet O, Hunt J, Krohn K, Shamir R; Parenteral Nutrition Guidelines Working Group; European Society for Clinical Nutrition and Metabolism; European Society of Paediatric Gastroenterology, Hepatology and Nutrition (ESPGHAN); European Society of Paediatric Research (ESPR). Guidelines on Paediatric Parenteral Nutrition of the European Society of Paediatric Gastroenterology, Hepatology and Nutrition (ESPGHAN) and the European Society for Clinical Nutrition and Metabolism (ESPEN), Supported by the European Society of Paediatric Research (ESPR). J Pediatr Gastroenterol Nutr. 2005;41(Suppl 2):S1-87.
- Marian M, McGinnis C. Overview of Enteral Nutrition. The ASPEN Nutrition Support Core Curriculum. ASPEN (American Society of Parenteral and Enteral Nutrition). Md: Silver Spring; 2007:187-208.

13

Avaliação de Dados Laboratoriais

Conceito
É solicitação de exames laboratoriais que se relacionem com a terapia nutricional, alterações metabólicas ou estado nutricional.

Finalidade
Utilizado para a avaliação e o acompanhamento nutricional.

Indicação
Indicado para pacientes em terapia nutricional.

Competência
Equipe médica responsável pelo paciente.

Material
- Impresso de solicitação de exames laboratoriais.
- Acesso ao sistema HCMED.
- Prontuário eletrônico.

DESCRIÇÃO DO PROCEDIMENTO
- Médico responsável pelo paciente solicita exames conforme a relação a seguir.
- Na admissão hospitalar:
  - hemograma completo;
  - vitamina B_{12};
  - proteína total e frações;
  - ácido fólico;
  - sódio;

- potássio;
- magnésio;
- fósforo;
- zinco;
- cobre;
- cloreto;
- cálcio iônico;
- ferro;
- ferritina;
- aspartato aminotransferase (AST);
- alanina aminotransferase (ALT);
- gamaglutamil transferase (GGT);
- fosfatase alcalina;
- transferrina;
- colesterol total e frações;
- triglicérides;
- bilirrubina total e frações;
- proteína C reativa;
- glicemia;
- ureia;
- creatinina;
- tempo de protrombina;
- tempo de tromboplastina parcialmente ativada.

Para o acompanhamento do paciente em terapia nutricional enteral, o pedido de exames deve considerar também a situação clínica e a evolução do paciente:

- **Diário:** sódio, potássio, magnésio, fósforo, cálcio iônico durante progressão da dieta em pacientes desnutridos.
- **A cada 2 dias:** sódio, potássio, magnésio, fósforo, cálcio iônico, ureia e creatinina depois de atingido o gasto energético total ou a critério da equipe médica.
- **Semanal:** hemograma completo e PCR.
- **Quinzenal:** triglicérides, colesterol total e frações.

Para o acompanhamento do paciente em terapia nutricional parenteral, o pedido de exames deve considerar também a situação clínica e a evolução do paciente:

- **Diário:** sódio, potássio, magnésio, fósforo e cálcio iônico, glicemia, ureia e creatinina durante a progressão da dieta.
- **A cada 2 dias:** sódio, potássio, magnésio, cálcio iônico, fósforo depois de atingido o gasto energético total.

- **Semanal:** hemograma completo, PCR, triglicérides, fosfatase alcalina, AST, ALT, GGT e bilirrubina total e frações, TP e TTPA.
- Verificar o resultado de dosagens laboratoriais no sistema HCMED.
- Comparar a adequação dos resultados, conforme os valores de referência de exames bioquímicos do Laboratório Central do Instituto Central do Hospital das Clínicas da Faculdade de Medicina da Universidade de São Paulo (ICHC-FMUSP) (Tabela 13.1) ou o padrão de normalidade referente ao método empregado.
- Discutir os resultados com a equipe e avaliar a necessidade de alterar a conduta e a prescrição de terapia nutricional.

Nota

Pediatria

- Realiza-se a avaliação laboratorial dos pacientes no momento da internação hospitalar que consiste em: hemograma, sódio/potássio, ureia/creatinina, ALT/AST, GGT, cálcio ionizável, magnésio, fósforo, proteínas totais e frações e proteína C-reativa, glicemia. Ressaltar que deve ser utilizado o menor volume sanguíneo possível (preferencialmente micrométodo).
- Para a criança em terapia nutricional enteral não há uma rotina rígida de repetição de exames. Estes dependerão mais da doença de base do que da terapia nutricional propriamente dita. O controle glicêmico é importante, principalmente nos recém-nascidos e lactentes jovens.
- Nos pacientes em terapia nutricional parenteral deve ser monitorado de forma mais estrita: glicemia (a depender da gravidade, pelo menos 4 vezes ao dia), sódio/potássio (nos pacientes graves deve ser avaliado diariamente), cálcio iônico, magnésio, fósforo. Os triglicérides devem ser avaliados a cada 72 horas ou após 24 horas de modificação da prescrição de lipídios (os valores referenciais são semelhantes aos expostos para adultos).

Resultado esperado

- Diagnóstico de deficiências nutricionais.
- Redução do risco de complicações relacionadas à terapia nutricional e do risco de síndrome de realimentação.
- Evolução do estado nutricional.

Tabela 13.1
Valores de referência de exames laboratoriais para pacientes adultos*.

Glicose (glicemia)	70 a 99 mg/dL	Colesterol	< 200 mg/dL
Ureia (soro)	10 a 50 mg/dL	HDL-colesterol	H: > 55 mg/dL M: > 65 mg/dL
Creatinina (soro)	H: 0,70 a 1,20 mg/dL M: 0,50 a 0,90 mg/dL	LDL-colesterol	Até 130 mg/dL
Sódio (natremia)	135 a 140 mEq/L	Triglicérides	150 a 200 mg/dL

(Continua)

Tabela 13.1
Valores de referência de exames laboratoriais para pacientes adultos*.
(Continuação)

Potássio (calemia)	3,5 a 5 mEq/L	Cálcio iônico (soro)	4,6 a 5,3 mg/dL
Eritrócitos	H: 4,4 a 5,9 milhões/ mm^3 M: 4 a 5,4 milhões/ mm^3	Fósforo (soro)	2,7 a 4,5 mg/dL
Hemoglobina	H: 13 a 18 g/dL M: 12 a 16 g/dL	Magnésio (soro)	1,58 a 2,55 mg/d
Hematócrito	H: 40% a 52% M: 35% a 47%	Proteínas totais	6,6 a 8,7 g/dL
VCM	H: 80 a 100 fL M: 80 a 100 fL	Albumina	3,4 a 4,8 g/dL
Leucócitos	4 a 11 mil/mm^3	Zinco	50 a 150 ug/dL
Linfócitos	0,9 a 3,4 mil/mm^3 20% a 40%	Transferrina	200 a 360 mg/dL
Bilirrubina total (soro)	0,2 a 1 mg/dL	Aspartato aminotransferase (TGO)	H: até 37 U/L M: até 31 U/L
Bilirrubina direta (soro)	Inferior a 0,30 mg/dL	Alanina aminotransferase (TGP)	H: até 41 U/L M: até 31 U/L
Bilirrubina indireta	0,10 a 0,60 mg/dL	Proteína C-reativa (PCR)	< 5 mg/L
Vitamina B12 (cobalamina)	Adultos: 240 a 900 pg/ mL	Vitamina B9 (ácido fólico)	3,1 a 17,5 ng/mL
Cobre (soro)	70 a 160 ug/dL	Cloro (soro)	98 a 107 mEq/L
Gamaglutamil Transpeptidase	H: 8 a 61 U/L M: 5 a 36 U/L	Fosfatase alcalina	H: 40 a 129 U/L M: 35 a 104 U/L

*Sendo: H = homens e M = mulheres.

Fonte: Divisão de Laboratório Central – HC-FMUSP, 2011.

Pontos críticos

- Não solicitar exames laboratoriais na periodicidade adequada.
- Avaliar exames laboratoriais de forma isolada, sem considerar o quadro clínico e as alterações referentes ao estado nutricional. Para avaliar as alterações de algumas dosagens laboratoriais em comparação com estado nutricional, ver **Tabela 13.2**.

Tabela 13.2
Critérios para avaliação de resultados de dados laboratoriais com relação ao estado nutricional.

Alteração Dosagem nutricional	Depleção leve	Depleção moderada	Depleção grave
Linfócitos totais (mm³)	1,2 a 2	0,8 a 1,2	< 0,8
Albumina sérica (g/dL)	2,8 a 3,5	2,1 a 2,7	< 2,1
Hemoglobina adulto (g/dL) Homem (> 16 anos) Mulher (> 16 anos)	> 14 > 12	12 a 13,9 10 a 11,9	< 12 < 10

Fonte: Waitzberg e Dias; 2014.

Registro
- Registrar as dosagens laboratoriais no prontuário eletrônico.
- Registar as reposições prescritas.

Bibliografia consultada
- Divisão de Laboratório Central – Hospital das Clínicas da Faculdade de Medicina da Universidade de São Paulo. Manual de Exames Informatizado. 2011. [acesso: jul. 2011]. Disponível em: http:/dlc.edm.org.br/portal/manual-de-exames/.
- ESPGHAN/ESPEN/ESPR/(CSPEN) guidelines on pediatric – Clinical Nutrition 37. 2018:2306-459.
- Fontanive R, Paula TP, Peres WAF. Avaliação da composição corporal de adultos. In: Duarte ACG. Avaliação Nutricional – Aspectos Clínicos e Laboratoriais. São Paulo: Atheneu; 2007:41-63.
- Koletzko B1, Goulet O, Hunt J, Krohn K, Shamir R; Parenteral Nutrition Guidelines Working Group; European Society for Clinical Nutrition and Metabolism; European Society of Paediatric Gastroenterology, Hepatology and Nutrition (ESPGHAN); European Society of Paediatric Research (ESPR). Guidelines on Paediatric Parenteral Nutrition of the European Society of Paediatric Gastroenterology, Hepatology and Nutrition (ESPGHAN) and the European Society for Clinical Nutrition and Metabolism (ESPEN), Supported by the European Society of Paediatric Research (ESPR). J Pediatr Gastroenterol Nutr. 2005;41(Suppl 2):S1-87.
- Waitzberg, DL, Dias, MCG, Isosaki, –M. Manual de Boas Práticas em Terapia Nutricional Enteral e Parental. São Paulo: Atheneu; 2007.

Seção 4

Nutrição

Maria Carolina Gonçalves Dias
Gislaine Aparecida Ozorio
Lidiane Aparecida Catalani
Ana Cláudia da Silva Norfini
Erica Rossi Augusto Fazan
Helenice Moreira da Costa
Heloísa Brochado da Silva Esteves
Jéssica Helena da Silva
Maíra Branco Rodrigues
Zulmira Maria Lobato
Lia Mara Kauchi Ribeiro
Andreia Maria Silva de Albuquerque
Thais Manoel Bispo Schiesari

14

Triagem Nutricional em Pacientes Adultos ou Idosos

Conceito

É a identificação precoce de pacientes hospitalizados com risco nutricional ou, mais especificamente, em risco de desnutrição.

Finalidade

Avaliar o risco nutricional inicial dos pacientes admitidos nas unidades de internação, pronto atendimento e UTIs para determinar o tipo de intervenção nutricional a ser realizada.

Indicação

Indicado a todos os pacientes admitidos no hospital para internação ou tratamento intensivo.

Competência

Nutricionista, enfermeiro ou outro profissional de saúde.

Material

- Impresso de Triagem Nutricional (*Nutritional Risk Screening* – NRS-2002) Quadro 14.1: Parte 1 e Quadro 14.1: Parte 2.
- Miniavaliação Nutricional (forma reduzida) Quadro 14.2.

Quadro 14.1
Parte 1 – Triagem inicial.

		Sim	Não
1	IMC < 20,5 kg/m²?		
2	Perda de peso nos últimos 3 meses?		
3	Ingestão alimentar reduzida na última semana?		
4	Paciente portador de doença grave, mau estado geral ou em UTI?		

Sim: se a resposta for "sim" para qualquer uma das questões, continue e preencha a Parte 2.

Não: se a resposta for "não" a todas as questões, reavalie o paciente semanalmente.

Se for indicada cirurgia de grande porte, continue e preencha a Parte 2.

Fonte: Elaborado pela autoria do capítulo.

Quadro 14.1
Parte 2 – Triagem do risco nutricional.

Prejuízo do estado nutricional		Gravidade da doença (aumento das necessidades nutricionais)	
Ausente (pontuação 0)	Estado nutricional normal	Ausente (pontuação 0)	Necessidades nutricionais normais
Leve (pontuação 1)	Perda de peso > 5% em 3 meses ou ingestão alimentar menor do que 50% a 75% da necessidade normal na última semana	Leve (pontuação 1)	Fratura de quadril; pacientes crônicos, em particular com complicações agudas, cirrose, DPOC, hemodiálise crônica, diabetes e câncer
Moderado (pontuação 2)	Perda de peso > 5% em 2 meses ou IMC 18,5 a 20,5 kg/m² + condição geral comprometida ou ingestão alimentar de 25% a 60% da necessidade normal na última semana	Moderado (pontuação 2)	Cirurgias abdominais de grande porte, fraturas, pneumonia severa, leucemias e linfomas
Grave (pontuação 3)	Perda de peso > 5% em 1 mês (ou > 15% em 3 meses) ou IMC < 18,5 kg/m² + condição geral comprometida ou ingestão alimentar de 0% a 25% da necessidade normal na última semana	Grave (pontuação 3)	Trauma craniano, transplante de medula óssea, pacientes em cuidados intensivos (APACHE > 10)
Pontuação total		+	
Idade: se > ou = 70 anos: adicionar 1 ponto no total acima.			
Pontuação ≥ 3: paciente está em risco nutricional e o cuidado nutricional é iniciado. Pontuação < 3: reavaliar paciente semanalmente. Se o paciente tem indicação de cirurgia de grande porte, considerar plano de cuidado nutricional para evitar riscos associados.			

Fonte: Elaborado pela autoria do capítulo.

> **Atenção**
> A NRS-2002 também pode ser utilizada em pacientes idosos. Conforme orientações da ferramenta para pacientes com idade igual ou superior a 70 anos, adicionar 1 ponto a mais no total. Risco nutricional é definido pelas condições nutricionais atuais e pelo risco de prejuízo destas condições em razão das alterações causadas pelo estresse inflamatório e metabólico da condição clínica e ou doença.

Protótipos de gravidade de doenças

- **Pontuação = 1:** Paciente com doença crônica, admitido no hospital por causa de complicações. O paciente está fraco, mas saí da cama regularmente. As necessidades de proteínas são maiores, mas podem ser supridas por alimentação ou suplementação oral na maioria dos casos.
- **Pontuação = 2:** Paciente acamado por doença, após cirurgia abdominal de grande porte. As necessidades de proteínas são consideravelmente maiores, mas podem ser compensadas por meio de alimentação artificial (nutrição enteral ou nutrição parenteral), necessária em muitos casos.
Para esse escore de gravidade da doença também deve ser considerado quaisquer outras cirurgias de grande porte, como cirurgia de cabeça e pescoço, grande artroplastia de quadril e cirurgias de coluna.
O planejamento cirúrgico deve ser considerado para tal pontuação, mesmo que posteriormente a cirurgia venha a ser cancelada ou modificada.
- **Pontuação = 3:** Paciente em cuidado intensivo com ventilação assistida. Maior necessidade de proteínas pode ser parcialmente compensada por alimentação artificial. O catabolismo proteico e a perda de nitrogênio podem ser significativamente atenuados. Nesse item, considerar pacientes com sepse grave, IOT (intubação orotraqueal) ou TQT (traqueostomia) sob ventilação mecânica, e admitidos na UTI por complicações pós-operatórias.
  - ♦ Se o resultado da triagem indicar risco nutricional (pontuação ≥ 3), o nutricionista realiza a avaliação nutricional completa, conforme decisão da instituição.
  - ♦ Se o resultado da triagem nutricional indicar ausência de risco nutricional (pontuação < 3), reavalia o paciente semanalmente aplicando a triagem nutricional NRS 2002 novamente.

> **Quadro 14.2**
> **Impresso da Miniavaliação Nutricional (forma reduzida)**
> **– somente para pacientes ≥ 60 anos**
>
> Nos últimos 3 meses, houve uma diminuição da ingestão alimentar por perda de apetite, problemas digestivos ou dificuldade para mastigar ou deglutir?
> 0 = diminuição grave do apetite
> 1 = diminuição moderada do apetite
> 2 = sem diminuição do apetite

(Continua)

Quadro 14.2
Impresso da Miniavaliação Nutricional (forma reduzida) **– somente para pacientes ≥ 60 anos.** (*Continuação*)
Perda de peso nos últimos meses? 0 = superior a 3 kg 1 = não sei dizer 2 = entre 1 kg e 3 kg 3 = sem perda de peso
Mobilidade? 0 = restrito ao leito ou à cadeira de rodas 1 = capaz de sair da cama/cadeira, mas não é capaz de sair de casa 2 = capaz de sair de casa
Passou por algum estresse psicológico ou doença aguda nos últimos 3 meses? 0 = sim 2 = não
Problemas neuropsicológicos? 0 = demência ou depressão grave 1 = demência leve 2 = sem problemas psicológicos
F1. Índice de massa corpórea [IMC = peso (kg)/altura (m^2)]: 0 = IMC < 19 kg/m^2 1 = 19 ≤ IMC < 21 kg/m^2 2 = 21 ≤ IMC < 23 kg/m^2 3 = IMC ≥ 23 kg/m^2
Se o cálculo do IMC não for possível, substituir a questão F1 pela F2 Não preencha a questão F2 se a questão F1 já tiver sido completada
F2. Circunferência da panturrilha (CP) em cm: 0 = CP menor do que 31 3 = CP maior do que 31

Escore de triagem (subtotal, máximo de 14 pontos):
12 a 14 pontos: estado nutricional normal
8 a 11 pontos: sob risco de desnutrição
0 a 7 pontos: desnutrido
Fonte: Elaborado pela autoria do capítulo.

DESCRIÇÃO DO PROCEDIMENTO

- Realizar visita inicial ao paciente.
- Se o paciente for menor do que 60 anos, considerar aplicação da NRS-2002.
- Se o paciente for maior do que 60 anos, tanto a NRS-2002 quanto a mini avaliação nutricional (forma reduzida) podem ser utilizadas.
- Aplicar triagem nutricional *Nutritional Risk Screening* (NRS-2002) ou mini avaliação nutricional (forma reduzida) em até 48 horas após a admissão do paciente no hospital. De acordo com protocolos institucionais e até mesmo

recomendações internacionais de acreditação hospitalar, a triagem deverá ser realizada em até 24 horas da admissão do paciente na instituição.

Resultado esperado
Verificação precoce do risco nutricional dos pacientes.

Pontos críticos
- Fazer a aplicação do instrumento por profissionais não treinados.
- Fazer a aplicação em tempo superior ao recomendado.
- Ausência da reavaliação semanal nos pacientes sem risco nutricional.

Registro
Registrar o resultado da triagem de risco nutricional e condutas adotadas no prontuário eletrônico.

Bibliografia consultada
- Brasil. Ministério da Saúde. Secretaria de Atenção à Saúde. Departamento de Atenção Especializada e Temática. Brasília (DF).
- Brasil. Ministério da Saúde. Secretaria de Atenção à Saúde. Departamento de Atenção Especializada e Temática. Manual de Terapia Nutricional na atenção especializada hospitalar no âmbito do Sistema Único de Saúde. Brasília (DF); 2016.
- Kondrup J, Allison SP, Elia M, Vellas B, Plauth M. ESPEN Guidelines for Nutrition Screening 2002. Clin Nutr. 2003;22(4):415-21.
- Raslan MPB. Desempenho de testes de rastreamento nutricional como preditores de desfechos clínicos negativos em pacientes hospitalizados [tese]. São Paulo: Faculdade de Medicina da Universidade de São Paulo;2010.
- Raslan MPB, Gonzalez MC, Dias MCG, Nascimento M, Castro M, Marques P et al. Comparison of nutritional risk screening tools for predicting clinical outcomes in hospitalized patients. Nutrition. 2010;26(7-8):721-26.
- Rubenstein LZ, Harker JO, Salvà A, Guigoz Y, Vellas B. Screening for undernutrition in geriatric practice: developing the short-form mini-nutritional Assessment (MNA--SF). J Gerontol: Medical Sciences. 2001;56(6):366-72.
- Van Nes, MC, Herrmann FR, Gold G, Michel JP, Rizzoli R. Does the mini nutritional assessment predict hospitalization outcomes in older people? Age and Ageing. 2001; 30:221-6.

15

Avaliação Nutricional Subjetiva Global (ASG)

Conceito

A avaliação subjetiva global (ASG) é um método clínico que avalia o estado nutricional baseado em características da história e no exame físico do paciente. É composta de anamnese, que engloba aspectos da história nutricional como perda de peso recente, alteração na ingestão alimentar, sintomas gastrointestinais e exame físico simplificado para aspectos nutricionais. É uma técnica eficiente, rápida, prática, de baixo custo, não invasiva e não demanda o uso de aparelhos, além de ter sensibilidade e especificidade apropriadas.

Finalidade

Avaliar o estado nutricional dos pacientes hospitalizados cirúrgicos e não cirúrgicos.

Indicação

Indicada para o paciente hospitalizado em risco nutricional detectado após a aplicação da triagem nutricional (NRS-2002 ou MAN [forma reduzida]).

Competência

- Nutricionista.
- Material
- Impresso de avaliação nutricional subjetiva global (Figura 15.1).

Avaliação subjetiva global do estado nutricional
(Selecione a categoria apropriada marcando com X
ou com valor numérico no lugar indicado por #)

A. História

1. Alteração no peso

Perda total nos últimos 6 meses: total = # _____ kg:% perda = # _____

Alteração nas últimas 2 semanas: _____ aumento _____ sem alteração _____ diminuição

2. Alteração na ingestão alimentar

_____ sem alteração

_____ alterada

_____ duração = # _____ semanas

_____ tipo: _____ dieta sólida subótima

_____ dieta líquida completa

_____ líquidos hipocalóricos

_____ inanição

3. Sintomas gastrointestinais (que persistam por > 2 semanas)

_____ nenhum _____ náusea _____ vômitos _____ diarreia _____ anorexia

4. Capacidade funcional

_____ sem disfunção (capacidade completa)

_____ disfunção _____ duração = # _____ semanas

_____ tipo: _____ trabalho subótimo _____ ambulatório _____ acamado

5. Doença e sua relação com necessidades nutricionais

Diagnóstico primário (especificar) _____

_____ Demanda metabólica (estresse): _____ sem estresse _____ baixo estresse _____
estresse moderado _____ estresse elevado

B. Exame físico (para cada categoria, especificar: 0 = normal; 1+ = leve; 2+ = moderada; 3+ = grave)

_____ perda de gordura subcutânea (tríceps, tórax)

_____ perda muscular (quadríceps, deltoide)

_____ edema no tornozelo

_____ edema sacral

_____ ascite

C. Avaliação subjetiva global (selecione uma)

_____ A = bem nutrido

_____ B = moderadamente (ou suspeita de ser) desnutrido

_____ C = gravemente desnutrido

Figura 15.1 – *Avaliação subjetiva global do estado nutricional.*

Fonte: Barbosa-Silva e Barros, 2002.

DESCRIÇÃO DO PROCEDIMENTO

- Explicar ao paciente e/ou ao acompanhante o procedimento a ser realizado.
- **Anotar os dados de identificação do paciente:** leito, nome completo, data de nascimento, registro hospitalar e data.
- **Iniciar a aplicação da ASG, dividida em três partes:**
  - ♦ **História:** questionar dados sobre a história nutricional do paciente. Perguntar visando avaliar a perda de peso nos 6 meses anteriores à avaliação (quanto à proporção de peso perdido) e verificar a alteração de peso nas últimas 2 semanas (que permite identificar a velocidade de emagrecimento). Em seguida, questionar sobre as alterações na ingestão alimentar e os sintomas gastrointestinais persistentes por mais de 2 semanas. Avaliar a capacidade funcional e a relação do diagnóstico clínico do paciente com suas necessidades nutricionais.
  - ♦ **Exame físico:** realizar o exame físico, objetivando medir a perda de gordura, de massa muscular e a presença de líquido no espaço extravascular. Nesse exame, faz-se a avaliação por meio de palpação e inspeção dos braços, ombros, costelas, entre outros.
  - ♦ **Avaliação subjetiva global:** com base nas informações colhidas e na pontuação total, classificar o estado nutricional do paciente em: nutrido, moderadamente desnutrido ou gravemente desnutrido.
- Anotar o resultado no prontuário eletrônico.
- No caso de classificação nas categorias moderadamente e gravemente desnutrido, programar o acompanhamento nutricional diário ou a cada 48 horas.

Resultado esperado

Estabelecimento da condição nutricional do paciente hospitalizado.

Pontos críticos

- Profissionais não capacitados para realizar ASG.
- Pacientes não contactantes ou maus informantes, que não tenham familiares ou cuidadores disponíveis para informações necessárias.
- Pacientes com alterações hídricas crônicas (ascite e ou edema), que possam mascarar a perda de peso recente.

Registro

Registrar o resultado da avaliação nutricional subjetiva global no prontuário eletrônico.

Bibliografia consultada

- Barbosa-Silva MCG, Barros AJD. Avaliação Nutricional Subjetiva. Parte 1 – revisão de sua validade após duas décadas de uso. Arq Gastroenterol. 2002;39(3):181-7.
- Detsky AS, McLaughlin JR, Baker JP et al. What is subjective global assessment of nutritional status? JPEN. 1987;11:8-13.

16

Avaliação Nutricional Subjetiva Produzida pelo Paciente (ASG-PPP)

Conceito
É o indicador de avaliação do estado e do risco nutricional.

Finalidade
Avaliar o estado nutricional dos pacientes hospitalizados cirúrgicos e não cirúrgicos.

Indicação
Indicado para o paciente hospitalizado em risco nutricional detectado após a aplicação da Triagem Nutricional (NRS-2002 ou MAN [forma reduzida]).

Competência
Nutricionista.

Material
- Impresso de avaliação nutricional subjetiva produzida pelo paciente.
- Avaliação subjetiva global para pacientes oncológicos (Anexo 16.1)

DESCRIÇÃO DO PROCEDIMENTO
- Explicar ao paciente o procedimento a ser realizado.
- **Anotar os dados de identificação do paciente:** clínica, leito, nome, RG, data.
- Trata-se de um questionário auto aplicativo, dividido em duas partes. A primeira parte (Caixa 1 à Caixa 4) é respondida pelo paciente, com questões sobre perda de peso, alteração na ingestão alimentar, sintomas relacionados com os pacientes oncológicos e alterações da capacidade funcional. A segun-

da parte é respondida pelo profissional que aplica o questionário e pontua conforme resultado obtido.

■ Fazer o somatório de todos os resultados obtidos e classificar o estado e o risco nutricionais do paciente de acordo com a categoria de avaliação nutricional subjetiva.

■ Anotar o resultado em impresso oficial de evolução dietoterápica.

■ Nos casos de classificação nas categorias B e C (moderada e gravemente desnutrido, respectivamente), programar o acompanhamento nutricional.

Resultado esperado

Estabelecimento da condição nutricional do paciente internado e atendido no ambulatório.

Pontos críticos

■ Preenchimento inadequado por ambas as partes (paciente e/ou nutricionista) com consequente classificação incorreta do estado nutricional.

■ Não se aplica a pacientes não contactantes que não tenham familiares ou cuidadores disponíveis para as informações necessárias.

Registro

Registrar o resultado da avaliação nutricional subjetiva produzida pelo paciente no prontuário eletrônico.

Bibliografia consultada

• Gonzalez MC, Borges LR, Silveira DH, Assunção MCF, Orlandi SP. Validação da versão em português da avaliação subjetiva global produzida pelo paciente. Rev Bras Nutr Clin. 2010;25(2):102-8.

• Ottery FD. Definition of standardized nutritional assessment and interventional pathways in oncology. Nutrition. 1996;12:S15-9.

Anexo 16.1
Avaliação Subjetiva Global Produzida pelo Paciente (ASG-PPP)

1. Peso

Resumo do meu peso atual e recente:

Eu atualmente peso aproximadamente ____ kg

Eu tenho aproximadamente 1 metro e ___ cm

Há 1 mês eu pesava aproximadamente ____ kg

Há 6 meses eu pesava aproximadamente ____ kg

Durante as 2 últimas semanas meu peso: • diminuiu (1) • ficou igual (0) • aumentou (0)

Caixa 1 ▪

2. Ingestão alimentar: Em comparação com a minha alimentação normal, eu poderia considerar minha ingestão alimentar durante o último mês como:

- sem mudanças (0)
- mais que o normal (0)
- menos que o normal (1)
- Atualmente, eu estou comendo:
- comida normal (alimentos sólidos) em menor quantidade (1)
- comida normal (alimentos sólidos) em pouca quantidade (2)
- apenas líquidos (3)
- apenas suplementos nutricionais (3)
- muito pouco de qualquer comida (4)
- apenas alimentos por sonda ou pela veia (0)

Caixa 2 ▪

3. Sintomas: Durante as 2 últimas semanas, eu tenho tido os seguintes problemas que me impedem de comer o suficiente (marque todos os que estiver sentindo):

- sem problemas para se alimentar (0)
- sem apetite, apenas sem vontade de comer (3)
- náusea (1) vômito (3) constipação (1)
- diarreia (3) feridas na boca (2) boca seca (1)
- alimentos têm gosto estranho ou não têm gosto (1)
- os cheiros me enjoam (1) problemas para engolir (2)
- rapidamente me sinto satisfeito (1)
- dor, onde? (3) _____
- outros** (1) _____

** p. ex., depressão, problemas dentários ou financeiros.

Caixa 3 ▪

4. Atividades e função: No último mês, eu consideraria minha atividade como:

- normal, sem nenhuma limitação (0)
- não totalmente normal, mas capaz de manter quase todas as atividades normais (1)
- não me sentindo bem para a maioria das coisas, mas ficando na cama ou na cadeira menos da metade do dia (2)
- capaz de fazer pouca atividade, e passando a maior parte do tempo na cadeira ou na cama (3)
- bastante tempo acamado, raramente fora da cama (3)

Caixa 4 ▪

Somatório dos escores das caixas 1 a 4 ▪ A
O restante do questionário será preenchido
pelo seu médico, enfermeira ou nutricionista. Obrigada.

(Continua)

Anexo 16.1
Avaliação Subjetiva Global Produzida pelo Paciente (ASG-PPP) *(Continuação)*

5. Doença e sua relação com necessidades nutricionais (veja Anexo 16.2)
Todos os diagnósticos relevantes (especifique) _____
Estadiamento da doença primária (circule se conhecido ou apropriado) I, II, III, IV
Outro _____
Idade _____

Escore numérico do anexo 2 ▪ B

6. Demanda metabólica (veja Anexo 16.3)

Escore numérico do anexo 3 ▪ C

7. Exame físico (veja Anexo 16.4)

Escore numérico do anexo 4 ▪ D

Fonte: Gonzalez et al., 2010.

Anexo 16.2

Avaliação global (veja Anexo 16.5)
- Bem nutrido ou anabólico (ASG A)
- Desnutrição moderada ou suspeita (ASG B)
- Gravemente desnutrido (ASG C)

Escore total da ASG produzida pelo paciente
Escore numérico total de A + B + C + D acima ▪
(Siga as orientações de triagem abaixo)

Recomendações de triagem nutricional: A somatória dos escores é utilizada para definir intervenções nutricionais específicas, incluindo a orientação do paciente e seus familiares, manuseio dos sintomas incluindo intervenções farmacológicas e intervenção nutricional adequada (alimentos, suplementos nutricionais, nutrição enteral ou parenteral). A primeira fase da intervenção nutricional inclui o manuseio adequado dos sintomas.

0-1: Não há necessidade de intervenção neste momento. Reavaliar de forma rotineira durante o tratamento.

2-3: Educação do paciente e seus familiares pelo nutricionista, enfermeira ou outro profissional, com intervenção farmacológica de acordo com o inquérito dos sintomas (caixa 3) e exames laboratoriais, se adequado.

4-8: Necessita intervenção pela nutricionista, juntamente com a enfermeira ou o médico, como indicado pelo inquérito dos sintomas (caixa 3).

≥ 9: Indica necessidade crítica de melhora no manuseio dos sintomas e/ou opções de intervenção nutricional.

As caixas de 1 a 4 da ASG-PPP foram feitas para serem preenchidas pelo paciente. O escore numérico da ASG-PPP é determinado usando:

1) Os pontos entre parênteses anotados nas caixas 1 a 4; 2) na folha abaixo para itens não pontuados entre parênteses. Os escores para as caixas 1 e 3 são aditivos dentro de cada caixa e os escores das caixas 2 e 4 são baseados no escore mais alto marcado pelo paciente.

Folha 1 – Escore de perda de peso. Para determinar o escore, use o peso de 1 mês atrás, se disponível. Use o peso de 6 meses atrás apenas se não tiver dados do peso do mês passado. Use os pontos abaixo para pontuar as mudanças do peso e acrescente pontos extras se o paciente perdeu peso nas últimas 2 semanas. Coloque a pontuação total na caixa 1 da ASG-PPP.
Perda de peso em 1 mês Pontos Perda de peso em 6 meses

(Continua)

Anexo 16.2 (*Continuação*)

Perda de peso em 1 mês	Pontos	Perda de peso em 6 meses
10% ou mais	4	20% ou mais
5% a 9,9%	3	10% a 19,9%
3% a 4,9%	2	6% a 9,9%
2% a 2,9%	1	2% a 5,9%
0% a 1,9%	0	0% a 1,9%

Pontuação para a Folha 1
Anote na caixa A ▪

Folha 2 – Critérios de pontuação para condição. A pontuação é obtida pela adição de 1 ponto para cada condição listada a seguir que o paciente apresente.

Categoria	Pontos
Câncer	1
AIDS	1
Caquexia pulmonar ou cardíaca	1
Úlcera de decúbito, ferida aberta ou fístula	1
Presença de trauma	1
Idade maior do que 65 anos	1

Pontuação para a Folha 2
Anote na caixa B ▪

Fonte: Gonzalez et al., 2010.

Anexo 16.3
Folha 3 – Pontuação do estresse metabólico

O escore para o estresse metabólico é determinado pelo número de variáveis conhecidas que aumentam as necessidades calóricas e proteicas. O escore é aditivo sendo que se o paciente tem febre > 38,9 °C (3 pontos) e toma 10 mg de prednisona cronicamente (2 pontos) teria uma pontuação de 5 pontos para esta seção.

Estresse	Nenhum (0)	Baixo (1)	Moderado (2)	Alto (3)
Febre	Sem febre	> 37,2 °C e < 38,3 °C	≥ 38,3 °C e < 38,9 °C	≥ 38,9 °C
Duração da febre	Sem febre	< 72 horas	72 horas	> 72 horas
Corticosteroides	Sem corticosteroides	Dose baixa (< 10 mg prednisona/dia)	Dose moderada (≥ 10 e < 30 mg prednisona/dia)	Dose alta (≥ 30 mg prednisona/dia)

Pontuação para a Folha 3
Anote na caixa C ▪

Fonte: Gonzalez et al., 2010.

Anexo 16.4
Folha 4 – Exame físico

O exame físico inclui a avaliação subjetiva de 3 aspectos da composição corporal: gordura, músculo e estado de hidratação. Como é subjetiva, cada aspecto do exame é graduado pelo grau de déficit. O déficit muscular tem maior impacto no escore do que o déficit de gordura. Definição das categorias: 0 = sem déficit; 1+ = déficit leve; 2+ = déficit moderado; 3+ = déficit grave. A avaliação dos déficits nessas categorias não deve ser somada, mas são usadas para avaliar clinicamente o grau de déficit (ou presença de líquidos em excesso).

Reservas de gordura:		Estado de hidratação:	
Região periorbital	0 +1 +2 +3	Edema no tornozelo	0 +1 +2 +3
Prega de tríceps	0 +1 +2 +3	Edema sacral	0 +1 +2 +3
Gordura sobre as últimas costelas	0 +1 +2 +3	Ascite	0 +1 +2 +3
Avaliação geral do déficit de gordura	0 +1 +2 +3		0 +1 +2 +3

Estado muscular:	
Têmporas (músculo temporal)	0 +1 +2 +3
Clavículas (peitorais e deltoides)	0 +1 +2 +3
Ombros (deltoide)	0 +1 +2 +3
Musculatura interóssea	0 +1 +2 +3
Escápula (dorsal maior, trapézio e deltoide)	0 +1 +2 +3
Coxa (quadríceps)	0 +1 +2 +3
Panturrilha (gastrocnêmius)	0 +1 +2 +3
Avaliação geral do estado muscular	0 +1 +2 +3

Avaliação geral do estado de hidratação

A pontuação do exame físico é determinada pela avaliação subjetiva geral do déficit corporal total.

Sem déficit	escore = 0 ponto
Déficit leve	escore = 1 ponto
Déficit moderado	escore = 2 pontos
Déficit grave	escore = 3 pontos

Pontuação para a Folha 4

Anote na caixa D ▪

Fonte: Gonzalez et al., 2010.

Anexo 16.5
Folha 5 – Categorias da avaliação global da ASG-PPP

	Estágio A	*Estágio B*	*Estágio C*
Categoria	Bem nutrido	Moderadamente desnutrido ou suspeito de desnutrição	Gravemente desnutrido
Peso	Sem perda ou ganho recente não hídrico	-5% PP em 1 mês (ou 10% em 6 meses) ou sem estabilização ou ganho de peso (continua perdendo)	> 5% PP em 1 mês (ou 10% em 6 meses) ou sem estabilização ou ganho de peso (continua perdendo)
Ingestão de nutrientes	Sem déficit ou melhora significativa recente	Diminuição definitiva na ingestão	Déficit grave de ingestão
Sintomas com impacto nutricional	Nenhum ou melhora significativa recente permitindo ingestão adequada	Presença de sintomas de impacto nutricional (Caixa 3 da ASG-PPP)	Presença de sintomas de impacto nutricional (Caixa 3 da ASG-PPP)
Função	Sem déficit ou melhora significativa recente	Déficit funcional moderado ou piora recente	Déficit funcional grave ou piora recente significativa
Exame físico	Sem déficit ou déficit crônico, porém com recente melhora clínica	Evidência de perda leve a moderada de gordura e/ou massa muscular e/ou tônus muscular à palpação	Sinais óbvios de desnutrição (p. ex., perda importante dos tecidos subcutâneos, possível edema)

Fonte: Gonzalez et al., 2010.

17

Admissão Nutricional

Conceito
É uma entrevista nutricional inicial para estabelecer o diagnóstico nutricional, buscando relembrar os fatos que se relacionam com a doença e o paciente.

Finalidade
Avaliar hábitos alimentares, sintomas e outras variáveis relacionadas com o estado nutricional do paciente e que possam interferir no seu diagnóstico nutricional.

Indicação
Indicado ao paciente ambulatorial e hospitalizado.

Competência
Nutricionista.

Material
- Impresso de anamnese alimentar.
- Impresso de evolução dietoterápica.
- Prontuário eletrônico.

DESCRIÇÃO DO PROCEDIMENTO
- Nutricionista inicia entrevista questionando inicialmente a queixa principal do paciente.
- Questiona sobre o histórico da doença atual, de doenças ou comorbidades pregressas, sintomas apresentados e medicamentos em uso (inclusive medicina alternativa e suplementos de vitaminas e minerais).
- O profissional também deve investigar as cirurgias realizadas e o histórico familiar relacionado com a doença atual.

Admissão Nutricional | 103

- Nutricionista questiona fatores de risco, hábito intestinal, história pessoal e social do paciente (ocupação, local de trabalho, residência, hábitos como tabagismo e etilismo, uso de drogas ilícitas).
- Solicita ao paciente informações quanto ao número de refeições realizadas por dia, horários em que normalmente efetua suas refeições e local, tempo de duração das refeições, companhia durante a alimentação e possibilidade de preparar sua própria refeição.
- Condições do apetite, preferência e rejeição a alimentos, intolerância e alergias alimentares, motivos que levam à mudança da rotina alimentar, consumo de água e prática de atividades físicas também devem ser questionados.
- Nos casos de pacientes que utilizem nutrição enteral, questiona-se quanto ao tipo de dieta enteral (industrializada e/ou caseira), número de vezes que administra a dieta por dia, horários, forma de preparo, higienização e administração da dieta e intolerâncias relacionadas com a terapia.
- Nutricionista verifica os sintomas presentes que possam interferir na aceitação alimentar do paciente, bem como os principais medicamentos em uso.
- Nutricionista observa os exames laboratoriais, indicadores antropométricos e sinais clínicos.
- Nutricionista verifica se o paciente seguiu a dieta orientada em contato prévio e as possíveis consequências diante do realizado.
- Registra a anamnese alimentar no impresso de evolução dietoterápica.
- Verifica se o resultado da avaliação da anamnese justifica ou não o estado nutricional.
- Registra em impresso de evolução dietoterápica a hipótese de diagnóstico nutricional (HDN) elaborada.
- Por meio da HDN, estabelece a conduta dietética a ser adotada.

Resultado esperado
- Conhecimento do estado nutricional e patológico do paciente.
- Avaliação dos fatores que interferem no diagnóstico nutricional ou na decisão de conduta/estratégias de intervenção ou possam contribuir para tais quadros.
- Apontamento da hipótese diagnóstica.

Ponto crítico
- Omissão e/ou esquecimento de informações pelo paciente.

Registro
Registrar o resultado da anamnese no prontuário do paciente.

Bibliografia consultada
- Fontanive R, Paula TP, Peres WAF. Inquéritos dietéticos. In: Duarte ACG. Avaliação Nutricional – Aspectos Clínicos e Laboratoriais. São Paulo: Atheneu; 2007:65-8.

104 | Manual de Boas Práticas em Terapia Nutricional Enteral e Parenteral do HC-FMUSP

18

Recordatório de 24 Horas

Conceito

É utilizado para quantificar e definir todos os alimentos e as bebidas consumidos pelo paciente nas últimas 24 horas ou, mais comumente, no dia anterior, desde o momento que acordou até a hora em que foi dormir.

Finalidade

- Avaliar e acompanhar as mudanças nos hábitos alimentares dos pacientes durante a intervenção nutricional.
- Detectar erros alimentares que podem ser omitidos em outros tipos de inquéritos.

Indicação

Indicado a todos os pacientes atendidos no ambulatório, em consultas de retorno nutricional.

Competência

Nutricionista.

Material

- Prontuário eletrônico.
- Álbum fotográfico de medidas e alimentos.
- Utensílios.
- Modelos de alimentos.

DESCRIÇÃO DO PROCEDIMENTO

- Explicar o procedimento para o paciente.

- Propor ao indivíduo recordar e descrever todos os alimentos e as bebidas ingeridos no período prévio de 24 horas.
- Anotar os horários das refeições e as quantidades em medidas caseiras.
- Utilizar o álbum fotográfico de medidas e/ou utensílios e/ou modelos de alimentos para exemplificar.
- Evitar questionar sobre alimentos específicos.
- Evitar qualquer sinal de surpresa, aprovação ou desaprovação do padrão alimentar do indivíduo.
- Insistir nos detalhes, sem induzir, principalmente na forma como os alimentos são preparados.
- Verificar se o consumo daquele dia não foi atípico (domingo, feriado, viagem, dia de exames no hospital etc.) ou avaliar se é interessante considerar o domingo quando mais de um recordatório for utilizado para a análise.
- Anotar em forma de tabela no prontuário do paciente, com colunas separadas por horário, nome da refeição, medida consumida (volume ou medida caseira) e forma de preparo.
- Questionar o consumo de refrigerante (*light*, *diet*, normal), leite (desnatado, semidesnatado e integral), salada (uso de temperos), bebidas no geral.
- O acompanhante pode informar ou preencher em casa o registro alimentar de 24 horas para o paciente, se necessário.

Resultado esperado
Registro do consumo alimentar do dia anterior.

Pontos críticos/riscos
- Pacientes idosos ou confusos.
- Informações inverossímeis.
- Falta de treinamento do entrevistador.

Registro
Registrar o recordatório de 24 horas no prontuário do paciente.

Bibliografia consultada
- Fisberg R, Slater B, Marchioni DML, Martini L. Inquéritos Alimentares – Métodos e Bases Científicos. Barueri (SP): Manole; 2005:2-7.
- Russel MK, Mueller C. Nutrition Screening and Assessment. In: Gottschlich MM. The A.S.P.E.N. Nutrition Support Core Curriculum: A Case-Based Approach-The Adult Patient. 2. ed. Silver Spring; 2007.

19

Questionário de Frequência Alimentar

Conceito
É o questionário utilizado para avaliar a frequência de consumo alimentar do paciente, estimando sua dieta habitual.

Finalidade
- Coletar informações sobre a frequência de consumo de alimentos ou grupos de alimentos, não sendo utilizado para o cálculo de ingestão de nutrientes ou calorias.
- Identificar, precocemente, práticas alimentares incorretas.
- Investigar a relação do processo "saúde-doença".
- Avaliar a execução de diretrizes alimentares.
- Monitorar o consumo de determinados alimentos ou grupos de alimentos.

Indicação
Indicado a todos os pacientes ambulatoriais, em consultas individuais ou em atendimento em grupos.

Competência
Nutricionista.

Material
- O ideal é que o questionário seja desenvolvido para cada grupo específico de pacientes, levando em consideração o grupo de alimentos que se pretende avaliar. A frequência deve ser de 0 a 10 vezes, e a unidade de tempo varia entre dia, semana, mês e ano.

DESCRIÇÃO DO PROCEDIMENTO

- Nutricionista explica o preenchimento do questionário ao paciente.
- Paciente realiza o preenchimento do questionário ou solicita ajuda para tal.
- Nutricionista realiza checagem do preenchimento correto do questionário, observando os pontos:
  - ◆ Caso o paciente relata nunca consumir um dado alimento, as alternativas de unidade de tempo e porção deverão estar em branco (para este alimento específico).
  - ◆ Se as informações de unidade de tempo e porção forem preenchidas, a frequência de consumo não pode ser nula.
- Nutricionista realiza a avaliação do questionário.
- Nutricionista realiza orientações de educação nutricional baseadas nos resultados encontrados no questionário.

> **Observação**
> A aplicação do instrumento também pode ser feita por telefone.

Resultado esperado

Predição da ingestão habitual de alimentos e grupos de alimentos dos quais se tem interesse em avaliar.

Pontos críticos

- Impossibilidade de avaliar quantitativamente a ingestão de nutrientes.
- Informações incompletas.
- Lista incompleta de alimentos que contenham nutrientes importantes para determinada avaliação (escolha errônea do questionário).
- Erros nas estimativas de frequências e porções.
- Erro no agrupamento dos alimentos para a elaboração do questionário.
- Pacientes analfabetos ou com baixo nível de instrução.
- Pode ser menos acurado na quantificação da ingestão alimentar quando comparado com outros métodos e, dependendo do número de itens alimentares contidos nele, pode, em geral, superestimar o consumo alimentar.
- Falta de treinamento do entrevistador.

Registro

Anexar o questionário aplicado no prontuário eletrônico e a avaliação qualitativa da ingestão alimentar.

Bibliografia consultada

- Fisberg RM, Marchioni DML, Colucci ACA. Avaliação do consumo alimentar e da ingestão de nutrientes na prática clínica. Arq Bras Endocrinol Metab. 2009;53-5.

- Fisberg RM, Marchioni DML, organizers. Manual de Avaliação do Consumo Alimentar em estudos populacionais: a experiência do inquérito de saúde em São Paulo (ISA). São Paulo: Faculdade de Saúde Pública da USP; 2012.
- Holanda LB, Barros-Filho AA. Métodos aplicados em inquéritos alimentares. Rev Paul Pediatria. 2006;24(1):62-70.
- Salvo VLMA, Gimeno SGA. Reprodutibilidade e validade do questionário de frequência de consumo alimentar. Rev Saúde Pública. 2002;36:505-12.

20

Avaliação da Aceitação Alimentar

Conceito
A Avaliação da Aceitação Alimentar é uma ferramenta importante no acompanhamento dos pacientes internados, sendo determinante para a definição e o monitoramento da conduta nutricional.

Finalidade
Avaliar a aceitação da alimentação fornecida aos pacientes internados, cirúrgicos e não cirúrgicos.

Indicação
Indicada para todos os pacientes internados.

Competência
Nutricionista e equipe de enfermagem.

Material
- Impresso de Avaliação da Aceitação Alimentar – Pediatria.
- Impresso de Avaliação da Aceitação Alimentar – Adultos e Idosos.

DESCRIÇÃO DO PROCEDIMENTO
- Apresentar-se ao paciente, e/ou seu acompanhante, explicando os questionamentos e o motivo desta avaliação.
- Questionar o paciente, e/ou seu acompanhante, de forma detalhada, o consumo alimentar, e suas quantidades, de cada refeição fornecida.
- Preencher o Impresso de Avaliação da Aceitação Alimentar – Pediatria e o Impresso de Avaliação da Aceitação Alimentar – Adultos e Idosos.

Resultado esperado

Melhora do monitoramento do consumo alimentar dos pacientes internados, cirúrgicos e não cirúrgicos.

Pontos críticos

- Profissionais não capacitados para avaliar a aceitação alimentar.
- Pacientes não contactantes ou mal informantes, que não tenham familiares ou cuidadores disponíveis para informações necessárias.

Registro

Registrar a aceitação alimentar no prontuário dos pacientes.

Bibliografia consultada

- Verotti CCG, Torrinhas RSM de M, Corona LP, Waitzberg DL. Design of quality indicators for oral nutritional therapy. Nutr Hosp. 2015;31:2692-5.

21

Avaliação Inicial de Pacientes com Risco Nutricional

Conceito

É a avaliação do estado nutricional do paciente para seu acompanhamento durante o período de hospitalização, depois de detectado o risco nutricional.

Finalidade

Avaliar e acompanhar a evolução do estado nutricional dos pacientes hospitalizados.

Indicação

Indicado ao paciente hospitalizado com risco nutricional.

Competência

Nutricionista.

Material

- Prontuário eletrônico.
- Adipômetro.
- Fita métrica.

DESCRIÇÃO DO PROCEDIMENTO

- Verificar a prescrição médica e as informações constantes do prontuário do paciente.
- Realizar a triagem nutricional (NRS-2002) do paciente conforme o procedimento "Triagem Nutricional (NRS-2002)".
- Se confirmada a presença de risco nutricional, realizar a avaliação subjetiva global conforme o procedimento "Avaliação Nutricional Subjetiva Global (ASG)".

- Coletar os dados antropométricos (peso, estatura, prega cutânea tricipital, circunferência braquial e demais medidas que julgar necessárias), calcular o índice de massa corpórea, o gasto energético de repouso e as necessidades calórica, proteica e de outros nutrientes.
- Utilizar procedimentos específicos para cada dado citado.
- Realizar anamnese alimentar conforme o procedimento "Anamnese Alimentar".
- Orientar o paciente, quando consciente, sobre a importância da terapia nutricional para a recuperação e a evolução positiva do seu tratamento.
- Realizar o diagnóstico do estado nutricional.
- Estabelecer, em conjunto com o médico, o plano de terapia nutricional e realizar a prescrição dietética da alimentação via oral, enteral, associada ou não à terapia nutricional parenteral, bem como calcular o aporte nutricional de acordo com as necessidades calórica, proteica e de nutrientes do paciente.
- Comparar as necessidades nutricionais do paciente com o aporte fornecido pela alimentação via oral, enteral e parenteral.
- Avaliar a aceitação do paciente e comparar a mesma com o aporte fornecido e com as necessidades nutricionais.
- Realizar a adequação da terapia nutricional conforme as doenças apresentadas e o planejamento individual para o paciente.
- Discutir os dados obtidos da avaliação nutricional com a EMTN e registrá-los no impresso de evolução dietoterápica.
- Acompanhar diariamente a evolução dietoterápica e do estado nutricional.

Resultado esperado
Redução do risco nutricional e/ou melhora do estado nutricional durante o período de hospitalização.

Pontos críticos
- Diagnóstico incorreto do risco nutricional e/ou do estado nutricional do paciente.
- Aplicação incorreta das técnicas de mensuração antropométrica.
- Não realização dos cálculos das necessidades nutricionais do paciente ao estabelecer o plano de terapia nutricional.

Registro
Registrar o diagnóstico nutricional, a antropometria, a anamnese e a prescrição dietoterápica no prontuário eletrônico.

Bibliografia consultada
- Brasil. Ministério da Saúde. Consenso Nacional de Nutrição Oncológica. Instituto Nacional de Câncer. Rio de Janeiro: INCA; 2009.
- Fontanive R, Paula TP, Peres WAF. Avaliação da composição corporal de adultos. In: Duarte ACG. Avaliação Nutricional – Aspectos Clínicos e Laboratoriais. São Paulo: Atheneu; 2007:41-63.
- Maicá AO, Schweigert ID. Avaliação nutricional em pacientes graves. Rev Bras Ter Intensiva. 2008;20(3):286-95.

22

Cálculo do Índice de Massa Corporal (IMC)

Conceito
O índice de massa corporal é um indicador antropométrico utilizado para classificar o estado nutricional.

Finalidade
Garantir a avaliação e o acompanhamento das mudanças no estado nutricional dos pacientes durante a intervenção nutricional.

Indicação
Indicado ao paciente ambulatorial e hospitalizado.

Competência
Nutricionista.

Material
- Estadiômetro, devidamente fixado à parede.
- Balança eletrônica, devidamente calibrada, capacidade máxima de 200 kg e divisão de 50 g.
- Prontuário eletrônico.

DESCRIÇÃO DO PROCEDIMENTO
- Realizar a aferição do peso conforme procedimento "Mensuração de peso" e a estatura do paciente conforme "Mensuração da altura".
- Calcular o Índice de Massa Corporal (IMC) de acordo com a equação a seguir:

$$IMC\ (kg/m^2) = \frac{peso\ (kg)}{altura^2\ (m)}$$

- Verificar a idade do paciente.
- Classificar o estado nutricional através do resultado do IMC, de acordo com as Tabelas 22.1 e 22.2.
- Registrar o resultado e a classificação no prontuário eletrônico.

Tabela 22.1
Classificação nutricional de acordo com o índice de massa corporal.

Idoso ≥ 60 anos

Classificação nutricional	Resultado do IMC (kg/m²)
Magreza grau III	< 16
Magreza grau II	16 a 16,99
Magreza grau I	17 a 18,49
Eutrofia	18,5 a 24,99
Pré-obeso	25 a 29,99
Obesidade classe I	30 a 34,99
Obesidade classe II	35 a 39,99
Obesidade classe III	≥ 40 kg/m²

Fonte: WHO, 1997.

Tabela 22.2
Classificação nutricional de idosos de acordo com o índice de massa corporal.

Adultos: até 60 anos

Classificação nutricional	Resultado do IMC (kg/m²)
Baixo peso	< 23
Eutrofia	23 a 27,9
Sobrepeso	28 a 29,9
Obesidade	≥ 30

Fonte: OPAS, 2001.

Resultado esperado

O índice de massa corporal em kg/m².

Pontos críticos/riscos

- Paciente acamado, com dificuldade de deambular ou com edema.
- Aplicação incorreta das técnicas descritas.
- Ausência de instrumentos para realização de medidas ou instrumentos não calibrados.

Registro

Registrar o valor do IMC no prontuário eletrônico.

Bibliografia consultada

- Organização Pan-Americana de Saúde (OPAS). Anales da 36ª Reunión del Comité Asesor de Investigaciones en salud. Encuesta multicentrica: salud, bien estar y envejecimiento (SABE) en América Latina y el Caribe. Washington (DC): World Health Organization; 2001.
- Waitzberg DL, Dias MCG. Guia básico de terapia nutricional – manual de boas práticas. São Paulo: Atheneu; 2007.
- World Health Organization. Obesity: Preventing and managing the global epidemic. 3-5 june 1997. Geneva: WHO, 1997.

23

Aferição da Dobra Cutânea Subescapular (DCS)

Conceito
A aferição da dobra cutânea subescapular é a medida da espessura de dupla camada de pele e de tecido adiposo na região subescapular.

Finalidade
Avaliar e acompanhar a depleção da massa corpórea magra dos pacientes durante a intervenção nutricional.

Indicação
Indicado ao paciente ambulatorial e hospitalizado.

Competência
Nutricionista.

Material
- Adipômetro.
- Prontuário eletrônico.

DESCRIÇÃO DO PROCEDIMENTO
- Solicitar ao indivíduo que permaneça ereto e mantenha a região subescapular livre.
- Manter braços e ombros relaxados.
- Marcar com a caneta o local logo abaixo do ângulo inferior da escápula.
- Segurar a dobra formada pela pele e pelo tecido adiposo com os dedos polegar e indicador da mão esquerda a 1 cm do ponto marcado, de tal forma que possa observar um ângulo de 45° entre esta e a coluna vertebral.
- Pinçar a dobra com o calibrador exatamente no local marcado.

- Fazer a leitura do adipômetro em milímetros.
- Realizar a medida por 3 vezes e calcular a média dos valores obtidos.

Resultado esperado

Monitoração da depleção da massa corpórea magra para adequação da intervenção nutricional.

Pontos críticos/riscos

- Aplicação incorreta das técnicas descritas.
- Ausência de instrumentos para realização de medidas.

Registro

Registrar a DCS no prontuário eletrônico.

Bibliografia consultada

- Frisancho AR. Anthropometric standards for the assessment of growth and nutritional status. Ann Arbor, Michigan: University of Michigan Press, 1990.
- Waitzberg DL, Dias MCG. Guia básico de terapia nutricional – manual de boas práticas. 2. ed. São Paulo: Atheneu; 2007.

24

Aferição da Dobra Cutânea Bicipital (DCB)

Conceito

A aferição da dobra cutânea bicipital é a medida da espessura de dupla camada de pele e de tecido adiposo na região do bíceps.

Finalidade

Avaliar e acompanhar a depleção da massa corpórea magra dos pacientes durante a intervenção nutricional.

Indicação

Indicada ao paciente ambulatorial e hospitalizado.

Contraindicação

Não deve ser utilizada no caso de edema de membros superiores e obesidade mórbida.

Competência

Nutricionista.

Material

- Adipômetro.
- Fita métrica milimetrada, inelástica e flexível.
- Prontuário eletrônico.

DESCRIÇÃO DO PROCEDIMENTO

- Solicitar ao indivíduo que permaneça em posição ortostática e mantenha o braço não dominante livre.

- Manter o braço relaxado, flexionado em frente ao tórax, formando um ângulo de 90° com o cotovelo.
- Marcar com a caneta o ponto médio entre o acrômio e o olecrano.
- Solicitar ao indivíduo que permaneça com o braço relaxado e solto ao longo do corpo, com a palma da mão voltada para fora.
- Segurar a dobra formada pela pele e pelo tecido adiposo na região do bíceps com os dedos polegar e indicador da mão esquerda a 1 cm do ponto marcado.
- Pinçar a dobra com o calibrador exatamente no local marcado.
- Fazer a leitura do adipômetro em milímetros.
- Realizar a medida por 3 vezes e calcular a média dos valores obtidos.

Resultado esperado

Monitoração da depleção da massa corpórea magra para adequação da intervenção nutricional.

Pontos críticos/riscos

- Aplicação incorreta das técnicas descritas.
- Ausência de instrumentos para realização de medidas.

Registro

Registrar a DCB no prontuário eletrônico.

Bibliografia consultada

- Frisancho AR. Anthropometric standards for the assessment of growth and nutritional status. Ann Arbor, Michigan: University of Michigan Press, 1990.
- Waitzberg DL, Dias MCG. Guia básico de terapia nutricional – manual de boas práticas. 2. ed. São Paulo: Atheneu; 2007.

25

Aferição da Dobra Cutânea Tricipital (DCT)

Conceito

A aferição da dobra cutânea tricipital (DCT) é a medida da espessura de dupla camada de pele e de tecido adiposo na região do tríceps. É a dobra cutânea mais utilizada na prática clínica.

Finalidade

Avaliar e acompanhar a depleção da massa corpórea magra dos pacientes durante a intervenção nutricional.

Indicação

Indicada ao paciente ambulatorial e hospitalizado.

Contraindicação

Não deve ser utilizada no caso de edema de membros superiores e obesidade mórbida.

Competência

Nutricionista.

Material

- Adipômetro.
- Fita métrica milimetrada, inelástica e flexível.
- Prontuário eletrônico.

DESCRIÇÃO DO PROCEDIMENTO

- Solicitar ao indivíduo que permaneça em posição ortostática e mantenha o braço não dominante livre.

- Manter o braço relaxado, flexionado em frente ao tórax, formando um ângulo de 90° com o cotovelo, com a palma da mão voltada para cima.
- Marcar com a caneta o ponto médio entre o acrômio e o olecrano.
- Solicitar ao indivíduo que permaneça com o braço relaxado e solto ao longo do corpo.
- Segurar a dobra formada pela pele e pelo tecido adiposo com os dedos polegar e indicador da mão esquerda a 1 cm do ponto marcado.
- Pinçar a dobra com o calibrador exatamente no local marcado formando um ângulo reto.
- Fazer a leitura do adipômetro em milímetros.
- Realizar a medida por 3 vezes e calcular a média dos valores obtidos.

Resultado esperado

Monitoração da depleção da massa corpórea magra para adequação da intervenção nutricional.

Pontos críticos/riscos

- Aplicação incorreta das técnicas descritas.
- Ausência de instrumentos para realização de medidas.

Registro

Registrar a DCT no prontuário eletrônico.

Bibliografia consultada

- Frisancho AR. Anthropometric standards for the assessment of growth and nutritional status. Ann Arbor, Michigan: University of Michigan Press, 1990.
- Waitzberg DL, Dias MCG. Guia básico de terapia nutricional – manual de boas práticas. 2. ed. São Paulo: Atheneu; 2007.

26

Aferição da Dobra Cutânea Suprailíaca (DCSI)

Conceito
A aferição da dobra cutânea suprailíaca é a medida da espessura de dupla camada de pele e tecido adiposo na região suprailíaca.

Finalidade
Avaliar e acompanhar a depleção da massa corpórea magra dos pacientes durante a intervenção nutricional.

Indicação
Indicada ao paciente ambulatorial e hospitalizado.

Contraindicação
Presença de estoma ou cicatriz cirúrgica abdominal. Nesse caso, realizar a medida da prega cutânea suprailíaca do lado oposto. Não deve ser utilizada também em caso de obesidade mórbida.

Competência
Nutricionista.

Material
- Adipômetro.
- Prontuário eletrônico.

DESCRIÇÃO DO PROCEDIMENTO
- Solicitar ao indivíduo que permaneça em posição ortostática e mantenha a região suprailíaca livre.

- Manter braços e ombros relaxados.
- Marcar com a caneta o local na linha média axilar, logo acima da crista ilíaca, na posição diagonal.
- Segurar a dobra formada pela pele e pelo tecido adiposo com os dedos polegar e indicador da mão esquerda a 1 cm do ponto marcado.
- Pinçar a dobra com o calibrador exatamente no local marcado.
- Fazer a leitura do adipômetro em milímetros.
- Realizar a medida por 3 vezes e calcular a média dos valores obtidos.

Resultado esperado

Monitoração da depleção da massa corpórea magra para adequação da intervenção nutricional.

Pontos críticos/riscos

- Aplicação incorreta das técnicas descritas.
- Ausência de instrumentos para realização de medidas.

Registro

Registrar a DCSI no prontuário eletrônico.

Bibliografia consultada

- Rossi L, Caruso L, Galante AP. Avaliação Nutricional – novas perspectivas. São Paulo: Roca; 2009.
- Waitzberg DL, Dias MCG. Guia básico de terapia nutricional – manual de boas práticas. 2. ed. São Paulo: Atheneu; 2007.

27

Aferição do Músculo Adutor

Conceito

A aferição da espessura do músculo adutor do polegar (EMAP) é a medida da espessura de dupla camada de pele e de tecido muscular na região do músculo adutor do polegar.

Finalidade

Avaliar a quantidade de massa muscular geral do indivíduo.

Indicação

Indicado ao paciente hospitalizado e em atendimento ambulatorial como forma de avaliação objetiva.

Competência

Nutricionista.

Material

- Adipômetro.
- Prontuário eletrônico.

DESCRIÇÃO DO PROCEDIMENTO

- Solicitar ao indivíduo que permaneça sentado, com as mãos repousando sobre o joelho homolateral, o cotovelo em ângulo de aproximadamente 90° graus sobre o membro inferior.
- Com o auxílio do adipômetro, pinçar o músculo adutor no vértice de um triângulo imaginário, formado pela extensão do polegar e indicador, exercendo pressão contínua de 10 g/mm².
- Realizar a medida por 3 vezes e calcular a média dos valores obtidos para cada membro.

- Verificar o resultado obtido da espessura do músculo adutor do polegar da mão dominante e não dominante de acordo com gênero e idade e comparar com os valores obtidos em um estudo de Gonzalez et al. (2010), conforme Tabelas 27.1 e 27.2. Valores obtidos abaixo do percentil 5 classificam o indivíduo como desnutrido.

Tabela 27.1
Valores em mm de EMAP.

Idade	EMAP dominante	
	Homens (Percentil 5)	Mulheres (Percentil 5)
18 a 29 anos	20 mm	19 mm
30 a 59 anos	23 mm	17 mm
> 60 anos	18 mm	14 mm

Fonte: Gonzalez et al., 2010.

Tabela 27.2
Valores em mm de EMAP.

Idade	EMAP não dominante	
	Homens (Percentil 5)	Mulheres (Percentil 5)
18 a 29 anos	19 mm	15 mm
30 a 59 anos	21 mm	16 mm
> 60 anos	16 mm	14 mm

Fonte: Gonzalez et al., 2010.

Resultado esperado
Verificação dos valores de *status* de massa muscular geral do indivíduo.

Pontos críticos
- Impedimento de manuseio da mão (edema, enfaixamento, ferida, contenção etc.).
- Aplicação incorreta das técnicas descritas.

Registro
Registrar as medidas obtidas no prontuário eletrônico.

Bibliografia consultada
- Gonzalez MC, Duarte RRP, Budziareck MB. Adductor pollicis muscle: reference values of its thickness in a healthy population. Clin Nutr . 2010;29(2):268-71.

28

Mensuração da Circunferência do Braço

Conceito
A circunferência do braço representa a soma das áreas constituídas pelos tecidos ósseo, muscular e gorduroso do braço e é obtida no ponto central entre o acrômio e a extremidade do olecrano.

Finalidade
Fornecer índice de reserva de gordura e de massa muscular local.

Indicação
Indicado para complementação da avaliação do estado nutricional e para a estimativa do peso corpóreo.

Contraindicação
Pacientes com edema de membros superiores.

Competência
Nutricionista.

Material
- Fita métrica milimetrada inelástica e flexível.
- Caneta esferográfica hipoalergênica.
- Prontuário eletrônico.

DESCRIÇÃO DO PROCEDIMENTO
- Solicitar ao paciente que deixe o braço não dominante (descoberto) relaxado e flexionado em direção ao tórax, formando um ângulo de 90°. Na impossibilidade de manuseio do braço não dominante, utilizar o braço dominante.

- Localizar e marcar com a caneta o ponto médio entre o acrômio (ombro) e o olecrano (cotovelo).
- Solicitar ao paciente que fique com o braço estendido ao longo do corpo com a palma da mão voltada para a coxa.
- Contornar a fita no ponto marcado de forma ajustada e realizar as mensurações evitando compressão da pele ou folga.
- Realizar a leitura e repetir o procedimento por 3 vezes consecutivas. As diferenças aceitáveis para as medidas de circunferência do braço não devem superar 0,2 cm.
- Anotar no prontuário eletrônico.

Resultado esperado
Circunferência do braço em centímetros.

Pontos críticos
- Edema de membros superiores.
- Aplicação incorreta das técnicas descritas.
- Ausência de instrumentos para realização de medidas.

Registro
Registrar a circunferência do braço no prontuário eletrônico.

Bibliografia consultada
- Cuppari L. Nutrição Clínica no Adulto. 4. ed. São Paulo, Manole; 2019.
- Frisancho AR. Anthropometric Standards for the Assessment of Growth and Nutritional Status. Ann Arbor. University of Michigan Press, 1990.
- Rossi L, Caruso L, Galante AP. Avaliação Nutricional Novas Perspectivas. São Paulo: Roca; 2009.
- Waitzberg DL, Dias MCG. Guia básico de terapia nutricional – manual de boas práticas. São Paulo: Atheneu; 2007.

29

Circunferência Muscular do Braço (CMB)

Conceito

A circunferência muscular do braço avalia a reserva de tecido muscular sem correção da massa óssea e é obtida a partir dos valores da circunferência do braço e da dobra cutânea tricipital.

Finalidade

Avaliar e acompanhar as mudanças no compartimento muscular dos pacientes durante a intervenção nutricional.

Indicação

Indicada ao paciente ambulatorial e hospitalizado.

Contraindicação

Não deve ser utilizada no caso de edema de membros superiores.

Competência

Nutricionista.

Material

- Fita métrica milimetrada inelástica e flexível.
- Adipômetro.
- Caneta esferográfica hipoalergênica.
- Prontuário eletrônico.

DESCRIÇÃO DO PROCEDIMENTO

- Aferir a dobra cutânea tricipital (DCT) conforme procedimento "Aferição da Dobra Cutânea Tricipital".

- Aferir a circunferência do braço (CB) conforme procedimento "Mensuração da Circunferência do Braço".
- Calcular a CMB de acordo com a fórmula a seguir:

$$CMB\ (cm) = CB\ (cm) - \pi \times \{PCT\ (mm) \div 10\} \qquad sendo\ \pi = 3,14$$

- O resultado obtido é comparado aos valores de referência de Frisancho, 1990.
- Classificação do estado nutricional de acordo com os percentis de Frisancho, 1990. (Tabela 29.1).

Tabela 29.1	
Percentil (P)	*Classificação*
P5	Deficiência de massa magra
P5 a P10	Baixa massa magra
P10 a P90	Eutrofia
P90	Obesidade ou musculatura desenvolvida

Fonte: Adaptado de Frisancho, 1990.

- Calcular a adequação da CMB de acordo com a fórmula a seguir:

$$Adequação\ da\ CMB\ (\%) = \frac{CMB\ obtida\ (cm)}{CMB\ percentil\ 50} \times 100$$

- Classificar o estado nutricional conforme Tabela 29.2.

Tabela 29.2 Classificação do estado nutricional.				
	Desnutrição grave	*Desnutrição moderada*	*Desnutrição leve*	*Eutrofia*
CMB	< 70%	70% a 80%	80% a 90%	> 90%

Fonte: Adaptado de Blackburn, G.L. & Thornton P.A, 1979.

- Anotar as informações no prontuário do paciente.

Resultado esperado

Monitoração da reserva de tecido muscular como um indicador complementar do estado nutricional.

Pontos críticos

- Pacientes com idade > 75 anos: não há referência de percentil 50 da CMB – utilizar a referência para idade de 65 a 74,9 anos.
- Não deve ser utilizada no caso de edema de membros superiores.
- Aplicação incorreta das técnicas descritas.
- Ausência de instrumentos para realização de medidas.

Registro

Registrar a circunferência muscular do braço no prontuário eletrônico.

Bibliografia consultada

- Blackburn GL, Thornton PA. Nutritional assessment of the hospitalized patients. Med Clin North Am. 1979;63:1103-115.
- Cuppari L. Nutrição Clínica no Adulto. 4. ed. São Paulo: Manole; 2019.
- Frisancho AR. Anthropometric Standards for the Assessment of Growth and Nutritional Status. Ann Arbor. University of Michigan Press, 1990.
- Rossi L, Caruso L, Galante AP. Avaliação Nutricional Novas Perspectivas. São Paulo: Roca; 2009.
- Waitzberg DL, Dias MCG. Guia básico de terapia nutricional – manual de boas práticas. São Paulo: Atheneu; 2007.

30

Área Muscular do Braço (AMB)

Conceito

A área muscular do braço (AMB) é um índice obtido por meio do cálculo específico que utiliza as seguintes medidas antropométricas: dobra cutânea tricipital (DCT) e circunferência do braço (CB). Reflete mudanças na reserva de tecido muscular.

Finalidade

Avaliar e acompanhar as mudanças no estado nutricional dos pacientes durante a intervenção nutricional.

Indicação

Indicada ao paciente ambulatorial e hospitalizado.

Contraindicação

Não deve ser utilizada no caso de edema de membros superiores.

Competência

- Nutricionista.
- Material
- Fita métrica milimetrada inelástica e flexível.
- Adipômetro.
- Caneta esferográfica hipoalergênica.
- Prontuário eletrônico.

DESCRIÇÃO DO PROCEDIMENTO

- Aferir a dobra cutânea tricipital (DCT) conforme procedimento "Aferição de Dobra Cutânea Tricipital".

- Aferir a circunferência do braço (CB) conforme procedimento "Mensuração da Circunferência do Braço".
- Calcular a AMB de acordo com a fórmula a seguir:

$$AMB \ (mm^2) = [CB \ (mm) - (\pi \times PCT)]/ \ 4\pi \qquad sendo \ \pi = 3,14$$

- Calcular a adequação da AMB de acordo com a fórmula a seguir:

$$Adequação \ da \ AMB \ (\%) = \frac{AMB \ obtida \ (mm^2)}{AMB \ padrão \ área} \times 100$$

- Classificar a depleção conforme Tabela 30.1.

Tabela 30.1
Classificação da depleção.

Classificação da depleção	Adequação
Leve	80% a 90%
Moderada	60% a 80%
Grave	< 60%

Fonte: Elaborada pela autoria do capítulo.

- Anotar as informações no prontuário eletrônico.

Atenção:
Pacientes com idade > 75 anos: não há referência de percentil 50 da CMB – utilizar a referência para idade de 65 a 74,9 anos.

Resultado esperado

Identificação das mudanças no estado nutricional por meio da avaliação da área muscular do braço.

Pontos críticos

- Aplicação incorreta das técnicas descritas.
- Ausência de instrumentos para realização de medidas.

Registro

Registrar a AMB no prontuário eletrônico.

Bibliografia consultada

- Cuppari L. Nutrição Clínica no Adulto. 4. ed. São Paulo: Manole; 2019.
- Frisancho AR. Anthropometric standards for the assessment of growth and nutritional status. Michigan: University of Michigan, 1990:189.
- Rossi L, Caruso L, Galante AP. Avaliação Nutricional Novas Perspectivas. São Paulo: Roca; 2009.
- Waitzberg DL, Dias MCG. Guia básico de terapia nutricional – manual de boas práticas. São Paulo: Atheneu; 2007.

31

Circunferência da Cintura

Conceito

A circunferência da cintura é a medida que compreende circundar a região abdominal do indivíduo. É indicadora de adiposidade visceral e subcutânea e correlaciona-se com o perímetro do quadril podendo indicar predisposição ao risco de complicações metabólicas associadas à obesidade.

Finalidade

- Garantir o acompanhamento de mudanças na distribuição de gordura corporal dos pacientes durante a intervenção nutricional.
- Avaliar o risco para doenças crônicas, especialmente cardiovasculares, diabetes tipo 2 e alguns tipos de câncer (colorretal, mama, pâncreas, fígado).

Indicação

- Indicado a todos os pacientes atendidos no ambulatório em prevenção primária ou secundária de câncer (principalmente ginecológico, como mama e útero); cardiopatias, diabetes, obesidade, dislipidemias, hipertensão arterial sistêmica, síndrome metabólica.
- Contraindicação.
- Pacientes acamados e/ou com dificuldade de locomoção (em cadeira de rodas).
- Pacientes com ascite.
- Presença de hérnia abdominal ou massa tumoral na região do abdome.

Competência

Nutricionista.

Material

- Fita métrica milimetrada inelástica e flexível.
- Prontuário eletrônico.

DESCRIÇÃO DO PROCEDIMENTO

- Solicitar que o paciente fique em pé, em posição ereta, usando o mínimo de roupa possível, com o abdome relaxado, braços ao lado do corpo e os pés juntos.
- Medir na metade da distância entre a face inferior da última costela e a porção superior da crista ilíaca (na altura da cintura natural do indivíduo, que é a parte mais estreita do tronco).
- Circundar com a fita o local com firmeza, sem esticar excessivamente, evitando assim, a compressão do tecido subcutâneo. A leitura deve ser realizada no centímetro mais próximo do ponto de cruzamento da fita.
- Comparar e classificar o risco de acordo com a Tabela 31.1.

Tabela 31.1 Classificação de obesidade central e alto risco para doenças cardiovasculares, segundo a circunferência da cintura.		
	Homens	*Mulheres*
Brancos e negros	≥ 94 cm	≥ 80 cm
Orientais (sul-asiáticos, chineses e japoneses) e ameríndios	≥ 90 cm	≥ 80 cm

Fonte: International Diabetic Federation. The IDF consensus worldwide definition of the metabolic syndrome. Belgium: IDF; 2006.

- Anotar as informações no prontuário eletrônico.

Resultado esperado

Identificação de pacientes sob risco de complicações metabólicas associadas à obesidade para intervenção nutricional.

Pontos críticos

- Pacientes acamados e/ou com dificuldade de locomoção (em cadeira de rodas) e ascíticos.
- Aplicação incorreta das técnicas descritas.
- Ausência de instrumentos para realização de medidas.

Registro

Registrar a circunferência da cintura no prontuário eletrônico.

Bibliografia consultada

- International Diabetic Federation. The IDF consensus worldwide definition of the metabolic syndrome. Belgium: IDF; 2006: 24.
- Waitzberg DL, Cardenas TC. Manual de Terapia Nutricional em oncologia do ICESP. São Paulo: Atheneu; 2012.
- World Health Organzation. Waist circumference and waist–hip ratio: report of a WHO expert consultation. 8-11 december 2008. Geneva: World Health Organization; 2011.

32

Circunferência do Quadril

Conceito

É utilizada como indicador de adiposidade subcutânea e distribuição de gordura corporal.

Finalidade

- Garantir o acompanhamento das mudanças na distribuição de gordura corporal dos pacientes durante a intervenção nutricional.
- Utilizar a razão cintura-quadril conforme será mencionado no Capítulo 33. "Razão Cintura-Quadril".

Indicação

Indicado para todos os pacientes atendidos no ambulatório em prevenção primária ou secundária de câncer (principalmente ginecológico, como mama e útero); cardiopatias, diabetes, obesidade, dislipidemias, hipertensão arterial sistêmica, síndrome metabólica.

Competência

Nutricionista.

Material

- Fita métrica milimetrada inelástica e flexível.
- Prontuário eletrônico.

DESCRIÇÃO DO PROCEDIMENTO

- Solicitar que o paciente fique em pé, em posição ereta, com roupas finas, com o abdome relaxado, braços ao lado do corpo e os pés juntos.

- Medir na região de maior perímetro, entre a cintura e a coxa (nádegas).
- Circundar com a fita o local com firmeza, sem esticar excessivamente, evitando-se, assim, a compressão do tecido subcutâneo. A fita deve ficar de forma horizontal. A leitura deve ser feita no centímetro mais próximo do ponto de cruzamento da fita.
- Anotar no prontuário eletrônico.

Resultado esperado
- Circunferência do quadril em centímetros.
- Indicação de pacientes com alterações na distribuição de gordura corporal e/ou risco de obesidade para intervenção nutricional, conforme resultado da razão cintura-quadril.

Pontos críticos
- Pacientes acamados e/ou com dificuldade de locomoção (em cadeira de rodas).
- Aplicação incorreta das técnicas descritas.
- Ausência de instrumentos para realização de medidas.

Registro
Registrar a circunferência do quadril no prontuário eletrônico.

Bibliografia consultada
- Waitzberg DL, Cardenas TC. Manual de Terapia Nutricional em Oncologia do ICESP. São Paulo: Atheneu; 2012.
- World Health Organization. Waist circumference and waist–hip ratio: report of a WHO expert consultation. 8-11 December 2008. Geneva: World Health Organization; 2011.

33

Razão Cintura-Quadril

Conceito

A razão cintura-quadril (RCQ) é o indicador mais frequentemente utilizado para identificar o tipo de distribuição de gordura. Preditora de risco para doença crônica, é uma alternativa menos utilizada para esse fim, por conter uma medida antropométrica a mais que a circunferência da cintura, que por si própria é um indicador desse risco.

Finalidade

- Garantir o acompanhamento das mudanças na distribuição de gordura corporal dos pacientes durante a intervenção nutricional.
- Avaliar o risco para doenças crônicas.

Indicação

Indicado para todos os pacientes atendidos no ambulatório em prevenção primária ou secundária de câncer (principalmente ginecológico, como mama e útero); cardiopatias, diabetes, obesidade, dislipidemias, hipertensão arterial sistêmica, síndrome metabólica.

Competência

Nutricionista.

Material

- Fita métrica milimetrada inelástica e flexível.
- Prontuário eletrônico.

Razão Cintura-Quadril 145

DESCRIÇÃO DO PROCEDIMENTO
- Realizar as medidas de circunferência da cintura e do quadril de acordo com os procedimentos "Circunferência da Cintura" e "Circunferência do Quadril", respectivamente.
- Calcular a RCQ de acordo com a fórmula a seguir:

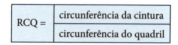

- Classificar como presença de obesidade abdominal e risco para o desenvolvimento de doenças: valor superior a 0,90 para homens e valor superior a 0,85 para mulheres.
- Anotar no prontuário eletrônico.

Resultado esperado
Identificação do tipo de distribuição de gordura do paciente e avaliação do risco para doenças crônicas a fim de adequar a intervenção nutricional.

Pontos críticos
- Pacientes acamados e/ou com dificuldade de locomoção (em cadeira de rodas).
- Aplicação incorreta das técnicas descritas.
- Ausência de instrumentos para realização de medidas.

Registro
Registrar relação cintura-quadril no prontuário eletrônico.

Bibliografia consultada
- Waitzberg DL, Cardenas TC. Manual de Terapia Nutricional em Oncologia do ICESP. São Paulo: Atheneu; 2012.
- World Health Organization. Waist circumference and waist–hip ratio: report of a WHO expert consultation. 8-11 december 2008. Geneva: World Health Organization; 2011.

34

Circunferência da Panturrilha

Conceito

A circunferência da panturrilha (CP) é a medida mais sensível de massa muscular em idosos.

Finalidade

Fornecer o índice de reserva de massa muscular local.

Indicação

Indicada para o paciente ambulatorial e hospitalizado.

Competência

Nutricionista.

Material

- Fita métrica milimetrada inelástica e flexível.
- Prontuário eletrônico.

DESCRIÇÃO DO PROCEDIMENTO

- A tomada dessa medida é feita em posição supina, joelho dobrado em 90°, calcanhar apoiado na cama ou cadeira, medindo a maior circunferência com a fita métrica.

Resultado esperado

- Circunferência da panturrilha em centímetros.
- Identificação das modificações da massa magra que ocorrem com o envelhecimento e diminuição da atividade física. Valores inferiores a 31 cm indicam

perda de massa muscular de acordo com parâmetros da OMS, 1995. Em estudo realizado com a população brasileira por Barbosa-Silva et al., em 2015, com 1291 idosos acima de 60 anos, os pontos de corte médios que sinalizavam perda de massa muscular foram: ≤ 34 cm para homens e ≤ 33 cm para mulheres.

Pontos críticos
- Edema de membros inferiores.
- Aplicação incorreta das técnicas descritas.
- Ausência de instrumentos para realização das medidas.

Registro
Registrar a circunferência da panturrilha em centímetros e sua respectiva classificação no prontuário eletrônico.

Bibliografia consultada
- Barbosa-Silva TG, Bielemann RM, Gonzalez MC, Menezes AMB. Prevalence of sarcopenia among community-dwelling elderly of a medium-sized South American city: results of the COMO VAI? Study. J Cachexia Sarcopenia Muscle:2016; 7:136-43.
- Organização Mundial da Saúde (OMS). Physical status: the use and interpretation of anthropometry. Geneva: WHO, 1995.
- Waitzberg DL. Nutrição oral, enteral e parenteral na prática clínica. 5. ed. São Paulo: Atheneu; 2017.

35

Mensuração da Altura do Joelho

Conceito

A mensuração da altura do joelho é utilizada para a estimativa de estatura e do peso de pacientes por meio de método alternativo.

Finalidade

Garantir a obtenção das informações da estatura e do peso corpóreo para monitoração do estado nutricional.

Indicação

Indicada para pacientes atendidos pelo ambulatório ou que estejam hospitalizados, acamados ou com dificuldade de locomoção, e/ou para aqueles com massa tumoral grande, e/ou ascite, e/ou edemas (membros inferiores).

Contraindicação

É contraindicada para pacientes que deambulam e/ou em condições clínicas que permitam obtenção de peso e altura.

Competência

Nutricionista.

Material

- Paquímetro ou fita métrica inelástica.
- Prontuário eletrônico.

DESCRIÇÃO DO PROCEDIMENTO

- Solicitar ao paciente que fique em posição supina (de barriga para cima) ou sentado o mais próximo da extremidade da cadeira.

- Pedir para o indivíduo deixar o joelho esquerdo flexionado em ângulo de 90°.
- Caso necessário, auxiliar o paciente a ficar nesta posição.
- Posicionar o paquímetro paralelamente à perna e medir o comprimento entre o calcanhar e a superfície anterior da perna na altura do joelho (patela).
- Realizar a leitura e anotar no prontuário do paciente.

Resultado esperado
Mensuração da altura do joelho em centímetros.

Pontos críticos/riscos
- Pacientes não contactantes.
- Aplicação incorreta das técnicas descritas.
- Ausência de instrumentos para realização de medidas.
- Atrofia de articulações e dificuldades para flexionar os membros inferiores.

Registro
Registrar a altura do joelho no prontuário eletrônico.

Bibliografia consultada
- Chumlea WC, Guo S, Roche AF, et al. Prediction of body weight for the nonambulatory elderly from anthropometry. J Am Diet Assoc, 1988;88(5):564-8.
- Waitzberg DL, Cardenas TC. Manual de terapia nutricional em oncologia do ICESP. São Paulo: Atheneu; 2011.
- Waitzberg DL, Dias MCG. Guia básico de terapia nutricional – manual de boas práticas. São Paulo: Atheneu; 2007.

36

Porcentagem de Adequação de Peso Atual/Ideal

Conceito

A porcentagem de adequação do peso é calculada conforme o peso ideal e as variações do peso atual do paciente, sendo empregada na classificação de seu estado nutricional.

Finalidade

Garantir a avaliação e o acompanhamento das mudanças no estado nutricional dos pacientes e determinar o tipo de intervenção a ser indicado.

Indicação

Indicado para todos os pacientes em acompanhamento nutricional.

Competência

Nutricionista.

Material

- Prontuário eletrônico.
- Estadiômetro.
- Balança.

DESCRIÇÃO DO PROCEDIMENTO

- Verificar o peso do paciente ou calcular o peso estimado.
- Verificar a altura do paciente ou calcular a altura estimada.
- Calcular o peso ideal do paciente de acordo com a Tabela 36.1.

- Questionar o paciente sobre qual era seu peso usual.
- Calcular a mudança de peso de acordo com a fórmula a seguir:

Perda de peso (%) = (peso atual × 100)/peso ideal

- Classificar o estado nutricional de acordo com a adequação do peso, conforme a Tabela 36.1.

Tabela 36.1
Classificação do estado nutricional conforme a adequação do peso.

Adequação do peso	Estado nutricional
≤ 70	Desnutrição grave
70,1 a 80	Desnutrição moderada
80,1 a 90	Desnutrição leve
90,1 a 110	Eutrofia
110,1 a 120	Sobrepeso
> 120	Obesidade

Fonte: Blackburn e Thornton, 1979.

- Registrar no prontuário eletrônico.

Resultado esperado
Adequação do peso do paciente em relação ao peso ideal.

Pontos críticos
- Aplicação incorreta das técnicas descritas.
- Ausência de instrumentos para realização de medidas.

Registro
Registrar a adequação do peso no prontuário eletrônico.

Bibliografia consultada
- Blackburn GL, Thornton BR. Nutritional assessment of the hospitalized patient. Med Clin North Am. 1979;63:1103-15.
- Waitzberg DL, Cardenas TC. Manual de terapia nutricional em oncologia do ICESP. São Paulo: Atheneu; 2011.
- Waitzberg DL, Dias MCG. Guia básico de terapia nutricional – manual de boas práticas. 2. ed. São Paulo: Atheneu; 2007.

37

Porcentagem de Perda de Peso

Conceito
A porcentagem de perda de peso é a medida que reflete a perda de peso involuntária.

Finalidade
Garantir a avaliação das mudanças no estado nutricional dos pacientes durante a intervenção nutricional e determinar o tipo de intervenção.

Indicação
Indicada ao paciente ambulatorial e hospitalizado.

Competência
Nutricionista.

Material
- Prontuário eletrônico.
- Balança devidamente calibrada.

DESCRIÇÃO DO PROCEDIMENTO
- Verificar o peso do paciente ou calcular o peso estimado.
- Questionar o paciente sobre qual era seu peso usual.
- Calcular a mudança de peso de acordo com a fórmula a seguir:

$$\text{Perda de peso (\%)} = (\text{peso usual} - \text{peso atual})/\text{peso usual} \times 100$$

- Classificar a perda de peso recente de acordo com a Tabela 37.1.

Tabela 37.1 Classificação da perda ponderal em relação ao tempo.		
Tempo	*Perda significativa de peso (%)*	*Perda grave de peso (%)*
1 semana	1 a 2	> 2
1 mês	5	> 5
3 meses	7,5	> 7,5
6 meses	10	> 10

Fonte: Blackburn e Thornton, 1979.

- Registrar no prontuário eletrônico.

Resultado esperado

Porcentagem de perda de peso e diagnóstico de gravidade.

Pontos críticos

- Pacientes não se lembram do peso usual.
- Aplicação incorreta das técnicas descritas.
- Ausência de instrumentos para realização de medidas.

Registro

Registrar a porcentagem de perda de peso no prontuário eletrônico.

Bibliografia consultada

- Blackburn GL, Thornton BR. Nutritional assessment of the hospitalized patient. Med Clin North Am. 1979;63:1103-15.
- Waitzberg DL, Cardenas TC. Manual de terapia nutricional em oncologia do ICESP. São Paulo: Atheneu; 2011.
- Waitzberg DL, Dias MCG. Guia básico de terapia nutricional – manual de boas práticas. 2. ed. São Paulo: Atheneu; 2007.

38

Estimativa de Peso Corporal

Conceito

A estimativa de peso corpóreo é um método alternativo para obtenção do peso em pacientes acamados, com dificuldade de deambular ou amputados, por meio de medidas antropométricas da circunferência do braço e da altura do joelho.

Finalidade

Garantir a obtenção do peso corpóreo para acompanhamento do estado nutricional dos pacientes acamados sem amputação.

Indicação

Quando não for possível determinar o peso pelo método convencional em pacientes sem amputação.

Contraindicação

É contraindicada para pacientes que deambulam e/ou em condições clínicas que permitam obtenção do peso.

Competência

Nutricionista.

Material

- Prontuário eletrônico.
- Fita métrica não extensível.
- Caneta esferográfica.

DESCRIÇÃO DO PROCEDIMENTO

- Realizar a medida da circunferência do braço, conforme procedimento do Capítulo 28. "Mensuração da Circunferência do Braço"
- Realizar a medida da distância entre o pé e o joelho, conforme será descrito no procedimento do Capítulo 39. "Estimativa da Altura Corporal".
- Verificar idade, sexo e raça do paciente, assim como as medidas obtidas, e aplicar na fórmula, conforme a Tabela 38.1.

Tabela 38.1 Estimativa de peso.		
Sexo feminino		
Negro	19 a 59 anos	$(AJ \times 1,24) + (CB \times 2,97) - 82,48$
	60 a 80 anos	$(AJ \times 1,50) + (CB \times 2,58) - 84,22$
Branco	19 a 59 anos	$(AJ \times 11) + (CB \times 2,81) - 664$
	60 a 80 anos	$(AJ \times 19) + (CB \times 2,68) - 65,51$
Sexo masculino		
Negro	19 a 59 anos	$(AJ \times 19) + (CB \times 3,14) - 83,72$
	60 a 80 anos	$(AJ \times 0,44) + (CB \times 2,86) - 39,21$
Branco	19 a 59 anos	$(AJ \times 1, 19) + (CB \times 3,14) - 86,82$
	60 a 80 anos	$(AJ \times 1,10) + (CB \times 37) - 75,81$

Fonte: Chumlea et al., 1988.

Resultado esperado

- O peso corpóreo estimado do paciente em quilos.

Pontos críticos/riscos

- Aplicação incorreta das técnicas descritas.
- Ausência de instrumentos para realização de medidas.

Registro

Registrar a estimativa do peso no prontuário eletrônico.

Bibliografia consultada

- Chumlea WC, Guo S, Roche AF, Steinbaugh ML. Prediction of body weight for the nonambulatory elderly from anthropometry. J Am Diet Assoc. 1988;88(5):564-8.
- Waitzberg DL, Cardenas TC. Manual de terapia nutricional em oncologia do ICESP. São Paulo: Atheneu; 2011.
- Waitzberg DL, Dias MCG. Guia básico de terapia nutricional – manual de boas práticas. 2. ed. São Paulo: Atheneu; 2007.

39

Estimativa da Altura Corporal

Conceito
A mensuração da distância pé-joelho é utilizada para a estimativa de altura de pacientes por meio de métodos alternativos.

Finalidade
Estimar a estatura de pacientes acamados ou pacientes impossibilitados de serem medidos em pé.

Indicação
Indicado quando não for possível determinar a estatura pelo método convencional, em pacientes sem amputação de membros inferiores.

Contraindicação
É contraindicado para pacientes que deambulam e/ou em condições clínicas que permitam obtenção de estatura.

Competência
Nutricionista.

Material
- Prontuário eletrônico.
- Estadiômetro.
- Esquadro móvel.

DESCRIÇÃO DO PROCEDIMENTO
- Com o paciente sentado ou em decúbito dorsal horizontal, flexionar o joelho em um ângulo de 90º.

- Colocar a parte fixa do estadiômetro debaixo do calcanhar do paciente e o esquadro móvel sobre a parte superior do joelho fletido.
- Ajustar a parte móvel do estadiômetro sobre o joelho e realizar a medida do valor obtido na escala numérica lateral (cm).
- Verificar a idade e o sexo do paciente e a medida obtida em centímetros e aplicar na fórmula, conforme a Tabela 39.1, de estimativa da altura pela medida da altura do joelho.
- O valor obtido é a estimativa da estatura do paciente, que deve ser registrada no impresso de evolução dietoterápica.

Tabela 39.1
Fórmulas para estimativa de altura utilizando a altura do joelho conforme idade e sexo.

Sexo feminino		
Negro	19 a 60 anos	$68,10 + (1,86 \times AJ) - (06 \times idade)$
	> 60 anos	$58,12 + (1,96 \times AJ)$
Branco	19 a 60 anos	$70,25 + (1,87 \times AJ) - (06 \times idade)$
	> 60 anos	$750 + (1,91 \times AJ) - (0,17 \times idade)$
Sexo masculino		
Negro	19 a 60 anos	$73,42 + (1,79 \times AJ)$
	> 60 anos	$95,79 + (1,37 \times AJ)$
	19 a 60 anos	$71,95 + (1,88 \times AJ)$
	> 60 anos	$591 + (28 \times AJ)$

Fonte: Chumlea et al., 1994; Chumlea et al., 1992.

- Resultado esperado
- Estimativa da estatura corporal.

Pontos críticos
- Aplicação incorreta das técnicas descritas.
- Ausência de instrumentos para realização de medidas.
- Atrofia de articulações e dificuldades de flexionar os membros inferiores.

Registro
Registrar a estatura estimada no prontuário eletrônico.

Bibliografia consultada
- Chumlea WC, Guo SS. Equations for predicting stature in white and black elderly individuals. Journal of Gerontology: Medical Sciences. 1992;47(6):197-203.

- Chumlea WC, Guo SS, Steinbaugh ML. Prediction of stature from knee height for black and white adults and children with application to mobility-impaired or handicapped persons. J Am Diet Assoc. 1994;94:1385-91.
- Waitzberg DL, Cardenas TC. Manual de terapia nutricional em oncologia do ICESP. São Paulo: Atheneu; 2011.
- Waitzberg DL, Dias MCG. Guia básico de terapia nutricional – manual de boas práticas. 2. ed. São Paulo: Atheneu; 2007.

40

Cálculo Estimado do Gasto Energético Basal, Suas Variáveis e Necessidades Nutricionais

Conceito

É o cálculo estimado do gasto energético basal (GEB) e do gasto energético total (GET) por meio de fórmulas específicas para este fim.

Finalidade

Determinar o gasto energético, necessidades proteica e hídrica do paciente.

Indicação

Indicado ao paciente hospitalizado e em atendimento ambulatorial.

Competência

Nutricionista.

Material

- Evolução dietoterápica.
- Tabelas de fórmulas para cálculos estimativos de necessidades nutricionais.

DESCRIÇÃO DO PROCEDIMENTO

- Coleta de dados do paciente referente a sexo, idade, peso, altura; diagnóstico clínico, presença de febre, nível de atividade física e estresse metabólico.
- Com os dados obtidos, calcula-se o gasto energético basal (GEB) e o gasto energético total (GET), conforme fórmula da Tabela 40.1, com acréscimo de fator térmico (se houver febre) e fator estresse, constantes nas Tabelas 40.2 e 40.3.

Tabela 40.1
Cálculo da taxa de metabolismo basal (TMB).

Sexo	Fórmula
Masculino	66 + [13,7 × peso (kg)] + [5 × altura (cm)] − [6,8 × idade (anos)]
Feminino	665 + [9,6 × peso (kg)] + [1,8 × altura (cm)] − [4,7 × idade (anos)]
Cálculo do Gasto Energético Total (GET)	
GET = TMB × fator estresse × fator térmico	

Fonte: Harris e Benedict, 1919.

Tabela 40.2
Fator térmico.

Fator térmico	Valor
38 °C	1,1
39 °C	1,2
40 °C	1,3
41 °C	1,4

Fonte: Desenvolvido pela autoria do capítulo.

Tabela 40.3
Fator estresse.

Situações	Fator estresse	Situações	Fator estresse
Paciente não complicado	1	Queimadura (70% a 90%)	2
Pós-operatório de câncer	1,1	Jejum ou inanição	0,85 a 1,1
Fratura	1,2	Cirurgia eletiva	1,1
Sepse	1,3	Câncer	1,1 a 1,45
Peritonite	1,4	TMO	1,2 a 1,3
Multitrauma + sepse	1,6	Transplante de fígado	1,2 a 1,5
Multitrauma + reabilitação	1,5	Insuficiência renal aguda	1,3
Queimadura (até 20%)	1 a 1,5	Insuficiência hepática	1,3 a 1,55
Queimadura (30% a 50%)	1,7	Pequena cirurgia	1,2
Queimadura (50% a 70%)	1,8	Pequena cirurgia	1,2

Fonte: Kinney, 1966, 1970, 1976; Wilmore, 1977; Long, 1979; Elwin, 1980.

Ponto crítico

Em pacientes internados em Unidade de Terapia Intensiva (UTI) não utilizar fator atividade.

> **Atenção**
> Em pacientes obesos, utilizar a fórmula do peso ajustado para estimar necessidades energéticas, descrita no Quadro 40.1.

Quadro 40.1
Cálculo do peso ajustado.

Peso ajustado = (peso atual − ideal) × 0,25 + peso ideal

Fonte: Frankenfield et al., 2003.

Em pacientes grandes queimados utilizar fórmula de Toronto (1990) para estimar necessidades energéticas, descrita no Quadro 40.2.

Quadro 40.2
Equação de Toronto.

GET= − 4343 + (10,5 × %SCQ) + (0,23 × IC) + (0,84 × HB) + (114 × T) − (4,5 × DPQ)

Onde: SCQ: superfície corpórea queimada; IC: ingestão calórica; HB: TMB segundo Harris e Bennedict; T: temperatura corporal; DPQ: número de dias após queimadura.

Fonte: Toronto, 1990.

Em pacientes em Unidade de Terapia Intensiva (UTI) pode ser utilizada a fórmula de bolso ou a fórmula de Ireton-Jones para necessidade energética, descrita no Quadro 40.3.

Quadro 40.3
Cálculo da necessidade energética em paciente crítico.

Variação mecânica	GETv = 1784 − (11 × idade) + [5 × peso atual] + 244 × sexo) + (239 × trauma) + (804 × queimadura)
Ventilação espontânea	GETe = 629 − (11 × idade) + (25 × peso) − (609 × obesidade)

Aplicar em cada item: presente = 1 e ausente = 0
Onde: GETv: gasto energético total em ventilação mecânica; GETe: gasto energético total em ventilação espontânea
Sexo: Masculino = 1; Feminino = 0

Fonte: Ireton-Jones, 1997.

O cálculo das necessidades calóricas pode ser realizado conforme estimativa simplificada, constante na Tabela 40.4.

Tabela 40.4
Níveis calóricos sugeridos para adultos em situações específicas.

Situação	Necessidade (kcal/kg/dia)
IRA	20 a 30
IRC não dialítica	35
IRC dialítica	35
Paciente crítico fase aguda	20 a 25
Paciente crítico fase anabólica	25 a 30
Câncer não cirúrgico (paciente ambulatorial)	25 a 30
Câncer não cirúrgico (paciente acamado)	20 a 25
Doença de Crohn (fase aguda)	25 a 30
Pancreatite aguda	25 a 30

Fonte: Espen, 2009; Espen, 2006.

Realiza-se a adequação da prescrição dietética e das condutas nutricionais, considerando os cálculos estimativos das necessidades nutricionais. Utiliza-se a tabela de orientação de recomendação diária de ingestão proteica conforme as necessidades nutricionais, constante nas Tabelas 40.5 e 40.6. Para cálculo da necessidade hídrica, utilizar as recomendações de ingestão hídrica diária conforme Tabela 40.7.

Tabela 40.5
Necessidades proteicas diárias.

Necessidades proteicas	Sem estresse	Estresse leve ou moderado	Estresse severo
Relação cal. NP/N	> 150: 1	150 a 100: 1	< 100: 1 (80: 1)
Valor energético total	< 15%	15% a 20%	> 20%
Prot. (g/kg/dia)	0,8	1 a 1,2	1,5 a 2

Fonte: Barton RG. Overview of Nutrition Support for the Critically Ill and Injured Patient, ASPEN, 1998; Ogawa AM. Substract Requirements for the Patients, ASPEN 1998.

Tabela 40.6
Níveis proteicos sugeridos para situações específicas.

Situação	Recomendação proteica (g/kg de peso atual ou ideal)
Grande queimado	1,5 a 2
IRA estresse leve	0,6 a 1

(*Continua*)

Tabela 40.6
Níveis proteicos sugeridos para situações específicas. *(Continuação)*

IRA estresse moderado	Com terapia de reposição renal: 1 a 1,5
IRA estresse grave	Com terapia de reposição renal: 1,3 a 1,8
Obeso grave IMC 30 a 40 kg/m²	> 2 g/kg/peso ideal
Obeso grave IMC > 40 kg/m²	> 2,5 g/kg/peso ideal
Oncológico sem complicações	1 a 1,2
Oncológico com estresse moderado	1,2 a 1,5
Oncológico com estresse grave	1,5 a 2
Paciente grave	1,2 a 2

Fonte: ESPEN, 2013; DITEN, 2011, INCA, 2015.

Tabela 40.7
Necessidade hídrica.

Idade	Necessidades de água em mL/kg/dia
18 a 55 anos	35
55 a 65 anos	30
> 65 anos	25

Fonte: Inca, 2015.

- Registrar os dados obtidos na evolução dietoterápica.

Pontos críticos
- Em paciente com edema ou anasarca, utilizar o último peso seco, peso habitual, sem ausência de perda de peso recente ou peso ideal.
- Em paciente oncológico utilizar referência do Instituto Nacional do Câncer, de acordo com o tipo de tratamento (cirúrgico, rádio/quimioterapia, transplante, cuidados paliativos).

Resultado esperado
Determinação das necessidades nutricionais e hídricas dos pacientes e, a partir de então, estabelecimento das condutas dietoterápicas.

Registro
- Registrar o cálculo da GET, a proposta de oferta energética, proteica e hídrica no prontuário do paciente.
- A seguir, alguns indicadores de qualidade relacionados ao procedimento (Quadros 40.4, 40.5 e 40.6).

Cálculo Estimado do Gasto Energético Basal, Suas Variáveis e Necessidades Nutricionais | 165

Quadro 40.4
Indicador – frequência de dias de administração com aporte proteico insuficiente no total de dias em pacientes em terapia nutricional (TN).

Objetivo estratégico	Controle da frequência dos dias de administração de aporte proteico insuficiente em pacientes em Terapia Nutricional Enteral (TNE) ou Terapia Nutricional Parenteral (TNP)
Descrição	Mensurar a frequência de pacientes em TNE ou TNP* que recebem aporte proteico insuficiente
Propósito/justificativa	Conhecer a incidência de pacientes que recebem aporte insuficiente de proteínas para adoção de medidas corretivas
Fórmula	A × B/C × D × 100 A: número de dias com aporte proteico insuficiente B: número de pacientes que recebem aporte proteico insuficiente C: número total de dias do período avaliado D: número de pacientes que receberam TN no período avaliado
Unidade de medida	Porcentagem (%)
Fonte de dados	Prontuário do paciente, evolução dietoterápica, ficha da EMTN
Frequência	Mensal
Meta	< 10%
Responsável pela informação	EMTN, nutricionista e médico
Responsável pela tomada de decisão	Médico

Fonte: Desenvolvido pela autoria do capítulo.

Quadro 40.5
Indicador – frequência de dias de administração com oferta calórica entre 25 a 40 kcal/kg/dia no total de dias em pacientes em terapia nutricional (TN).

Objetivo estratégico	Avaliação da oferta calórica oferecida aos pacientes em TN durante o tempo de internação
Descrição	Avaliar a frequência de dias de administração de aporte calórico entre 25 e 40 kcal/kg/dia
Propósito/justificativa	Monitorar a oferta calórica adequada em pacientes em TN, evitando riscos de hiper ou hipoalimentação
Fórmula	$\dfrac{A \times B}{C \times D} \times 100$ A: número de dias com oferta calórica entre 25 e 40 kcal/kg/dia (no período avaliado) B: número de pacientes que recebeu a oferta calórica entre 25 e 40 kcal/kg/dia C: número total de dias do período avaliado D: número total de pacientes que receberam TN no período avaliado

(*Continua*)

Manual de Boas Práticas em Terapia Nutricional Enteral e Parenteral do HC-FMUSP

Quadro 40.5
Indicador – frequência de dias de administração com oferta calórica entre 25 a 40 kcal/kg/dia no total de dias em pacientes em terapia nutricional (TN).
(Continuação)

Unidade de medida	Porcentagem (%)
Fonte de dados	Prontuário do paciente, evolução dietoterápica, ficha da EMTN
Frequência	Semanal
Meta	> 70%
Responsável pela informação	Nutricionista e médico
Responsável pela tomada de decisão	Médico
Objetivo estratégico	Conhecer o valor dos gastos energético e proteico em pacientes em TN
Descrição	Frequência do número de pacientes em TN que tiveram seus gastos energético e proteico avaliados*
Propósito/justificativa	Verificar se foi realizada avaliação dos gastos energético e proteico dos pacientes em TN
Fórmula	Nº de pacientes em TN que tiveram avaliação dos gastos energético e proteico Nº total de pacientes em TN
Unidade de medida	Porcentagem –%
Fonte de dados	Prontuário do paciente, evolução dietoterápica
Frequência	Mensal
Meta	≥ 80%
Responsável pela informação	Nutricionista e EMTN
Responsável pela tomada de decisão	Nutricionista e EMTN

Fonte: Desenvolvido pela autoria do capítulo.

Bibliografia consultada

- Allard JP, Pichard C, Hoshino E, Stechison S, Fareholm L, Peters WJ et al. Validation of a new formula for calculating energy requirements of burn patients. J Parenteral Enteral Nutrition. 1990;14:115-8.
- Bozzett Fi, Arends J, Lundholmc K, Micklewright A, Zurcher G, Muscaritolif M. ESPEN Guidelines on Parenteral Nutrition: Non-surgical oncology. Clinical Nutrition. 2009;(28):445-54.
- Brasil. Ministério da Saúde. Consenso Nacional de Nutrição Oncológica. Instituto Nacional de Câncer. Rio de Janeiro: INCA; 2015.

- Canoa NJM, Aparicio M, Brunor G et al. ESPEN Guidelines on Parenteral Nutrition: Adult Renal Failure. Clinical Nutrition. 2009;(28):401-14.
- Canoa NJM, Fiaccadori E, Tesisnky P et al. ESPEN Guidelines on Enteral Nutrition: Adult Renal Failure. Clinical Nutrition. 2006;(25):295-310.
- Frankenfield DC, Rowe WA, Smith JS, Cooney RN. Validation of several estabilished equations for resting mestabolic rate in obese and nonobese people. J Am Diet Assoc. 2003;1152-9.
- Harris J, Benedict F. A biometric study of basal metabolism in man. Washington D.C.: Carnegie Institute of Washington, 1919.
- Ireton-Jones C. Comparison of the metabolic response to burn injury in obese and nonobese patients. J Burn Care Rehabil. 1997;18(1 Pt 1):82-5.
- Lochs H, Dejongb C, Hammarqvist F et al. ESPEN Guidelines on Enteral Nutrition: Gastroenterology. Clinical Nutrition. 2006;(25):260-74.
- Rousseau AF et al. ESPEN endorsed recommendations: Nutritional therapy in major burns Clinical Nutrition. 2013;(32):497-502.
- Singer P, Berger MM, Van den Berghe G et al. ESPEN Guidelines on Parenteral Nutrition: Intensive care. Clinical Nutrition. 2009;(28):387-400.
- Van Gossum A, Cabre E, He´buternec X et al. ESPEN Guidelines on Parenteral Nutrition: Gastroenterology. Clinical Nutrition 2009;(28):415-427.

41

Calorimetria Indireta (CI)

Conceito

É um método não invasivo que identifica o Gasto Energético de Repouso (GER) e a taxa de utilização dos substratos energéticos, a partir do consumo de oxigênio, e a produção de gás carbônico obtidos por análise do ar inspirado e expirado pelos pulmões.

Finalidade

Trata-se de um método considerado padrão-ouro para medição do GER e oxidação dos macronutrientes do organismo. A CI tem sido empregada no planejamento e na monitoração da terapia nutricional adequada.

Indicação

- Pacientes solicitados pela EMTN.
- Pacientes que necessitam de uma avaliação mais precisa para complementar a conduta nutricional.
- Pacientes com necessidades especiais (terapia nutricional enteral, obesidade, síndromes que influenciam o gasto energético, pacientes com amputações etc.).
- Protocolos de pesquisa.

Contraindicação

- Pacientes dependentes de oxigenoterapia.
- Pacientes com instabilidade hemodinâmica ou em uso de sedativos.
- Síndrome aguda ou crônica de estresse respiratório.
- Pacientes em que a curta desconexão do suporte de ventilação resulte em hipóxia, bradicardia ou outro efeito adverso.

- Sepse.
- Síndrome da resposta inflamatória sistêmica.
- Portadores de fístula broncopleural com drenagem de tórax.
- Durante sessões de diálise.
- Pacientes impossibilitados de manter o decúbito dorsal e/ou imobilidade durante o período do exame.

Competência
Nutricionista habilitado(a) para o uso do aparelho e a interpretação dos dados.

Material
- Aparelho de calorimetria indireta.
- Computador.
- *Software* do aparelho instalado.
- Maca.
- Balança eletrônica, devidamente calibrada, com capacidade máxima de 200 kg e divisão de 50 g.
- Estadiômetro.
- *Canopy* (máscara para pacientes com cateter nasoenteral [CNE] e/ou traqueostomia [TQT]).
- Traqueia de silicone longa (se utilização da *Canopy*).
- Máscaras descartáveis ou reutilizáveis e seus devidos adaptadores, aos pacientes sem CNE/ TQT.
- Filtro descartável.

DESCRIÇÃO DO PROCEDIMENTO
- Critérios para realização do exame:
- O ambiente deve ser silencioso, com pouca iluminação e em temperatura em torno de 20 °C, para evitar alterações causadas por frio ou ansiedade.
- Durante o exame o paciente não deve dormir ou conversar, pois essas situações alteram o padrão da respiração.
- O paciente deve estar em jejum de 8 horas antes de realizar o exame.

> **Nota**
> Em pacientes que estejam recebendo terapia nutricional parenteral ou mesmo solução glicosada endovenosa, a taxa de infusão das soluções deve ser mantida constante, não sendo necessária a suspensão.

- Pacientes com dor devem receber analgésicos 1 hora antes do exame.
- O monitor deve ser ligado, no mínimo, 30 minutos antes do exame para aque-

cimento e estabilização adequados. Os analisadores de O_2 e de CO_2 devem ser calibrados com gás de concentração conhecido antes de cada determinação, e periodicamente validados conforme especificações do fabricante.

Nota

1. Pacientes em ventilação mecânica: seguir os mesmos critérios descritos anteriormente, tomando os seguintes cuidados para assegurar a validade do exame:
Recomenda-se não modificar o regime ventilatório por 90 minutos antes da medição.
Colocar o tubo coletor de amostra de gás inspirado o mais próximo possível do paciente.
Assegurar que não haja vazamentos em nenhum ponto do circuito do ventilador. Verificar as conexões do circuito respiratório e, também, que o tubo traqueal esteja perfeitamente adaptado e sem vazamentos.
2. Na execução do procedimento siga as instruções no manual do aparelho para realização precisa do exame. Escolha a máscara ou a *canopy* analisando individualmente a situação.

A duração do exame depende da obtenção de um estado de equilíbrio metabólico e respiratório, caracterizado pela estabilidade das leituras obtidas. Essa condição de equilíbrio é reconhecida quando o VO_2 e o VCO_2 variam menos de 10% e o coeficiente respiratório (QR), menos de 5% num intervalo de tempo de 5 minutos. O dispêndio energético medido nesse intervalo de 5 minutos extrapolado para 24 horas é considerado como representativo do dispêndio energético de repouso diário. Alguns pesquisadores recomendam um período inicial de adaptação de 5 a 10 minutos, para estabilização das leituras, e um período de medição de 20 minutos. Quando a leitura não estabiliza, recomenda-se estender a determinação para 25 minutos. Quando se utiliza o monitor metabólico como um parâmetro de perfusão tecidual, costuma-se medir continuamente o VO_2 até a normalização do estado hemodinâmico.

Resultado esperado

- Comparação do estado metabólico encontrado, em relação ao previsto e análise do GER.
- Identificação da participação de cada substrato na produção de energia, através do QR encontrado.

Pontos críticos

- Falha na comunicação do *software* com o aparelho.
- Falta de filtros descartáveis.
- Não estabilizar o aparelho.

Registro

Registrar o resultado da CI no prontuário eletrônico.

Bibliografia consultada

- Cereda E, Turrini M, Ciapanna D, Marbello L, Pietrobelli A, Corradi E. Assessing energy expenditure in cancer patients: a pilot validation of a new wearable device. JPEN. 2007;31(6):502-7.
- Diener JRC. Calorimetria indireta. Rev Assoc Med Bras. 1997;43(3):245-53.

- Joosten KFM. Why indirect calorimetry in critically ill patients: what do we want to measure? Intensive Care Medicine. 2001;27(7):1107-1109.
- Matarese LE. Indirect calorimetry: technical aspects. J Am Diet Assoc. 1997;97(10 Suppl 2):154-60.
- Mourão DM, Monteiro JBR, Hermsdorff HHM et al. Alimentos modificados e suas implicações no metabolismo energético. Rev Nutr. 2005;18(1):19-28.
- Pirat A, Tucker AM, Taylor KA, Jinnah R, Finch CG, Canada TD et al. Comparison of measured versus predicted energy requirements in critically ill cancer patients. Respir Care. 2009;54(4):487-94.

42

Bioimpedância Elétrica (BIA)

Conceito

A bioimpedância elétrica (BIA) é um método não invasivo, indolor, livre de radiação, rápido, seguro e simples. É um método relativamente preciso, que consiste na passagem pelo corpo de uma corrente elétrica de baixa amplitude e alta frequência.

A transmissão dessa corrente elétrica ocorre, geralmente, por quatro sensores metálicos (modelo tetrapolar) que, em contato com as mãos e/ou os pés, registram a impedância dos segmentos corporais entre os membros superiores e o tronco, ou somente entre os membros inferiores, ou ainda entre os membros superiores e os inferiores.

A BIA fundamenta-se no princípio de que os tecidos corporais oferecem diferentes oposições à passagem da corrente elétrica. Essa oposição, chamada impedância (Z), tem dois vetores, resistência (R) e reactância (Xc).

A partir dos valores de R e Xc é calculado o ângulo de fase (PhA), estimada a água corporal total (TBW), água extracelular (ECW) e intracelular (ICW). A seguir, a massa livre de gordura (FFM) pode ser calculada, assumindo que a TBW é uma parte constante da FFM. Então, a massa de gordura corporal (BF) e a massa de células corporal (BCM) podem também ser mensuradas.

Na literatura, são discutidas as possíveis causas que dificultam o estabelecimento de um consenso acerca do uso da BIA. Dentre as razões, destaca-se a variabilidade de equações disponíveis para vários grupos de indivíduos, que são aplicadas de forma equivocada em amostras bastante heterogêneas. Além disso, podem interferir nas diferenças étnicas e de composição corporal entre as populações, bem como no estado de hidratação dos indivíduos.

Além disso, os aparelhos comerciais utilizam equações de regressão para determinar os componentes corporais, e essas equações preditivas são ajustadas principalmente para sexo, idade, peso, altura e atividade física. Porém, os cálculos variam de acordo com o fabricante e nem todos disponibilizam as fórmulas incluídas no sistema do aparelho.

Para a análise dos resultados deve-se levar em consideração que a primeira análise feita pela bioimpedância é o conteúdo hídrico, transpondo isso em um percentual de hidratação constante, estimando-se, então, os outros compartimentos corporais. Dessa forma, esta avaliação não será adequada para patologias com alteração hídrica importante (situações de descompensação de insuficiência cardíaca, hepatopatia e nefropatia, p. ex.).

Vale ressaltar, portanto, que a precisão e a confiabilidade desta técnica estão relacionadas ao quadro clínico do paciente e a utilização de equação apropriada à população estudada.

Finalidade

Complementar a avaliação nutricional convencional em casos específicos e de protocolos de pesquisa.

Indicação

Indicada ao paciente ambulatorial e hospitalizado, com IMC entre 16 e 34 kg/m², em que a avaliação nutricional objetiva ou subjetiva não seja capaz de predizer com fidedignidade o estado nutricional real do paciente ou em situações de solicitação da EMTN.

Competência

Nutricionista.

Material

- Aparelho de bioimpedância elétrica.
- Eletrodos descartáveis.
- Cabos positivos e negativos.
- Maca.
- Álcool 70% ou *swab* alcoólico.
- Luva descartável.
- Avental descartável.
- Detergente desinfetante, sem álcool, não corrosivo.
- Prontuário eletrônico.
- Contraindicação.

- Mulheres no período menstrual.
- Pacientes com dois ou mais membros amputados.
- Ascite ou edema.
- Diálise contínua.
- Instabilidade hemodinâmica.
- Marca-passo ou desfibriladores implantados.
- Próteses metálicas no corpo.
- Objetos metálicos como anel, corrente etc.
- Alterações severas na integridade da pele (especificamente no local em que os eletrodos são posicionados).
- Membros enfaixados.

DESCRIÇÃO DO PROCEDIMENTO
Preparo para o exame:
- Jejum no mínimo de 4 horas antes.
- Nenhum exercício físico nas 12 horas anteriores.
- Nenhuma bebida alcoólica nas 24 horas anteriores.
- Os pontos de localização dos eletrodos devem ser higienizados (álcool 70%).
- Urinar pelo menos 30 minutos antes.
- Permanecer, pelo menos, 5 a 10 minutos deitado em decúbito dorsal, em total repouso, antes da execução do teste.

Utilização do aparelho
Siga as instruções no manual do aparelho para realização precisa do exame.

Realização do exame
- O ambiente deve estar em temperatura ambiente e o indivíduo deve estar na maca, deitado em decúbito dorsal. As pernas deverão permanecer afastadas, evitando o contato dos tornozelos e joelhos. As mãos e os braços não devem encostar-se ao corpo.

> **Nota**
> Para paciente obeso coloque um lençol ou uma toalha entre as pernas e entre os braços, para que não haja contato da pele.

- Verifique qual o lado dominante (destro ou canhoto) e faça o exame no lado contrário.
- Higienize com álcool 70% os locais onde serão colocados os eletrodos, como demonstrado na Figura 42.1.

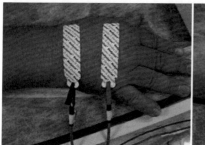
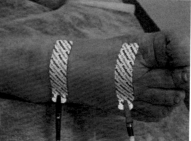

Figura 42.1 – *Locais de posicionamento dos eletrodos aderentes.*
Fonte: Acervo da autoria do capítulo.

- ♦ **Pé:** posicione o eletrodo distal na região correspondente à articulação metatarso-falangiana do quarto dedo do pé e o eletrodo proximal acima da linha da articulação do tornozelo entre os maléolos medial e lateral.
- ♦ **Mão:** posicione o eletrodo distal na base do dedo médio e o eletrodo proximal acima da articulação do punho.
- Coloque os clipes vermelho e preto nos eletrodos de acordo com a recomendação do fabricante do aparelho. Insira as informações do paciente no aparelho: sexo, idade, peso, altura e nível de atividade física. Quando as informações estiverem completas, aguarde a solicitação do equipamento para iniciar a mensuração.
- O exame tem duração de alguns segundos e o resultado aparece na tela. Desligue o aparelho em seguida.
- Retire os eletrodos do paciente cuidadosamente e descarte-os.

Resultado esperado

- Análise da distribuição da composição corporal relativa ao percentual de gordura e massa magra, peso da gordura e da massa magra, percentual e quantidade em litros de água corporal total, água intra e extracelular. Para alguns equipamentos, o ângulo de fase deve ser calculado separadamente utilizando a fórmula específica:

$$\text{Ângulo de fase: (resistência/reactância)} \times (180/\pi)$$

- O ângulo de fase é interpretado como um indicador de integridade de membrana e preditor de massa celular corporal, representando um dado complementar à avaliação.

Pontos críticos

- Posicionamento incorreto dos eletrodos.
- Não higienizar o local em que os eletrodos são posicionados.

- Não confirmar se o paciente atende aos critérios de inclusão.
- Quantidade insuficiente de eletrodos e/ou pilhas.
- Esta avaliação não é apropriada para detecção de mudanças na composição corporal após um programa de perda de peso, porque pequenas alterações fisiológicas na composição corporal podem não ser detectadas com acurácia.

Registro

Dependendo do modelo do equipamento, os resultados ficam gravados no aparelho, possibilitando a realização de vários exames durante o dia. Ao finalizar, procure o número dos pacientes avaliados para iniciar a análise.

Caso o equipamento não armazene os dados coletados, o registro em prontuário deverá ser feito logo após o exame.

Bibliografia consultada

- Chumlea WC, Guo SS, Kuczmarski RJ, Vellas B. Bioeletric and anthropometric assessments and reference data in the elderly. J Nutri. 1993;123:449-53.
- Heyward VH, Stolarczyk LM. Avaliação da composição corporal aplicada. São Paulo: Manole; 2000.
- Jambassi Filho JC, Cyrino ES, Gurjão ALD, Braz IA, Gonçalves R, Gobbi S. Estimativa da composição corporal e análise de concordância entre analisadores de impedância bioelétrica bipolar e tetrapolar. Rev Bras Med Esporte. 2010;16(1):13-7.
- Kyle UG, Bosaeus I, De Lorenzo AD, Deurenberg P, Elia M, Gómez JM et al. Bioelectrical impedance analysis – part I: review of principles and methods. Clinical Nutrition. 2004;23:1226-43.
- Kyle UG, Bosaeus I, De Lorenzo AD, Deurenberg P, Elia M, Gómez JM et al. Bioelectrical impedance analysis – part II: utilization in clinical practice. Clinical Nutrition. 2004; 23: 1430-53. Maicá AO, Schweigert ID. Avaliação nutricional em pacientes graves. Rev Bras Ter Intensiva. 2008;20(3):286-95.
- Minderico CS, Silva AM, Keller K, Branco TL, Martins SS, Palmeira AL et al. Usefulness of different techniques for measuring body composition changes during weight loss in overweight and obese women. Br J Nutr. 2008;99:432-41.
- O'Brien CO, Young AJ, Sawka MN. Bioelectrical impedance to estimate changes in hydration status. International J Sports Med. 2002;23:61-6.
- Silva LM, Caruso L, Martini LA. Aplicação do ângulo de fase em situações clínicas. Rev Bras Nutr Clin. 2007;22(4):317-21.

43

Dinamometria

Conceito

A aferição da força máxima voluntária de preensão manual, ou simplesmente dinamometria manual (DM), consiste em um teste simples e objetivo que tem como princípio estimar a função do músculo esquelético.

Finalidade

Caracterizar o *status* funcional muscular geral do indivíduo.

Indicação

Indicado ao paciente hospitalizado e em atendimento ambulatorial.

Competência

Nutricionista

Material

- Dinamômetro hidráulico e manual.
- Computador.

DESCRIÇÃO DO PROCEDIMENTO

- Solicitar ao indivíduo que permaneça em posição sentada em uma cadeira com apoio fixo para as costas e os braços.
- Solicitar ao indivíduo para apoiar os antebraços no apoio de braço da cadeira com o punho logo acima do final do apoio de braço da cadeira, mantendo o punho em posição neutra, com o polegar voltado para cima. Ângulo de 90°.
- Demonstrar ao indivíduo como manusear o dinamômetro e entregar ao indivíduo o equipamento.

- Iniciar a aferição pela mão direita do indivíduo. Posicionar a mão de modo que o polegar fique ao redor de um dos lados do cabo e os quatro dedos ao redor do outro lado. O indivíduo deve sentir o dinamômetro confortável em sua mão. Alterar a posição do manípulo, se necessário.
- Descansar a base do dinamômetro na palma da sua mão enquanto o indivíduo segura o equipamento a fim de que o peso do equipamento não interfira na aferição da medida. Atenção para que esta ação não restrinja o movimento da medida.
- Solicitar ao indivíduo para apertar o máximo que puder até que a agulha pare de subir. Quando a agulha parar de subir, instruir o indivíduo a parar de apertar.
- Verificar a força de preensão em quilogramas do mostrador externo, registrar o resultado obtido.
- Repetir a medição na mão esquerda.
- Realizar duas medidas adicionais em cada mão (alternando os lados) para totalizar três leituras de cada lado.
- Utilizar a medida mais alta dentre todas as aferições. Registrar a dominância da mão (destro, canhoto).
- Classificar o déficit de força em idosos de acordo com o Consenso Europeu: valores menores do que 27 kg para homens e menores do que 16 kg para mulheres.

Resultado esperado
Verificação dos valores de *status* de funcionalidade muscular geral do indivíduo.

Pontos críticos
- Posição adequada para realização da avaliação.

Registro
Registrar o valor obtido no prontuário eletrônico.

Bibliografia consultada
- Cruz-Jentoft AJ, Bahat G, Bauer J, Boirie Y, Bruyère O, Cederholm T, Cooper C, Landi F, Rolland Y, Sayer AA, Schneider SM, Sieber CC, Topinkova E, Vandewoude M, Visser M, Zamboni Sarcopenia: revised European consensus on definition and diagnosis.Writing Group for the European Working Group on Sarcopenia in Older People 2 (EWGSOP2), and the Extended Group for EWGSOP2.Age Ageing. 2019; 48(1):16-31.
- Fess EE. Grip Strength. 2. ed. Chicago, USA, 1992.
- Lauretani F, Russo CR, Bandinelli S, Bartali B, Cavazzini C, Di Iorio A, Corsi AM, Rantanen T, Guralnik JM, Ferrucci L (2003) Age-associated changes in skeletal

muscles and their effect on mobility: an operational diagnosis of sarcopenia. J Appl Physiol 1985;95(5):1851-60.

- Roberts HC et al. A review of the measurement of grip strength in clinical and epidemiological studies: towards a standardised approach. Age Ageing, 2011;40(4)423-9.
- Roberts HC, Denison HJ, Martin HJ, Patel HP, Syddall H, Cooper C, Sayer AA; A review of the measurement of grip strength in clinical and epidemiological studies: towards a standardised approach, Age and Ageing, Volume 40, Issue 2011;4(1)423-429. [acesso em jul. 2021]. Disponível em: https:/doi.org/10.1093/ageing/afr051.
- Schlüssel MM, dos Anjos LA, de Vasconcellos MT, Kac G. Reference values of handgrip dynamometry of healthy adults: a population-based study. Clin Nutr. 2008; 27(4):601-7. doi: 10.1016/j.clnu.2008.04.004. Epub 2008 Jun 10. [acesso em jul. 2021]. Disponível em: https:/doi.org/10.1016/j.clnu.2008.04.004.

44

Indicação de Terapia Nutricional Oral (TNO)

Conceito

A Terapia Nutricional Oral (TNO) é a primeira opção em terapia nutricional por ser a via mais fisiológica, desde que o trato gastrodigestório esteja funcionante. Os complementos alimentares orais são produtos com alta densidade calórica e de nutrientes e, usualmente, possuem composição nutricionalmente completa para consumo via oral. Há uma variedade de tipos de complementos alimentares: formatos (líquidos, pós, cremes), volumes, composições (hiperproteico, adição de fibras alimentares), densidade energética (1 a 3,2 kcal/mL) e sabores. Deste modo, os complementos são adaptáveis para as diversas condições clínicas dos indivíduos.

Diversos estudos já demonstraram efeitos positivos nos desfechos dos pacientes que utilizaram TNO, como: menores taxas de readmissão hospitalar, redução da permanência hospitalar e, consequentemente, diminuição dos custos hospitalares, sendo considerada uma terapia com um bom custo-efetividade. (Elia, 2016; Mullin, 2019)

Finalidade

Iniciar a Terapia Nutricional Oral segundo as recomendações das diretrizes brasileiras e internacionais. (diten, 2019; Espen, 2019; Espen, 2017)

Indicação

- A TNO é indicada para indivíduos que não conseguem atingir suas metas nutricionais por meio da dieta via oral exclusiva, quer seja pela redução da ingestão alimentar ou também devido ao aumento das necessidades nutricionais decorrentes de doenças, por exemplo. Portanto, pode ser indicada nas situações a seguir: (Baxter, 2017)

- Ingestão alimentar abaixo de 75% das necessidades nutricionais.
- Perda de peso > 5% em 3 meses ou > 10% em 6 meses.
- Desnutrição.
- Idosos (com doenças associadas e/ou fragilidade progressiva).
- Cirurgias (pacientes em risco nutricional submetidos a cirurgia de grande porte, preparo cirúrgico perioperatório).
- Câncer (principalmente durante tratamento oncológico, como quimioterapia, radioterapia e cirurgia).
- Lesão por pressão.
- Doença pulmonar obstrutiva crônica.
- Doença renal crônica dialítica.
- HIV.
- Doença de Chron.

Competência
Médico, nutricionista, enfermeiro.

Material
- Prontuário do paciente.
- Impresso para avaliação da aceitação alimentar.

DESCRIÇÃO DO PROCEDIMENTO
- Equipe médica, nutricionista ou enfermeiro identifica a redução da ingestão alimentar do indivíduo.
- Nutricionista avalia a aceitação alimentar por meio da ferramenta para avaliação da aceitação alimentar via oral.
- Nutricionista verifica indicações para início de TNO conforme tópico anterior ("Indicação").
- Nutricionista realiza a prescrição da TNO.

Resultado esperado
Prescrição de TNO conforme indicação.

Pontos críticos
- Avaliação correta da aceitação alimentar via oral.
- Identificação correta das indicações para início de TNO.

Registro
Registrar a indicação de TNO no prontuário eletrônico.

Bibliografia consultada

- Baxter YC, Borghi R, Verotti CCG, Oliveira KG. Indicações e usos de suplementos nutricionais orais. In: Waitzberg DL. Nutrição Oral, Enteral e Parenteral na prática clínica. 5. ed. Rio de Janeiro: Atheneu; 2017:873-94.
- Brazilian Society of Parenteral and Enteral Nutrition. Diretriz BRASPEN de terapia nutricional no paciente com câncer. BRASPEN J 2019;34(Supl 1):2-32.
- Elia M, Normand C, Laviano A, Norman K. A systematic review of the cost and cost effectiveness of using standard oral nutritional supplements in community and care home settings. Clinical Nutrition 2016;35(1):125-37.
- Mullin GE, Fan L, Sulo S, Partridge J. The association between Oral Nutritional Supplements and 30-day hospital readmissions of malnourished patients at a US academic medical center. Journal of the Academy of Nutrition and Dietetics 2019;119(7):1168-75.
- Singer P. ESPEN Guideline on clinical nutrition in the intensive care unit. Clin Nutr 2019;38(1):48-79.
- Volkert D et al. ESPEN guideline on clinical nutrition and hydration in geriatrics. Clin Nutr. 2019;38(1):10-47.
- Weimann A et al. ESPEN guideline: Clinical nutrition in surgery. Clin Nutr 2017; 36(3):623-50.

45

Prescrição Dietética de Terapia Nutricional Oral (TNO)

Conceito

A prescrição dietética de Terapia Nutricional Oral (TNO) estabelece qual o produto a ser utilizado de acordo com sua composição de macro e micronutrientes conforme a necessidade do paciente. Essa prescrição deve considerar as características do paciente como idade, comorbidades prévias, diagnóstico nutricional, história da doença atual, gravidade do quadro clínico, sinais e sintomas etc.

Finalidade

Estabelecer a prescrição dietética de terapia nutricional oral em pacientes com via oral disponível, com dieta via oral exclusiva ou mista (associada à terapia nutricional enteral ou parenteral).

Indicação

Pacientes com indicação de terapia nutricional oral.

Competência

Nutricionista

Material

- Impresso de conduta dietoterápica ou *software* de gestão de serviços de nutrição e dietética.
- Prontuário eletrônico.

DESCRIÇÃO DO PROCEDIMENTO

- Nutricionista realiza avaliação clínica e nutricional do paciente.

- Calcula as necessidades energéticas e proteicas do paciente.
- Verifica se há indicação de início de Terapia Nutricional Oral (TNO) conforme procedimento "Indicação de Terapia Nutricional Oral".
- Define o tipo de TNO (complemento alimentar líquido ou em pó, módulo de proteínas etc.) e a posologia a ser recomendada, de acordo com a doença, estado nutricional, sintomas etc.
- Nutricionista realiza a programação da TNO de acordo com o horário de preferência do paciente ou conforme padronização do serviço de nutrição e dietética.
- Acompanha rotineiramente a aceitação e tolerância da TNO para avaliar a necessidade de alteração de fórmula, sabor e posologia.
- Se o paciente mantiver ingestão reduzida abaixo de 60% das necessidades nutricionais, verificar procedimento "Capítulo 70 – Indicação de Terapia Nutricional Enteral (TNE)".

Resultado esperado

Garantia do processo de prescrição dietética de TNO com segurança e padronizado.

Pontos críticos

- Nutricionista não realiza acompanhamento da aceitação alimentar do paciente.
- Nutricionista não identifica a indicação de terapia nutricional oral conforme procedimento.
- Nutricionista não programa a entrega da TNO ao paciente.

Registro

- Registrar o início de TNO no prontuário eletrônico.
- Registar o acompanhamento da aceitação alimentar e tolerância à TNO no prontuário.
- Registrar alteração de TNO no prontuário eletrônico.

Bibliografia consultada

- Dias MCG. Terapia nutricional oral. Quando prescrever? Visão do nutricionista. Indicadores de Terapia Nutricional: 10 anos de IQTN no Brasil. 3. ed. São Paulo: ILSI Brasil; 2018.

46

Prescrição Dietética da Terapia Nutricional Enteral

Conceito

A prescrição dietética de terapia nutricional enteral estabelece o melhor tipo de fórmula nutricional e sua composição de nutrientes, de que o paciente necessita. Para isso, considera o estado nutricional, doenças e comorbidades e determina as necessidades nutricionais, além de avaliar as condições estruturais e funcionais particulares do trato digestório.

Finalidade

Estabelecer a prescrição dietética de terapia nutricional enteral em pacientes com terapia enteral nutricional exclusiva ou terapia mista: enteral e via oral ou enteral e parenteral.

Indicação

Pacientes com indicação de terapia nutricional enteral.

Competência

Nutricionista.

Material

- Impresso de conduta dietoterápica ou *software* específico.
- Prontuário eletrônico.

DESCRIÇÃO DO PROCEDIMENTO

- Nutricionista realiza avaliação clínica e nutricional do paciente.
- Calcula as necessidades energéticas e proteicas do paciente.
- Estabelece meta energética e proteica/dia.

- Verifica se há indicação de terapia nutricional enteral conforme procedimento descrito no "Capítulo 70 – Indicação de Terapia Nutricional Enteral (TNE)".
- Confirma com a equipe de enfermagem e/ou equipe médica o posicionamento e a liberação da via de acesso da NE (gástrica duodenal ou jejunal).
- Define o tipo de dieta enteral a ser utilizado, de acordo com a doença, o estado nutricional e o posicionamento da extremidade distal da sonda enteral de nutrição.
- Estabelece o volume de infusão final/dia a ser atingido.
- Estabelece o volume inicial/dia e a velocidade de progressão diária de NE, conforme procedimento do Capítulo 47 – "Progressão da Terapia Nutricional Enteral (TNE)".
- Nutricionista providencia o envio da dieta enteral até a Unidade de Tratamento Intensivo ou até a Unidade de Internação.
- Acompanha diariamente a tolerância gastrointestinal e sugere a progressão da oferta de fórmula de NE à equipe médica, conforme planejamento inicial, ou determina mudança de fórmula e/ou volume em caso de sintomas e sinais de intolerância.

Resultado esperado

Garantia do processo de prescrição dietética da terapia nutricional enteral com segurança e padronizado.

Pontos críticos

- Enfermeiro não confirma o posicionamento da sonda antes do início da dieta.
- Nutricionista não estabelece volume de infusão final de dieta enteral a ser atingido por dia.
- Nutricionista não é comunicado da liberação da dieta enteral (após checagem de exame de imagem radiológica), que leva a atraso no início de TNE.

Registro

- Registrar o início de TNE no prontuário eletrônico.
- Registrar a evolução da dieta no prontuário eletrônico.
- Registrar alteração da fórmula no prontuário eletrônico.

Bibliografia consultada

- Bankhead R, Boullata J, Brantley S, Corkins M, Guenter P, Krenitsky J et al. A.S.P.E.N. Board of Directors. Enteral Nutrition Practice Recommendations. JPEN. 2009;33(2):122-67.
- Brasil. Ministério da Saúde. Consenso Nacional de Nutrição Oncológica. Instituto Nacional de Câncer. Rio de Janeiro: INCA; 2009.

47

Progressão da Terapia Nutricional Enteral (TNE)

Conceito

É a progressão da oferta de nutrientes a pacientes no início da TNE.

Finalidade

Progredir de forma adequada com o volume de administração da dieta enteral com o objetivo de alcançar as necessidades nutricionais estabelecidas para o paciente hospitalizado.

Indicação

Indicado para pacientes em terapia nutricional enteral ou em terapia nutricional mista.

Competência

Enfermeiro, equipe médica responsável pelo paciente, nutricionista e técnico de enfermagem.

Material

- Impresso de conduta dietoterápica.
- Prontuário eletrônico.
- Controle de enfermagem.

DESCRIÇÃO DO PROCEDIMENTO

- Nutricionista verifica no prontuário do paciente se há registro da presença de resíduo gástrico elevado (volume aspirado maior do que 500 mL).
- Na ausência de registro de presença de resíduo gástrico elevado e ausência de outras evidências de intolerância à oferta de NE, como distensão abdominal,

vômitos ou diarreia (mais de três episódios de evacuação líquida por dia), nutricionista programa a progressão da dieta enteral segundo a descrição a seguir:

- Administração contínua: iniciar com 20 a 30 mL/hora e progredir o volume a cada 24 horas conforme a tolerância, considerando atingir a meta energética em 72 horas do início da TNE.
- Administração intermitente: iniciar com 50 mL a 100 mL de dieta enteral por horário e evoluir o volume a cada 24 horas conforme a tolerância, considerando atingir a meta energética em 72 horas do início da TNE.
- Equipe médica responsável pelo paciente prescreve a progressão do volume de infusão de dieta enteral em conjunto com o nutricionista. Comunica ao enfermeiro e anota a informação em prontuário médico.
- Enfermeiro faz a progressão do volume de administração de dieta enteral de acordo com a prescrição médica.

Resultado esperado
Alcance da programação energética e proteica calculada seguindo a padronização para a evolução.

Pontos críticos
- Pacientes com elevado resíduo gástrico e/ou estase gástrica (volume aspirado acima de 500 mL) após a progressão do volume de dieta enteral.
- Interrupção da oferta de NE e retirada do CNE em pacientes que apresentam ingestão alimentar, por via oral, menor do que 60% das suas necessidades nutricionais por 3 dias consecutivos.

Registro
Registrar a progressão da dieta enteral no prontuário eletrônico. Interrupção consecutiva da oferta de NE para procedimentos, atrasando a progressão da TNE.

Bibliografia consultada
- Bankhead R, Boullata J, Brantley S, Corkins M, Guenter P, Krenitsky J et al. ASPEN. Board of Directors. Enteral Nutrition Practice Recommendations. JPEN. 2009; 33(2):122-67.
- Brasil. Ministério da Saúde. Consenso Nacional de Nutrição Oncológica. Instituto Nacional de Câncer. Rio de Janeiro: INCA; 2009.

48

Transição Terapia Nutricional Parenteral (TNP) para Terapia Nutricional Enteral (TNE)

Conceito
É a transição progressiva da terapia nutricional via parenteral para via enteral.

Finalidade
Reintroduzir a alimentação via enteral.

Indicação
Para pacientes hospitalizados em uso de terapia nutricional parenteral com condições estruturais e funcionais do trato digestivo em receber terapia de nutrição enteral.

Competência
Equipe médica responsável pelo paciente e nutricionista.

Material
- Impresso de evolução dietoterápica.
- Prontuário eletrônico.

DESCRIÇÃO DO PROCEDIMENTO
- Equipe médica responsável pelo paciente avalia a estrutura e a funcionalidade do trato digestório do paciente e anota em prontuário médico suas considerações.
- Equipe médica responsável pelo paciente prescreve o início de terapia nutricional enteral, conforme o procedimento "Início de Terapia Nutricional Enteral (TNE)".
- Nutricionista avalia a tolerância à dieta enteral e a presença ou não de sinais e sintomas gastrointestinais de intolerância (distensão, vômitos, diarreia etc.).

- Também avalia se o volume infundido de dieta enteral corresponde ao volume prescrito e progride a oferta de dieta enteral, conforme o procedimento "Progressão da Terapia Nutricional Enteral".
- Nutricionista avalia se o paciente está recebendo e tolerando 60% de suas necessidades nutricionais e comunica a equipe médica.
- Equipe médica inicia desmame da TNP, reduzindo a velocidade de infusão da nutrição parenteral pela metade e observando por 24 horas. Se a glicemia do paciente se mantém dentro da normalidade, prescreve a suspensão da TNE.

Resultado esperado
Realização correta da transição da TNP para TNE.

Pontos críticos
- Avaliação incorreta da funcionalidade do trato gastrintestinal.
- Avaliação da maneira incorreta do volume infundido da dieta enteral antes de indicar a suspensão da TNP.
- Suspensão súbita da TNP, sem realizar o desmame adequado, causando risco de hipoglicemia.

Registro
Registrar a transição da TNP para TNE no prontuário eletrônico.

Bibliografia consultada
- ASPEN. Board of Directors and the Clinical Guidelines Task Force. Guidelines for the use of parenteral and enteral nutrition in adult and pediatric patients. JPEN. 2002; (Suppl 26): 1SA-138SA. Errata 2002;26:144.
- Brasil. Ministério da Saúde. Consenso Nacional de Nutrição Oncológica. Instituto Nacional de Câncer. Rio de Janeiro: INCA; 2009.

49

Transição da Terapia Nutricional Enteral (TNE) para Alimentação Oral

Conceito
É a transição progressiva da terapia nutricional via enteral para a via oral.

Finalidade
Reintroduzir a alimentação via oral em substituição à TNE.

Indicação
Indicado para pacientes em uso de TNE.

Contraindicação
- Pacientes com disfagia orofaríngea moderada e grave.
- Pacientes com risco de broncoaspiração.

Competência
Equipe médica responsável pelo paciente, nutricionista e fonoaudiólogo.

Material
- Impresso de evolução dietoterápica.
- Prontuário eletrônico.

DESCRIÇÃO DO PROCEDIMENTO
- Fonoaudiólogo avalia a capacidade de deglutição para determinar a possibilidade e os riscos da utilização da via oral para alimentação.
- Fonoaudiólogo prescreve a consistência da dieta a ser introduzida por via oral, conforme o procedimento "Capítulo 114 – Atuação Fonoaudiológica no Paciente com Diagnóstico de Disfagia Orofaríngea (Adulto e Idoso)".

- Médico prescreve a liberação da dieta via oral em prontuário, de acordo com a avaliação do fonoaudiólogo
- Nutricionista avalia a aceitação alimentar por via oral e as necessidades nutricionais do paciente e considera a recomendação da prescrição de terapia nutricional oral com o uso de complementos alimentares industrializados.
- Fonoaudiólogo avalia a ausência de aspiração pulmonar.
- Equipe médica responsável pelo paciente solicita a suspensão da terapia nutricional enteral, mediante a avaliação do nutricionista, quando a ingestão por via oral do paciente for igual ou superior a 60% das necessidades energéticas e proteicas por 3 dias consecutivos, ou por motivo extraordinário (como alta precoce ou saída inadvertida de cateter de nutrição enteral).

Resultado esperado
Realização adequada da transição da TNE para a alimentação oral.

Pontos críticos
- Subestimativa do total energético da ingestão oral ou não avaliação da mesma pelo nutricionista.
- Retirada precoce do CNE.
- Avaliação inadequada da função da deglutição e do risco de aspiração pulmonar do paciente e a não consideração e avaliação dos mesmos por um fonoaudiólogo.

Registro
Registrar a transição de terapia nutricional no prontuário eletrônico.

Bibliografia consultada
- Brasil. Ministério da Saúde. Consenso Nacional de Nutrição Oncológica. Instituto Nacional de Câncer. Rio de Janeiro: INCA; 2009.

50

Orientação de Alta para Pacientes em Terapia Nutricional

Conceito

É a orientação nutricional ao paciente com alta hospitalar prevista. Deve ser realizada durante o período de internação.

Finalidade

Conscientizar o paciente e seus familiares sobre a importância de manter, em domicílio, a dietoterapia prescrita durante a estadia hospitalar visando dar continuidade ao tratamento e/ou ao processo de recuperação nutricional.

Indicação

Indicado a todo paciente hospitalizado em terapia nutricional.

Competência

Enfermeiro, nutricionista.

Material

- Impresso de orientação de alta conforme o tipo de terapia nutricional aplicada ao paciente e seguindo o modelo institucional particular.
- Prontuário eletrônico.
- Ficha de encaminhamento ambulatorial.

DESCRIÇÃO DO PROCEDIMENTO

- Enfermeiro confirma com a equipe médica a indicação de alta hospitalar.
- Enfermeiro comunica ao nutricionista a data da provável da alta hospitalar do paciente. Nutricionista confirma o cálculo das necessidades calóricas e proteicas do paciente e verifica a terapia nutricional utilizada durante a hospitalização.

- Nutricionista escolhe o impresso de orientação de alta, adequado ao tipo de terapia nutricional que o paciente deve manter em domicílio.
- Nutricionista explica ao paciente e aos seus familiares/cuidadores as recomendações nutricionais que devem ser seguidas em domicílio e responde as dúvidas.
- Nutricionista preenche a ficha de encaminhamento ambulatorial e realiza as orientações a respeito do encaminhamento ambulatorial no serviço de nutrição.
- Nutricionista registra no prontuário do paciente a realização de orientação nutricional.

Resultado esperado

Disponibilização das informações sobre a terapia nutricional orientada ao paciente na alta hospitalar e direcionamento das condutas dos profissionais de saúde no atendimento ambulatorial ou no caso de nova admissão hospitalar.

Pontos críticos

- Não comunicar ao nutricionista sobre a alta hospitalar do paciente.
- Não realizar a orientação a respeito do encaminhamento ambulatorial.
- Não registrar a orientação nutricional realizada no prontuário do paciente.
- Não compreensão, por parte do paciente e/ou de seu cuidador, das orientações dadas para terapia domiciliar.

Registro

Registrar no prontuário eletrônico a orientação nutricional realizada.

Bibliografia consultada

- Arends J, Bodoky G, Bozzetti F, Fearon K, Muscaritoli M, Selga G et al. ESPEN Guidelines on Enteral Nutrition: Non-surgical oncology. Clin Nutr. 2006;25:245-59.
- Baker EB, Wellman NS. Nutrition concerns in discharge planning for older adults: a need for multidisciplinary collaboration. J Am Diet Assoc. 2005;105(4):603-7.
- Madigan SM. Home enteral-tube feeding: The changing role of the dietitian. Proceedings of the Nutrition Society. 2003;62:761-3.
- Silver HJ, Wellman NS, Galindo-Ciocon D, Johnson P. Family caregivers of older adults on home enteral nutrition have multiple unmet task-related training needs and low overall preparedness for caregiving. J Am Diet Assoc. 2004;104(1):43-50.
- Tanaka M, Yamamoto H, Kita T, Yokode M. Early prediction of the need for non--routine discharge planning for the elderly. Arch Gerontol Geriatr. 2008;47(1):1-7.

51

Triagem de Sarcopenia em Pacientes Hospitalizados – SARC-F

Conceito

Triagem nutricional realizada por meio de um questionário simples, contendo cinco componentes, autorrealizado pelo paciente.

Finalidade

Identificar os indivíduos que apresentam maiores riscos de complicações decorrentes da sarcopenia.

Indicação

Indicado para pacientes que apresentam sinais característicos de sarcopenia e que não podem realizar outros testes.

Competência

Nutricionista.

Material

- Questionário SARC-F.
- Prontuário eletrônico.

DESCRIÇÃO DO PROCEDIMENTO

O questionário inclui cinco componentes: força, assistência para caminhar, levantar da cadeira, subir escadas e quedas, conforme tabela a seguir (Tabela 51.1). Todos esses itens refletem mudanças no estado de saúde que estão associados às consequências da sarcopenia.

Tabela 51.1
SARC-F: componentes, questões e escala de pontos.

Componente	Questão	Pontuação
Força	Quanta dificuldade você apresenta para levantar ou carregar 4,5 kg?	Sem dificuldade = 0 Alguma dificuldade = 1 Muita dificuldade ou incapaz = 2
Assistência para caminhar	Você tem dificuldade de atravessar uma sala caminhando?	Sem dificuldade = 0 Alguma dificuldade = 1 Muita dificuldade, utiliza algum tipo de apoio ou é incapaz de realizar sem ajuda = 2
Levantar da cadeira	Quanta dificuldade você apresenta ao se levantar de uma cadeira?	Sem dificuldade = 0 Alguma dificuldade = 1 Muita dificuldade, utiliza algum tipo de apoio ou é incapaz de realizar sem ajuda = 2
Subir escadas	Quanta dificuldade você apresenta para subir um lance de 10 degraus?	Sem dificuldade = 0 Alguma dificuldade = 1 Muita dificuldade ou incapaz = 2
Quedas	Quantas vezes você caiu no último ano?	Nenhuma = 0 1 a 3 quedas = 1 4 quedas ou mais = 2

Fonte: Adaptada de Waitzberg DL, 2017.

Resultado esperado

A escala é de 0 a 10 (0 a 2 pontos para cada componente, sendo 0 = melhor e 10 = pior) e foi dicotomizada para representar um quadro sintomático (4 ou mais pontos) ou saudável (0 a 3 pontos).

Pontos críticos
- Presença de déficit cognitivo do paciente.
- Pacientes acamados ou com amputação dos membros inferiores.

Registro
Registrar a pontuação e classificação no prontuário eletrônico.

Bibliografia consultada
- Cruz-Jentoft AJ et al. Sarcopenia: revised European consensus on definition and diagnosis. Age and Ageing 2019;48:16-31.
- Waitzberg DL. Nutrição oral, enteral e parenteral na prática clínica. 5. ed. São Paulo: Atheneu; 2017.

52

Diagnóstico de Desnutrição – GLIM

Conceito

É um consenso global a respeito de critérios destinados ao diagnóstico de desnutrição do adulto no cenário clínico, formado pelas principais sociedades de nutrição clínica, sendo ASPEN (Sociedade Americana de Nutrição Parenteral e Enteral), ESPEN (Sociedade Europeia de Nutrição Clínica e Metabolismo), FELANPE (Federação Latino-Americana de Nutrição Parenteral e Enteral) e PENSA (Sociedade Asiática de Nutrição Parenteral e Enteral).

Finalidade

Diagnosticar a desnutrição em adultos e pessoas com sarcopenia, caquexia e fragilidade, além do ser utilizada em estudos de validação científica e classificação do estado nutricional.

Indicação

Indicado a pacientes hospitalizados.

Competência

Nutricionista.

Material

- Questionário GLIM.
- Prontuário eletrônico.

DESCRIÇÃO DO PROCEDIMENTO

- A aplicação do GLIM deve ser feita em duas etapas. Na primeira etapa, deve ser realizado o rastreamento para identificar a situação de risco nutricional, por meio do uso de qualquer ferramenta de triagem validada. A segunda etapa é composta da realização da avaliação para diagnóstico e classificação da gravidade da desnutrição.

- Os critérios de classificação da desnutrição são divididos em: critérios fenotípicos (massa muscular reduzida, índice de massa corporal (IMC) e perda de peso não voluntária) e critérios etiológicos (inflamação ou gravidade da doença ingestão alimentar reduzida), como mostra a Tabela 52.1.
- Para diagnosticar a desnutrição, pelo menos um critério fenotípico e um critério etiológico devem estar presentes. Recomenda-se que os critérios etiológicos sejam usados para orientar a intervenção e os resultados esperados na terapia nutricional. A abordagem recomendada apoia a classificação da desnutrição em quatro categorias de diagnóstico relacionadas à etiologia. O instrumento deverá ser reavaliado a cada 3 a 5 anos.

Tabela 52.1
GLIM.

Critérios fenotípicos			Critérios etiológicos	
Perda de peso não intencional	Baixo IMC	Redução da massa muscular	Redução da ingestão ou absorção de nutrientes	Inflamação
> 5% nos últimos 6 meses	< 20 kg/m² se < 70 anos	Redução validada por métodos de composição corporal*	≤ 50% da recomendação energética por > 1 semana ou qualquer redução com > semanas ou outra condição gastrointestinal crônica que afete a absorção de alimentos	Doença aguda ou crônica
	< 22 kg/m² se > 70 anos			
> 10% além dos 6 meses	Asia: < 18,5 kg/m² se < 70 anos			
	< 20 kg/m² se > 70 anos			

*Bioimpedância, tomografia computadorizada, medidas antropométricas, exame físico como circunferência da panturrilha, força de preensão palmar.

Fonte: GLIM, 2018.

Resultado esperado

Identificação dos pacientes com desnutrição.

Pontos críticos

- Não realizar em pacientes cuja condições clínicas não permitam coletar os dados necessários.

Registro

Registrar no prontuário eletrônico.

Bibliografia consultada

- Cederholm T et al. GLIM criteria for the diagnosis of malnutrition – A consensus report from the global clinical nutrition community. Clin Nutr. 2018;38:1-9.

53

Avaliação da Caquexia

Conceito

A caquexia pode ser definida como síndrome multifatorial na qual há perda contínua de massa muscular (com perda ou ausência de perda de massa gorda), que não pode ser totalmente revertida pela terapia nutricional convencional, conduzindo ao comprometimento funcional progressivo do organismo. A classificação da caquexia considera parâmetros de perda de peso involuntária superior a 5% ou 2% em indivíduos já abaixo dos valores esperados de peso, segundo o índice de massa corporal (IMC) menor que 20 kg/m² ou a presença de sarcopenia. Sendo classificada em três níveis: pré-caquexia, caquexia e caquexia refratária.

Finalidade

Classificar o indivíduo em relação à presença ou não de caquexia e quanto ao grau de severidade da caquexia.

Indicação

Indicado ao paciente hospitalizado ou em atendimento ambulatorial.

Competência

Nutricionista

Material

- Computador

DESCRIÇÃO DO PROCEDIMENTO

- Avaliar o indivíduo segundo os tópicos a seguir:
  - **Anorexia ou redução da ingestão alimentar:** Verificar a presença de ingestão alimentar reduzida que pode ser desencadeada por distúrbios de

apetite, motilidade gastrintestinal reduzida (saciedade precoce, náuseas, constipação) ou de modo rotineiro (especialmente redução de ingestão proteica). Verificar a alteração da ingestão normal do indivíduo em relação a atual; a quantificação da ingestão de calorias e proteínas pode ser realizada, se apropriado.

* **Alterações catabólicas:** Verificar a presença de hipercatabolismo causado pela doença (p. ex., metabolismo tumoral) que pode ser avaliada por meio do valor de proteína C-reativa (PCR).
* **Avaliação da massa muscular e força:** Avaliar a massa muscular de acordo com as ferramentas disponíveis para avaliação de musculatura, como avaliação por meio da Tomografia Computadorizada (TC), DEXA (*dual energy x-ray imaging*), antropometria (área muscular do braço) e bioimpedância elétrica (BIA).
* **Avaliação funcional e dos efeitos psicossociais:** Avaliar a funcionalidade do indivíduo de acordo com as ferramentas disponíveis, como questionário de qualidade de vida (QLQ – C30), escala de Karnofsky.
* Avaliar os parâmetros descritos de acordo com os critérios propostos por Fearon et al. (2011) conforme Figura 53.1 a seguir:

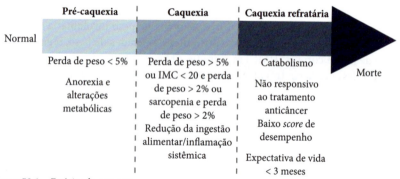

Figura 53.1 – *Estágios da caquexia.*
IMC: Índice de Massa Corporal
Fonte: Adaptada de Fearon et al., 2011.

Resultado esperado

Avaliação da presença e do grau de caquexia de acordo com os critérios propostos pela literatura a fim de propor a terapia nutricional adequada para cada indivíduo.

Pontos críticos
- Ausência de medidas de peso ou quantificação de perda de peso.
- Ausência de marcadores ou ferramentas para avaliar catabolismo.
- Ausência de escalas ou ferramentas para avaliar funcionalidade.
- Ausência de acompanhamento da aceitação alimentar.

Registro

Realizar o registro da classificação de caquexia no prontuário eletrônico conforme critérios da literatura.

Bibliografia consultada
- Associação Brasileira de Cuidados Paliativos. Consenso Brasileiro de Caquexia e Anorexia em Cuidados Paliativos. Revista Brasileira de Cuidados Paliativos. 2011; 3(3):1.
- Fearon K, Strasser F, Anker SD et al. Definition and classification of cancer cachexia: an international consensus. Lancet Oncol; 2011.

SEÇÃO 5

Pediatria

Adriana Servilha Gandolfo
Artur Figueiredo Delgado
Patrícia Zamberlan

54

Triagem Nutricional em Neonatologia

Conceito
É a identificação de risco nutricional em recém-nascidos (RN) hospitalizados.

Finalidade
Avaliar o risco de RN subnutrirem na unidade neonatal.

Indicação
Indicado a todos os RN admitidos na unidade neonatal.

Competência
Nutricionista.

Material
Formulário de triagem nutricional em neonatologia. A classificação do risco nutricional é definida a partir de uma das condições no Quadro 54.1 a seguir:

Quadro 54.1
Determinação da categoria de risco.

( ) Alto risco nutricional
Se uma das condições a seguir:
- RNPT < 28 semanas
- MMBP < 1.000 g
- RN estabilizando alimentação após episódio de ECN ou perfuração gastrointestinal
- RN com malformações severas do trato gastrointestinal (p. ex., gastrosquise)

(Continua)

Quadro 54.1
Determinação da categoria de risco. (*Continuação*)
( ) Médio risco nutricional Se uma das condições a seguir: ■ RNPT 28 a 31 semanas ■ RCIU (peso < p9) e AREDFV < 35 semanas ■ MBP 1.000 a 1.500 g ■ Doença, anomalia congênita que possa comprometer a alimentação
( ) Baixo risco nutricional Se uma das condições a seguir: ■ RNPT 32 a 36 semanas ■ RCIU (peso < p9) e AREDFV > 35 semanas ■ RNT ≥ 37 semanas
Determina a necessidade de reavaliação pela equipe de nutrição ■ RN de alto risco de acordo com o critério descrito ■ Não recuperação do peso de nascimento em 2 semanas ■ Perda de peso > 15% (em qualquer momento da internação) ■ Ganho de peso < 10 g/kg/dia a partir da segunda semana ■ ECN ou cirurgia do trato gastrointestinal (em qualquer momento da internação)

RNPT: recém-nascido pré-termo; RNT: recém-nascido a termo; MMBP: muito muito baixo peso; MBP: muito baixo peso; ECN: enterocolite necrosante; RCIU: retardo de crescimento intrauterino; AREDFV: ausência ou inversão da velocidade de fluxo diastólico.

Fonte: Johnson MJ, Pearson F, Emm A, Moyses HE, Leaf AA. Developing a new screening tool for nutritional risk in neonatal intensive care. Acta Paediatr. 2015;104:e90-3.

DESCRIÇÃO DO PROCEDIMENTO
■ Acessar o prontuário do RN.
■ Levantar as informações necessárias para realizar a triagem nutricional em neonatologia em até 24 horas da admissão do RN no hospital.

Resultado esperado
Classificação do risco nutricional do RN.

Pontos críticos
■ Aplicação do instrumento por profissionais não treinados.
■ Aplicação em tempo superior ao recomendado (> 24 horas após a admissão hospitalar).

Registro
Registrar o resultado da triagem nutricional em neonatologia, bem como as condutas adotadas no prontuário eletrônico.

Bibliografia consultada
• Johnson MJ, Pearson F, Emm A, Moyses HE, Leaf AA. Developing a new screening tool for nutritional risk in neonatal intensive care. Acta Paediatr. 2015;104:e90-3.

55

Triagem Nutricional em Pediatria

Conceito
É a identificação do risco nutricional em crianças e adolescentes hospitalizados.

Finalidade
Avaliar o risco de lactentes, crianças e adolescentes admitidos nas unidades de internação, pronto-socorro ou terapia intensiva subnutrirem durante a internação. Determinar o tipo de intervenção nutricional a ser realizada.

Indicação
Lactentes, crianças e adolescentes até 17 anos e 11 meses de idade admitidos em pronto-socorro, enfermaria ou unidade de terapia intensiva.

Competência
Nutricionista.

Material
- Formulário de triagem nutricional em pediatria *STRONGkids* (Quadros 55.1 e 55.2).

Quadro 55.1
Impressão do médico ou nutricionista.
1. Avaliação nutricional subjetiva: a criança parece ter déficit nutricional ou subnutrição?   Sim (1 ponto) Não (0 ponto)   Exemplos: redução da gordura subcutânea e/ou da massa muscular, face emagrecida, outro sinal

(Continua)

Quadro 55.1
Impressão do médico ou nutricionista. *(Continuação)*

2. Doença (com alto risco nutricional) ou cirurgia de grande porte?
Sim (2 pontos) Não (0 ponto)
Exemplos: anorexia nervosa, fibrose cística, AIDS, pancreatite, doença muscular, baixo peso para idade/prematuridade (usar idade corrigida até o sexto mês), doença crônica (cardíaca, renal ou hepática), displasia broncopulmonar (até 2 anos), queimaduras, doença inflamatória intestinal, síndrome do intestino curto, doença metabólica, doença celíaca, câncer, trauma, deficiência mental/paralisia cerebral, pré ou pós-operatório de cirurgia de grande porte, outra (classificada pelo médico ou nutricionista)

Perguntar ao acompanhante ou checar em prontuário ou com a enfermagem

3. Ingestão nutricional e/ou perdas nos últimos dias?
Sim (1 ponto) Não (0 ponto)
Exemplos: diarreia ($\geq$ 5 vezes/dia), dificuldade de se alimentar devido à dor, vômitos (> 3 vezes/dia), intervenção nutricional prévia, diminuição da ingestão alimentar (não considerar jejum para procedimento ou cirurgia)

4. Refere perda de peso ou ganho insuficiente nas últimas semanas ou meses?
Sim (1 ponto) Não (0 ponto)
Exemplos: perda de peso (crianças > 1 ano), não ganho de peso (< 1 ano)

Quadro 55.2
Sugestão para intervenção de acordo com a pontuação obtida*

Escore	Risco alto	Intervenção
4 a 5	Risco alto	1. Consultar médico e nutricionista para diagnóstico nutricional completo 2. Dar orientação nutricional individualizada e seguimento 3. Iniciar suplementação oral até conclusão do diagnóstico nutricional
1 a 3	Médio	1. Consultar médico para diagnóstico completo 2. Considerar intervenção nutricional 3. Checar peso 2 vezes/semana 4. Reavaliar o risco nutricional após 1 semana
0	Baixo	1. Checar peso regularmente 2. Reavaliar o risco em 1 semana

Fonte: Carvalho FC, Lopes CR, Vilela LC, Vieira MA, Rinaldi AEM, Crispim CA. Tradução e adaptação cultural da ferramenta STRONG$_{kids}$ para triagem do risco de desnutrição em crianças hospitalizadas. Rev Paul Pediatr. 2013;31:159-65.

DESCRIÇÃO DO PROCEDIMENTO

- Realizar visita ao paciente.
- Aplicar a triagem nutricional em pediatria em até 24 horas após a admissão do paciente no hospital.

Resultado esperado

Verificação precoce do risco nutricional de lactentes, crianças e adolescentes.

Pontos críticos

- ■ Aplicação do instrumento por profissionais não treinados.
- ■ Aplicação em tempo superior ao recomendado (> 24 horas após a admissão no hospital).

Registro

Registrar no prontuário eletrônico o resultado da triagem nutricional em pediatria e as condutas adotadas.

Bibliografia consultada

- Carvalho FC, Lopes CR, Vilela LC, Vieira MA, Rinaldi AEM, Crispim CA. Tradução e adaptação cultural da ferramenta STRONG$_{kids}$ para triagem do risco de desnutrição em crianças hospitalizadas. Rev Paul Pediatr. 2013;31:159-65.
- Hulst JM, Zwart H, Hop WC, Joosten KFM. Dutch national survey to test the STRONG$_{kids}$ nutritional risk screening tool in hospitalized. Clin Nutr. 2010;29:106-11.

56

Estimativa da Estatura pelo Comprimento da Tíbia

Conceito

A mensuração do comprimento da tíbia é utilizada para a estimativa da estatura do indivíduo.

Comprimento da tíbia (CT): medida do côndilo medial da tíbia até a borda do maléolo medial inferior.

Finalidade

Garantir a obtenção de informações para estimar a estatura.

Indicação

É indicada para crianças ou adolescentes hospitalizados ou em acompanhamento ambulatorial que estejam impossibilitados de serem avaliados pelo método convencional.

Contraindicação

É contraindicado para crianças e adolescentes que apresentam condições clínicas que permitam a obtenção da estatura pelo método convencional.

Competência

Nutricionista.

Material

- Fita métrica inelástica e flexível.
- Prontuário eletrônico.

DESCRIÇÃO DO PROCEDIMENTO
- Posicionar a criança ou o adolescente deitado em decúbito dorsal (barriga para cima).
- Realizar a medida do côndilo medial da tíbia até a borda do maléolo medial inferior pelo lado interior da perna, de modo que a fita métrica fique alocada de forma paralela ao membro.
- Anotar a medida em centímetros.

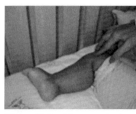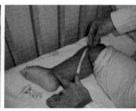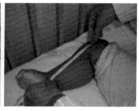

Figura 56.1 – *Mensuração do comprimento da tíbia.*
Fonte: Serviço de Nutrição e Dietética do Instituto da Criança – HC-FMUSP.

- Aplicar a medida na fórmula a seguir:

$$\text{Estimativa de estatura} = (3{,}26 \times CT) + 30{,}8$$

- Anotar a estimativa de estatura no prontuário da criança ou do adolescente.

Resultado esperado
- Obtenção da medida da tíbia com posterior estimativa da estatura, ambas em centímetros.

Pontos críticos/riscos
- Pacientes não-contactantes.
- Aplicação incorreta das técnicas descritas.
- Ausência de instrumentos para realização de medidas.
- Atrofia de articulações.

Registro
Registrar a altura estimada pelo comprimento da tíbia no prontuário eletrônico.

Bibliografia consultada
- Stevenson RD. Use of segmental measures to estimate stature in children with cerebral palsy. Arch Pediatr Adolesc Med. 1995;149:658-62.

57

Estimativa da Estatura pela Altura do Joelho

Conceito
A estimativa da estatura é um método utilizado para obtenção da informação da estatura do paciente, sem realizar a medida antropométrica real. A mensuração da altura do joelho é utilizada para a estimativa de estatura do indivíduo.

Finalidade
Garantir a obtenção da informação da estatura para monitorização do estado nutricional.

Indicação
É indicada para crianças ou adolescentes hospitalizados ou em acompanhamento ambulatorial que estejam impossibilitados de serem avaliados pelo método convencional.

Deve ser utilizado quando não for possível determinar a estatura da criança ou do adolescente pelo método convencional.

Contraindicação
- É contraindicado para pacientes que deambulam e/ou em condições clínicas que permitam a obtenção da estatura pelo método convencional.
- É contraindicada para pacientes que apresentam condições clínicas adequadas para a aferição da estatura.

Competência
Nutricionista.

Estimativa da Estatura pela Altura do Joelho | 219

Material
- Antropômetro infantil.
- Prontuário eletrônico.

DESCRIÇÃO DO PROCEDIMENTO
- Posicionar a criança ou o adolescente ou solicitar que fique em posição supina (de barriga para cima) ou sentado o mais próximo da extremidade da cadeira ou cama.
- Flexionar o joelho esquerdo da criança ou do adolescente em ângulo de 90°.
- Posicionar o antropômetro infantil paralelamente à perna e medir o comprimento entre o calcanhar e a superfície anterior da perna na altura do joelho (patela) (Figura 57.1).

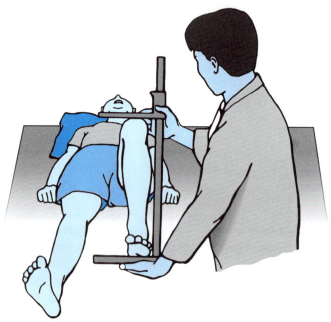

Figura 57.1 – *Medida da altura do joelho.*
Fonte: Frisancho, 1999.

- Realizar a leitura e anotar no prontuário do paciente.
- Verificar idade, sexo e raça do paciente.
- Aplicar fórmula conforme o Quadro 57.1.

Quadro 57.1. Equações para estimativa da estatura.	
Sexo feminino (6 a 18 anos)	
Negro	46,59 + (22 × altura do joelho)
Branco	43,21 + (2,15 × altura do joelho)
Sexo masculino (6 a 18 anos)	
Negro	39,60 + (2,18 × altura do joelho)
Branco	40,54 + (2,22 × altura do joelho)

Fonte: Chumlea et al., 1994.

- Anotar no prontuário da criança ou do adolescente.

Resultado esperado

- Obtenção da altura do joelho em centímetros.
- Mensuração da estatura estimada da criança ou do adolescente em centímetros.

Pontos críticos/riscos

- Pacientes não contactantes.
- Aplicação incorreta das técnicas descritas.
- Ausência de instrumentos para realização de medidas.
- Atrofia de articulações e dificuldade de flexionar os membros inferiores.

Registro

Registrar a estimativa da estatura pela altura do joelho no prontuário eletrônico.

Bibliografia consultada

- Chumlea WC, Guo SS, Steinbaugh ML. Prediction of stature from Knee height for black and white adults and children with application to mobility-impaired or handicapped persons. J Am Diet Assoc, 1994;94:1385-91.
- Frisancho AR. Anthropometric standards for the assessment of growth and nutritional status. Ann Arbor: University of Michigan Press, 1999.

58

Anamnese Alimentar Pediatria

Conceito
É um instrumento utilizado para levantar informações referente à alimentação e aos aspectos de saúde do paciente.

Finalidade
Avaliar a alimentação e os sinais e sintomas clínicos de lactentes, crianças e adolescentes.

Indicação
Indicado a lactente, criança ou adolescente ambulatorial e hospitalizado.

Competência
Nutricionista.

Material
Prontuário eletrônico.

DESCRIÇÃO DO PROCEDIMENTO
- Iniciar a entrevista com o responsável pelo lactente, pela criança ou pelo adolescente, considerando as seguintes informações:

Hábito
- **Alimentar:** Levantar informações por meio de dia alimentar habitual ou recordatório alimentar de 24 horas ou registro alimentar. Nos casos de pacientes que utilizam nutrição enteral, questionar quanto a: tipo de dieta enteral (industrializada e/ou caseira), número de infusões da dieta por dia, horários de infusão da dieta, forma de preparo, administração e conservação da dieta.

- **Administração:** Avaliar o local onde a criança realiza as refeições; verificar se come assistindo televisão, com a família; qual o número de pessoas na casa; quem é o responsável pelo preparo das refeições da família.

Outras informações

- Apetite: registrar, se: Bom, Regular, Ruim.
- Preferências: quais são as preferências alimentares do paciente.
- Recusas: se existe algum alimento que o paciente recusa.
- Alergia alimentar: (   ) Não (   ) Sim. Se sim: inserir o nome dos alimentos.
- Intolerância alimentar: (   ) Não (   ) Sim. Se sim: inserir o nome dos alimentos.
- Atividade física: (   ) Sim (   ) Não (   ) Não se aplica. Frequência: inserir a frequência de atividade física.
- Ingestão hídrica diária: (   ) < 500 mL (   ) 500 a 1.000 mL (   ) 1.000 a 1.500 mL (   ) > 2.000 mL. Quando há baixa ingestão, verificar consumo de outros líquidos durante o dia (suco, refrigerante etc.) e registrar no diário ou registro ou recordatório alimentar.
- Dificuldade de mastigação: (   ) Sim (   ) Não
- Dificuldade de deglutição: (   ) Sim (   ) Não
- Hábito intestinal: Número de evacuações (   ) Dia (   ) Semana
- Consistência das fezes:

Diagnóstico Alimentar

No caso de lactente (0 a 24 meses), analisar a alimentação do paciente considerando: padrão, composição, variedade, disciplina, administração.

Diagnóstico	Definição	Adequado	Inadequado
▪ Padrão	▪ Tipo de alimentação	▪ Aleitamento materno exclusivo, sob livre demanda, até 6 meses de idade ▪ Introdução de alimentos complementares a partir dos 6 meses, mantendo o aleitamento materno até os 2 anos	▪ Introdução precoce, sem indicação específica, de outros tipos de alimentos, leites e/ou fórmulas infantis

(Continua)

(*Continuação*)

Diagnóstico	Definição	Adequado	Inadequado
		■ Fórmula de partida ou de seguimento em situações especiais, tais como: mãe vai retornar ao trabalho, mãe possui leite materno insuficiente, mãe ingere medicamento que contraindica o aleitamento	
■ Composição	■ Alimentos consumidos e o número de porções/dia	■ Ver Tabelas 58.1 e 58.2	■ Falta ou excesso de porções dos alimentos (leite e derivados, hortaliças, frutas, carne, carboidratos, leguminosas) ■ Diluição inadequada do leite ou da fórmula ■ Uso de engrossantes, sem indicação (tipo, quantidade, diluição) ■ Mel e leite de vaca (antes do 12º mês)
■ Variedade	■ Variedade da oferta de alimentos e preparações oferecidas	■ Variar os alimentos e as preparações oferecidas nas refeições durante a semana ■ Oferecer o mesmo alimento rejeitado repetidas vezes modificando seu preparo e aspecto	■ Oferecer sempre os mesmos alimentos e/ou preparações ■ Priorizar determinados alimentos ■ Quando há monotonia, especificar o grupo de alimentos
■ Disciplina	■ Adesão às orientações e aos intervalos entre as refeições	■ Fazer as refeições nos horários regulares (exceto para aleitamento materno) ■ Comer devagar e mastigar bem os alimentos	■ Consumir alimentos industrializados (salgadinhos, refrigerantes, doces, chiclete, biscoito recheado, chocolate) ■ Refeições de madrugada a partir do 6º mês (exceto em casos de subnutrição)

(*Continua*)

Anamnese Alimentar Pediatria 225

(*Continuação*)

Diagnóstico	Definição	Adequado	Inadequado
• Administração	• Avaliar os seguintes aspectos e/ou comportamentos relacionados à alimentação: • Aquisição e oferta dos alimentos • Responsável pelo preparo • Local onde faz as refeições • Utensílios	• Não fazer outras atividades durante as refeições • As refeições devem acontecer em ambiente calmo e tranquilo • Oferecer líquidos no copo ou colher • Modificar a consistência dos alimentos progressivamente de acordo com a idade	• Comer assistindo televisão ou fazendo outras atividades • Ter disponível: refrigerante, bala, chiclete, chocolate, bolacha recheada etc. • Forçar a criança a comer • Dar alimentos como premiação e/ou recompensas • Ameaças e chantagens durante as refeições • Uso de mamadeira após 1 ano de idade

Fonte: Serviço de Nutrição Instituto da Criança/Hospital das Clínicas da Faculdade de Medicina da USP.

Tabela 58.1
Esquema de porções de alimentos para diferentes faixas etárias.

Grupo alimentar	6 a 11 meses	1 a 3 anos
Cereais, pães, tubérculos e raízes	3 porções	5 porções
Verduras e legumes	3 porções	3 porções
Frutas	3 porções	4 porções
Leites e derivados	3 porções	3 porções
Carnes e ovos	2 porções	2 porções
Feijões	1 porção	1 porção
Óleos e gorduras	2 porções	2 porções
Açúcar e doces	0	1 porção (a partir de 2 anos)

Fonte: Adaptado de Philippi, 2018.

Tabela 58.2
Esquema de introdução de alimentação complementar.

Horário	6° mês	7° ao 9° mês	A partir do 9° mês
Manhã	Leite materno	Leite materno	Leite materno
Intervalo	Fruta	Fruta	Fruta
Almoço	Refeição principal	Refeição principal e fruta	Refeição da família e fruta

(*Continua*)

Tabela 58.2
Esquema de introdução de alimentação complementar. *(Continuação)*

Horário	6º mês	7º ao 9º mês	A partir do 9º mês
Tarde	Leite materno	Leite materno	Leite materno
Intervalo	Fruta	-	-
Jantar	Leite materno	Refeição principal e fruta	Refeição da família e fruta
Noite	Leite materno	Leite materno	Leite materno

Fonte: Serviço de Nutrição Instituto da Criança/Hospital das Clínicas da Faculdade de Medicina da USP.

No caso de pré-escolar, escolar e adolescente, analisar a alimentação do paciente considerando: padrão, composição, variedade, disciplina, administração.

Diagnóstico	Definição	Adequado	Inadequado
Padrão	Número e tipo de refeição	5 a 6 refeições/dia • Café da manhã • Lanche da manhã • Almoço • Lanche da tarde • Jantar • Lanche da noite	• Omitir refeições • Substituir almoço e/ou jantar por lanches • Almoçar ou jantar 2 vezes/dia, em horários diferentes (almoçar em casa e na escola ou comer novamente quando outros membros da família fazem a refeição mais tarde), exceto se subnutrido ou em risco para subnutrição
Composição	Alimentos consumidos e o número de porções/dia	Ver Tabela 58.3	• Falta ou excesso de porções dos alimentos (leite e derivados, hortaliças, frutas, carne, carboidratos e leguminosa) • Se a criança não engole a carne considerar composição inadequada e escrever uma observação
Variedade	• Variedade da oferta de alimentos e preparações oferecidas	• Variar os alimentos e as preparações oferecidas nas refeições durante a semana	• Oferecer sempre os mesmos alimentos e/ou preparações

(Continua)

Anamnese Alimentar Pediatria | 227

(*Continuação*)

Diagnóstico	Definição	Adequado	Inadequado
Variedade		▪ Não utilizar este item para recordatório alimentar de 24 horas	▪ Quando há monotonia, especificar o grupo de alimentos
Disciplina	▪ Adesão à dietoterapia e às orientações nutricionais ▪ Horários e intervalos entre as refeições	▪ Fazer todas as refeições nos horários regulares (se pré-escolar: 2 a 3 horas de intervalo entre as refeições; se escolar, adolescente: 3 a 4 horas de intervalo entre as refeições) ▪ Comer devagar e mastigar bem os alimentos ▪ Seguir as orientações	▪ Comer nos intervalos das refeições (guloseimas) ▪ Transgressão da dietoterapia (falta de adesão à dieta) ▪ Consumir leite, iogurte ou queijo petit suisse após almoço e jantar (não considerar sobremesas como pudim, mousses ou doces com leite) ▪ Comer em horários inadequados ▪ Realizar longos intervalos entre as refeições ▪ Não mastigar bem os alimentos (comer rápido) Repetir o prato, exceto caso de subnutridos
Administração	▪ Avaliar os seguintes aspectos e/ou comportamentos relacionados à alimentação: ▪ Aquisição e oferta do alimento ▪ Responsável pelo preparo ▪ Local onde faz as refeições ▪ Utensílios	▪ Fazer as refeições na mesa junto com a família ▪ Não fazer outras atividades durante as refeições ▪ As refeições devem acontecer em ambiente calmo e tranquilo ▪ Deixar a criança comer sozinha ▪ Deixar a criança participar do preparo das refeições	▪ Comer assistindo televisão ou fazendo outras atividades ▪ Forçar a criança a comer ▪ Dar doce como premiação e/ou recompensas ▪ Ter disponível: refrigerante, bala, chiclete, chocolate, bolacha recheada etc. ▪ Ameaças e chantagens durante as refeições ▪ Uso de mamadeira ▪ Forma de preparo inadequada, . p. ex., carne em tamanho ou consistência inadequada

Fonte: Serviço de Nutrição Instituto da Criança/Hospital das Clínicas da Faculdade de Medicina da USP.

Tabela 58.3
Esquema de porções de alimentos para diferentes faixas etárias.

Alimento	Pré-escolar (2 a 5 anos)	Escolar (6 a 11 anos)	Adolescente (> 12 anos)
Leite*	450 mL a 600 mL	450 mL a 600 mL	750 mL
Cereais, pães, tubérculos e raízes	1/2 a 1 unidade ou 2 a 4 unidades	1 unidade ou 4 a 6 unidades	1 a 2 unidades ou 5 a 6 unidades
Fruta*	3 porções pequenas	3 porções médias	3 porções grandes
Suco de Fruta*	1 a 2 copos pequenos	1 a 2 copos pequenos	1 a 2 copos pequenos
Arroz**	2 a 3 colheres de sopa	4 a 6 colheres de sopa	4 a 8 colheres de sopa
Leguminosas**	1 concha pequena	1 concha grande	1 concha grande
Carne**	2 a 3 colheres de sopa	5 colheres de sopa ou 1 bife	6 colheres de sopa ou 1 bife grande
Legumes**	2 colheres de sopa	3 a 4 colheres de sopa	4 a 5 colheres de sopa
Hortaliça crua ou cozida**	1 a 2 folhas ou 1 a 2 colheres de sopa	4 folhas ou 2 colheres de sopa	4 a 6 folhas ou 1 pires
Ovo	2 a 3 unidades por semana	2 a 3 unidades por semana	2 a 3 unidades por semana
Doces ou achocolatado ou açúcar de adição*	1 colher de sopa	1 colher de sopa	2 colheres de sopa
Água*	1/2 a 1 litro	1 a 1 e 1/2 litros	2 litros

* Quantidade por dia/ ** Quantidade por refeição

Fonte: Adaptado de Philippi, 2018.

- Registrar a entrevista no prontuário eletrônico.
- Analisar a anamnese correlacionando-a com a antropometria, exames laboratoriais, sinais e sintomas clínicos.
- Realizar o diagnóstico alimentar e estabelecer a conduta dietética.

Resultado esperado

Diagnóstico alimentar e prescrição dietética adequada ao paciente.

Pontos críticos

Omissão e/ou esquecimento de informações pelo responsável do paciente.

Registro

Registrar o resultado da anamnese no prontuário eletrônico.

Bibliografia consultada

- Fisberg R, Slater B, Marchioni DML, Martini L. Inquéritos Alimentares Métodos e bases científicos. Barueri, SP: Manole; 2005:2-7.
- Fontanive R, Paula TP, Peres WAF. Inquéritos dietéticos. In: Duarte ACG. Avaliação Nutricional – Aspectos Clínicos e Laboratoriais. São Paulo: Atheneu; 2007:65-8.
- Foster E, Bradley J. Methodological considerations and future insights for 24-hour dietary recall assessment in children. Nutr Res. 2018;51:1-11.
- Philippi ST. Pirâmide dos alimentos: fundamentos básicos da nutrição. Barueri, SP: Manole; 2018:480.
- Shim JS, Oh K, Kim HC. Dietary assessment methods in epidemiologic studies. Epidemiol Health. 36:2014.

Recordatório Alimentar de 24 Horas

Conceito

O recordatório alimentar de 24 horas é um método para avaliar o consumo alimentar do indivíduo. É utilizado para quantificar e definir todos os alimentos e as bebidas consumidos nas 24 horas precedentes à entrevista, ou seja, no dia anterior.

Finalidade

Avaliar e acompanhar as mudanças nos hábitos alimentares dos lactentes, crianças e adolescentes durante a intervenção nutricional.

Indicação

Indicado para lactentes, crianças ou adolescentes internados ou de ambulatório.

Competência

Nutricionista.

Material

Prontuário eletrônico.

DESCRIÇÃO DO PROCEDIMENTO

- Propor ao responsável pela criança e/ou pelo adolescente recordar e descrever todos os alimentos e as bebidas ingeridos nas últimas 24 horas.
- Anotar os horários das refeições e as quantidades em medidas caseiras.
- Evitar questionar sobre alimentos específicos.
- Evitar qualquer sinal de surpresa, aprovação ou desaprovação do padrão alimentar da criança.

- Insistir nos detalhes, sem induzir, principalmente na forma como os alimentos são preparados.
- Verificar se o consumo daquele dia não foi atípico (domingo, feriado, viagem).
- Registrar no prontuário do paciente.

Resultado esperado
Avaliação do consumo alimentar do paciente no dia anterior.

Pontos críticos/riscos
- Responsáveis mal informantes.

Registro
Registrar o recordatório de 24 horas no prontuário eletrônico.

Bibliografia consultada
- Fisberg R, Slater B, Marchioni DML, Martini L. Inquéritos Alimentares Métodos e bases científicas. Barueri, SP: Manole; 2005:2-7.
- Foster E, Bradley J. Methodological considerations and future insights for 24-hour dietary recall assessment in children. Nutr Res. 2018;51:1-11.
- Shim JS, Oh K, Kim HC. Dietary assessment methods in epidemiologic studies. Epidemiol Health. 2014;36:e2014009.

60

Registro Alimentar

Conceito
O registro alimentar é um método para avaliar o consumo alimentar do indivíduo.

Finalidade
Avaliar hábitos alimentares de lactentes, crianças e adolescentes durante a assistência nutricional.

Indicação
Lactentes, crianças ou adolescentes internados ou em ambulatório.

Competência
Nutricionista.

Material
- Prontuário eletrônico.

DESCRIÇÃO DO PROCEDIMENTO
- Propor ao responsável pelo lactente, pela criança ou pelo adolescente anotar todos os alimentos e as bebidas ao longo de um ou mais dias, dentro e fora de casa.
- Evitar qualquer sinal de surpresa, aprovação ou desaprovação do padrão alimentar da criança.
- Registrar no prontuário do paciente.

Resultado esperado
Avaliação do hábito alimentar do paciente.

Pontos críticos/riscos
- Responsável mal informante.

Registro
Registrar no prontuário do paciente.

Bibliografia consultada
- Fisberg R, Slater B, Marchioni DML, Martini L. Inquéritos Alimentares Métodos e bases científicos. Barueri, SP: Manole;2005:18.
- Foster E, Bradley J. Methodological considerations and future insights for 24-hour dietary recall assessment in children. Nutr Res. 2018;51:1-11.
- Shim JS, Oh K, Kim HC. Dietary assessment methods in epidemiologic studies. Epidemiol Health. 2014;36:e2014009.

61

Avaliação Antropométrica em Pediatria

Conceito
É a avaliação do estado nutricional de recém-nascidos (RN), lactentes, crianças e adolescentes para o monitoramento durante o período de hospitalização.

Finalidade
Avaliar e acompanhar o estado nutricional de RN, lactentes, crianças e adolescentes hospitalizados.

Indicação
Indicado para RN, lactentes, crianças e adolescentes hospitalizados.

Competência
- Nutricionista.
- Material.
- Formulário de evolução nutricional em prontuário eletrônico.
- Prontuário do paciente.
- Adipômetro.
- Fita métrica.
- Antropômetro infantil e estadiômetro.
- Balança.

DESCRIÇÃO DO PROCEDIMENTO
- Verificar as informações no prontuário eletrônico.
- Registrar a classificação de Risco Nutricional, conforme procedimento, "Triagem Nutricional em Neonatologia" e "Triagem Nutricional em Pediatria";
- Coletar os dados antropométricos e analisá-los com auxílio do referencial da OMS-2006/2007 (*software WHO ANTHRO* e *WHO ANTHRO PLUS*).

- Para informações de circunferência do braço (CB) e dobra cutânea do tríceps (DCT) utilizar Tabela Frisancho para classificação do estado nutricional.
- Realizar o diagnóstico do estado nutricional por intermédio dos indicadores antropométricos:
  - peso/estatura (P/E) e/ou peso/idade (P/I) e estatura/idade (E/I), ou índice de massa corpórea para a idade (IMC/I), considerando também CB e DCT.
  - Em situações de tumor sólido, ascite, edema, considerar a classificação do estado nutricional pela CB.
- Estimar as necessidades calórica, proteica e dos demais nutrientes.
- Estabelecer em conjunto com a equipe, o plano de terapia nutricional.
- Realizar a prescrição dietética com base na discussão com a equipe (alimentação oral e/ou por sondas, associada ou não à terapia nutricional parenteral).
- Calcular a adequação da oferta nutricional de acordo com as necessidades calórica, proteica e dos demais nutrientes estabelecidas.
- Registrar os dados no impresso de evolução nutricional ou prontuário eletrônico.

Resultado esperado

Manutenção ou melhora do estado nutricional durante o período de hospitalização.

Pontos críticos

- Diagnóstico incorreto do estado nutricional do paciente.
- Aplicação incorreta das técnicas de mensuração antropométrica.
- Não realização dos cálculos das necessidades nutricionais do paciente ao estabelecer o plano de terapia nutricional.

Registro

Registrar o diagnóstico nutricional, a antropometria e a prescrição dietoterápica no prontuário eletrônico.

Bibliografia consultada

- Sociedade Brasileira de Pediatria. Avaliação nutricional da criança e do adolescente – Manual de Orientação/Sociedade Brasileira de Pediatria. Departamento de Nutrologia. São Paulo: Sociedade Brasileira de Pediatria. Departamento de Nutrologia; 2009:112.
- World Health Organization. Physical status: the use and interpretation of anthropometry. Report of a WHO Expert Commitee. Geneva: World Health Organization, 1995. (WHO Technical Report Series 854).
- World Health Organization. Multicentre Growth Reference Study Group. WHO Child Growth Standards based on length/height, weight and age. Acta Paediatr. 2006;450:76-85S.
- World Health Organization. The WHO Child Growth Standards. [acesso em dez. 2019]. Disponível em: www.who.int/childgrowth/standards/en/.
- Zamberlan P. Avaliação e recomendações nutricionais em pediatria. In: Feferbaum R, Silva APA, Marco D. Nutrição Enteral em Pediatria. São Caetano do Sul, SP: Yendis Editora; 2012:3-23.

62

Cálculo e Classificação do Índice de Massa Corpórea (IMC)

Conceito

O IMC é um indicador antropométrico utilizado para classificar o estado nutricional.

Finalidade

Garantir a avaliação e o acompanhamento das mudanças no estado nutricional das crianças e dos adolescentes durante a intervenção nutricional.

Indicação

Indicado ao paciente ambulatorial e hospitalizado.

Competência

Nutricionista.

Material

- Estadiômetro ou antropômetro infantil.
- Balança manual ou eletrônica.
- Prontuário eletrônico.

DESCRIÇÃO DO PROCEDIMENTO

- Realizar a aferição do peso, conforme procedimento "Mensuração e Registro de Peso Corporal do Paciente", e estatura, conforme "Mensuração e Registro da Estatura do Paciente".
- Calcular o IMC de acordo com a equação: peso (kg)/estatura (m)^2. Obter a classificação nutricional (em escore Z ou percentil) por meio das curvas de

crescimento de acordo com o sexo (WHO, 2006/2007) ou com auxílio dos *softwares WHO ANTHRO* e *WHO ANTHRO PLUS*.

■ Registrar a classificação nutricional do paciente (Quadros 62.1 e 62.2), conforme indicado a seguir:

Quadro 62.1
Classificação do estado nutricional de crianças de 0 a 5 anos.

Escore Z	Percentil	Classificação nutricional
< a 3	< 0,1	Magreza acentuada
≥-3 e <-2	≥ 0,1 e < 3	Magreza
≥-2 e ≤ +1	≥ 3 e ≤ 85	Eutrofia
> +1 e ≤ +2	> 85 e ≤ 97	Risco de sobrepeso
> +2 e ≤ +3	> 97 e ≤ 99,9	Sobrepeso
> +3	> 99,9	Obesidade

Fonte: Desenvolvido pela autoria do capítulo.

Quadro 62.2
Classificação do estado nutricional de crianças e adolescentes de 5 a 19 anos.

Escore Z	Percentil	Classificação nutricional
< e 3	< 0,1	Magreza acentuada
≥-3 e <-2	≥ 0,1 e < 3	Magreza
≥-2 e ≤ +1	≥ 3 e ≤ 85	Eutrofia
> +1 e ≤ +2	> 85 e ≤ 97	Sobrepeso
> +2 e ≤ +3	> 97 e ≤ 99,9	Obesidade
> +3	> 99,9	Obesidade grave

Fonte: Desenvolvido pela autoria do capítulo.

Resultado esperado

IMC em kg/m^2 e classificação em escore Z ou percentil.

Pontos críticos

■ Crianças com edema, ascite ou massas tumorais.
■ Aplicação incorreta das técnicas descritas.
■ Ausência de instrumentos para realização de medidas.

Registro

Registrar o valor (kg/m^2 e escore Z ou percentil) do IMC no prontuário eletrônico.

Bibliografia consultada

- Sociedade Brasileira de Pediatria. Avaliação nutricional da criança e do adolescente – Manual de Orientação/Sociedade Brasileira de Pediatria. Departamento de Nutrologia. São Paulo: Sociedade Brasileira de Pediatria. Departamento de Nutrologia; 2009:112.
- WHO. The WHO Child Growth Standards. Disponível em: www.who.int/childgrowth/standards/en/(Acesso dez. 2019).

63

Mensuração e Interpretação da Circunferência do Braço (CB)

Conceito
A CB representa a soma das áreas constituídas pelo tecido ósseo, muscular e gorduroso do braço.

Finalidade
Obter um indicador de composição corporal para auxiliar na classificação e monitorização do estado nutricional.

Indicação
É indicada para estimar os tecidos muscular e gorduroso de lactentes, crianças ou adolescentes hospitalizados ou em acompanhamento ambulatorial.

Contraindicação
- Pacientes com edema de membros superiores.

Competência
Nutricionista.

Material
- Fita métrica inelástica e flexível.
- Caneta esferográfica hipoalergênica.
- Prontuário eletrônico.

DESCRIÇÃO DO PROCEDIMENTO
- Solicitar ajuda ao acompanhante para efetuar a avaliação no braço não dominante da criança. Na impossibilidade, realizar a medida no braço mais acessível.
- Deixar o braço da criança relaxado, flexionado em frente ao tórax, formando um ângulo de 90°.

- Marcar com a caneta o ponto médio entre o acrômio e o olecrano.
- Contornar a fita no ponto marcado de forma ajustada evitando compressão da pele ou folga.
- Fazer a leitura e repetir o procedimento, pois não deve haver uma diferença maior do que 0,5 cm entre as duas medidas sucessivas (Figura 63.1).

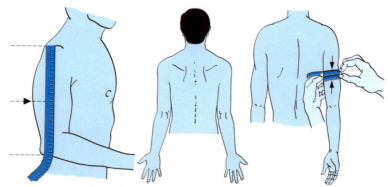

Figura 63.1 – *Mensuração da CB.*
Fonte: Adaptada de Frisancho, 1999.

Localizar o valor obtido na Tabela 63.1 de percentis indicada a seguir:

Tabela 63.1
Percentis de CB segundo idade e sexo.

Percentis masculino									
Idade (anos)	5	10	15	25	50	75	85	90	95
0 a 0,4	11,3	-	12	-	13,4	-	14,7	-	15,3
0,5 a 0,9	12,8	-	13,7	-	15,2	-	16,8	-	17,5
1 a 1,9	14,2	14,7	14,9	15,2	16	16,9	17,4	17,7	18,2
2 a 2,9	14,3	14,8	15,1	15,5	16,3	17,1	17,6	17,9	18,6
3 a 3,9	15	15,3	15,5	16	16,8	17,6	18,1	18,4	19
4 a 4,9	15,1	15,5	15,8	16,2	17,1	18	18,5	18,7	19,3
5 a 5,9	15,5	16	16,1	16,6	17,5	18,5	19,1	19,5	20,6
6 a 6,9	15,8	16,1	16,5	17	18	19,1	19,8	20,7	22,8
7 a 7,9	16,1	16,8	17	17,6	18,7	20	21	21,8	22,9
8 a 8,9	16,5	17,2	17,5	18,1	19,2	20,5	21,6	22,6	24
9 a 9,9	17,5	18	18,4	19	20,1	21,8	23,2	24,5	26

(Continua)

Tabela 63.1
Percentis de CB segundo idade e sexo. *(Continuação)*

Percentis masculino

Idade (anos)	5	10	15	25	50	75	85	90	95
10 a 10,9	18,1	18,6	19,1	19,7	21,1	23,1	24,8	26	27,9
11 a 11,9	18,5	19,3	20,6	22,1	22,1	24,5	26,1	27,6	29,4
12 a 12,9	19,3	20,1	20,7	21,5	23,1	25,4	27,1	28,5	30,3
13 a 13,9	20	20,8	21,6	22,5	24,5	26,6	28,2	29	30,8
14 a 14,9	21,6	22,5	23,2	23,8	25,7	28,1	29,1	30	32,3
15 a 15.9	22,5	23,4	24	25,1	27,2	29	30,3	31,2	32,7
16 a 16,9	24,1	25	25,7	26,7	28,3	30,6	32,1	32,7	34,7
17 a 17,9	24,1	25,1	25,9	26,8	28,6	30,8	32,2	33,3	34,7
18 a 24,9	26	27,1	27,7	28,7	30,7	33	34,4	35,4	37,2

Percentis feminino

Idade (anos)	5	10	15	25	50	75	85	90	95
0 a 0,4	10,7	–	11,8	–	12,7	–	14,5	–	15
0,5 a 0,9	12,5	–	13,4	–	14,6	–	16,2	–	17
1 a 1,9	13,6	14,1	14,4	14,8	15,7	16,4	17	17,2	17,8
2 a 2,9	14,2	14,6	15	15,4	16,1	17	17,4	18	18,5
3 a 3,9	14,4	15	15,2	15,7	16,6	17,4	18	18,4	19
4 a 4,9	14,8	15,3	15,7	16,1	17	18	18,5	19	19,5
5 a 5,9	15,2	15,7	16,1	16,5	17,5	18,5	19,4	20	21
6 a 6,9	15,7	16,2	16,5	17	17,8	19	19,9	20,5	22
7 a 7,9	16,4	16,7	17	17,5	18,6	20,1	20,9	21,6	23,3
8 a 8,9	16,7	17,2	17,6	18,2	19,2	21,2	22,2	23,2	25,1
9 a 9,9	17,9	18,1	18,6	19,1	20,6	22,2	23,8	25	26,7
10 a 10,9	17,8	18,4	18,9	19,5	21,2	23,4	25	26,1	27,3
11 a 11,9	18,8	19,6	20	20,6	22,2	25,1	26,5	27,9	30
12 a 12,9	19,2	20	20,5	21,5	23,7	25,8	27,6	28,3	30,2
13 a 13,9	20,1	21	21,5	22,5	24,3	26,7	28,3	30,1	32,7
14 a 14,9	21,2	21,8	22,5	23,5	25,1	27,4	29,5	30,9	32,9
15 a 15,9	21,6	22,2	22,9	23,5	25,2	27,7	28,8	30	32,2
16 a 16,9	22,3	23,2	23,5	24,4	26,1	28,5	29,9	31,6	33,5
17 a 17,9	22	23,1	23,6	24,5	26,6	29	30,7	32,8	35,4
18 a 24,9	22,4	23,3	24	24,8	26,8	29,2	31,2	32,4	35,2

Fonte: Desenvolvido pela autoria do capítulo.

- Anotar no prontuário do paciente o valor e o percentil da CB.

Resultado esperado

CB em centímetros e classificação em percentil.

Pontos críticos

- Edema de membros superiores.
- Aplicação incorreta das técnicas descritas.
- Ausência de instrumentos para realização de medidas.

Registro

Registrar o valor em centímetros e em percentil da CB no prontuário eletrônico.

Bibliografia consultada

- Frisancho AR. Anthropometric standards for the assessment of growth and nutritional status. Ann Arbor: University of Michigan Press, 1999.
- Sociedade Brasileira de Pediatria. Avaliação nutricional da criança e do adolescente – Manual de Orientação/Sociedade Brasileira de Pediatria. Departamento de Nutrologia. São Paulo: Sociedade Brasileira de Pediatria. Departamento de Nutrologia; 2009:112.

64

Aferição e Interpretação da Dobra Cutânea Tricipital (DCT)

Conceito
A aferição da DCT é a medida da espessura de dupla camada de pele e de tecido adiposo na região tricipital.

Finalidade
Avaliar e acompanhar a depleção da massa gorda de lactentes, crianças ou adolescentes durante a intervenção nutricional.

Indicação
Indicado ao paciente ambulatorial e hospitalizado.

Contraindicação
- Não deve ser utilizado no caso de edema de membros superiores.

Competência
Nutricionista.

Material
- Adipômetro.
- Fita métrica inelástica e flexível.
- Prontuário do paciente.

DESCRIÇÃO DO PROCEDIMENTO
- Solicitar ajuda ao acompanhante para efetuar a avaliação no braço não dominante da criança. Na impossibilidade, realizar a medida no braço mais acessível.

- Deixar o braço da criança relaxado, flexionado em frente ao tórax, formando um ângulo de 90°.
- Marcar com a caneta o ponto médio entre o acrômio e o olecrano.
- Posicionar o braço da criança ao longo do corpo. Pinçar a dobra formada pela pele e pelo tecido adiposo com os dedos polegar e indicador da mão esquerda a 1 cm do ponto marcado. Inserir o adipômetro exatamente no local assinalado. Fazer a leitura.
- Realizar a medida por três vezes, calcular a média dos valores obtidos (Figura 64.1).

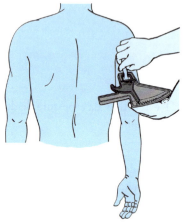

Figura 64.1 – *Mensuração da DCT.*
Fonte: Frisancho, 1999.

- Localizar o valor obtido na Tabela 64.1 de percentis indicada a seguir.
- Anotar no prontuário do paciente o valor e o percentil da DCT localizados, bem como a interpretação nutricional.

Tabela 64.1
Percentis de DCT segundo idade e sexo.

Percentis masculinos									
Idade (anos)	5	10	15	25	50	75	85	90	95
0 a 0,4	4	–	5	–	8	–	12	–	15
0,5 a 0,9	5	–	7	–	9	–	13	–	15
1 a 1,9	6,5	7	7,5	8	10	12	13	14	15,5

(*Continua*)

Tabela 64.1
Percentis de DCT segundo idade e sexo. *(Continuação)*

Percentis masculinos

Idade (anos)	5	10	15	25	50	75	85	90	95
2 a 2,9	6	6,5	7	8	10	12	13	14	15
3 a 3,9	6	7	7	8	9,5	11,5	12,5	13,5	15
4 a 4,9	5,5	6,5	7	7,5	9	11	12	12,5	14
5 a 5,9	5	6	6	7	8	10	11,5	13	14,5
6 a 6,9	5	5,5	6	6,5	8	10	12	13	16
7 a 7,9	4,5	5	6	6	8	10,5	12,5	14	16
8 a 8,9	5	5,5	6	7	8,5	11	13	16	19
9 a 9,9	5	5,5	6	6,5	9	12,5	15,5	17	20
10 a 10,9	5	6	6	7,5	10	14	17	20	24
11 a 11,9	5	6	6,5	7,5	10	16	19,5	23	27
12 a 12,9	4,5	6	6	7,5	10,5	14,5	18	22,5	27,5
13 a 13,9	4,5	5	5,5	7	9	13	17	20,5	25
14 a 14,9	4	5	5	6	8,5	12,5	15	15	23,5
15 a 15,9	5	5	5	6	7,5	11	15	18	23,5
16 a 16,9	4	5	5,1	6	8	12	14	17	23
17 a 17,9	4	5	5	6	7	11	13,5	16	19,5
18 a 24,9	4	5	5,5	6,5	10	14,5	17,5	20	23,5

Percentis femininos

Idade (anos)	5	10	15	25	50	75	85	90	95
0 a 0,4	4	–	5	–	8	–	12	–	13
0,5 a 0,9	6	–	7	–	9	–	12	–	15
1 a 1,9	6	7	7	8	10	12	13	14	16
2 a 2,9	6	7	7,5	8,5	10	12	13,5	14,5	16
3 a 3,9	6	7	7,5	8.5	10	12	13	14	16
4 a 4,9	6	7	7,5	8	10	12	13	14	15,5
5 a 5,9	5,5	7	7	8	10	12	13,5	15	17
6 a 6,9	6	6,5	7	8	10	12	13	15	17
7 a 7,9	6	7	7	8	10,5	12,5	15	16	19
8 a 8,9	6	7	7,5	8,5	11	14,5	17	18	22,5
9 a 9,9	6,5	7	8	9	12	16	19	21	15

(Continua)

Aferição e Interpretação da Dobra Cutânea Tricipital (DCT)

Tabela 64.1 Percentis de DCT segundo idade e sexo. (*Continuação*)									
Percentis masculinos									
Idade (anos)	*5*	*10*	*15*	*25*	*50*	*75*	*85*	*90*	*95*
10 a 10,9	7	8	8	9	12,5	17,5	20	22,5	27
11 a 11,9	7	8	8,5	10	13	18	21,5	24	29
12 a 12,9	7	8	9	11	14	18,5	21,5	24	27,5
13 a 13,9	7	8	9	11	15	20	24	25	30
14 a 14,9	8	9	10	11,5	16	21	23,5	26,5	32
15 a 15,9	8	9,5	10,5	12	16,5	20,5	23	26	32,5
16 a 16,9	10.5	11,5	12	14	18	23	26	29	32,5
17 a 17,9	9	10	12	13	18	24	26,5	29	34,5
18 a 24,9	9	11	12	14	18,5	24,5	28,5	31	36

Fonte: Desenvolvido pela autoria do capítulo

Resultado esperado

■ DCT em milímetros e classificação em percentil.

Pontos críticos

■ Aplicação incorreta das técnicas descritas.
■ Ausência de instrumentos para realização de medidas.

Registro

Registrar o valor em mm e percentil da DCT no prontuário eletrônico.

Bibliografia consultada

• Frisancho AR. Anthropometric standards for the assessment of growth and nutritional status. Ann Arbor: University of Michigan Press, 1999.
• Sociedade Brasileira de Pediatria. Avaliação nutricional da criança e do adolescente – Manual de Orientação/Sociedade Brasileira de Pediatria. Departamento de Nutrologia. São Paulo: Sociedade Brasileira de Pediatria. Departamento de Nutrologia; 2009:112.

65

Circunferência Muscular do Braço (CMB)

Conceito

A CMB é a medida que representa a reserva de tecido muscular do indivíduo (sem correção da área óssea).

Finalidade

Avaliar e acompanhar mudanças no compartimento muscular de lactentes, crianças ou adolescentes hospitalizados ou em acompanhamento ambulatorial durante a intervenção nutricional.

Indicação

Indicado para lactentes, crianças ou adolescentes hospitalizados ou em acompanhamento ambulatorial.

Contraindicação

- Não deve ser utilizado no caso de edema de membros superiores.

Competência

Nutricionista.

Material

- Fita métrica inelástica e flexível.
- Adipômetro.
- Caneta esferográfica hipoalergênica.
- Prontuário eletrônico.

DESCRIÇÃO DO PROCEDIMENTO

- Aferir a dobra cutânea tricipital (DCT) conforme procedimento "Aferição da Dobra Cutânea Tricipital";
- Aferir a circunferência do braço (CB) conforme procedimento "Mensuração da Circunferência do Braço";
- Calcular a CMB de acordo com a equação a seguir:

$$\text{CMB (cm)} = \text{CB (cm)} - [(\text{DCT (mm)} \times \pi)], \qquad \text{sendo } \pi = 3,14$$

- Localizar o valor obtido na Tabela 65.1 de percentis indicada a seguir:

Tabela 65.1
Percentis de CMB segundo idade e sexo.

Percentis masculinos

Idade (anos)	5	10	25	50	75	90	95
1 a 1,9	11	11,3	11,9	12,7	13,5	14,4	14,7
2 a 2,9	11,1	11,4	12,2	13	14	14,6	15
3 a 3,9	11,7	12,3	13,1	13,7	14,3	14,8	15,3
4 a 4,9	12,3	12,6	13,3	14,1	14,8	15,6	15,9
5 a 5,9	12,8	13,3	14	14,7	15,4	16,2	16,9
6 a 6,9	13,1	13,5	14,2	15,1	16,1	17	17,7
7 a 7,9	13,7	13,9	15,1	16	16,8	17,7	18
8 a 8,9	14	14,5	15,4	16,2	17	18,2	18,7
9 a 9,9	15,1	15,4	16,1	17	18,3	19,6	20,2
10 a 10,9	15,6	16	16,6	18	19,1	20,9	22,1
11 a 11,9	15,9	16,5	17,3	18,3	19,5	20,5	23
12 a 12,9	16,7	17,1	18,2	19,5	21	22,3	24,1
13 a 13,9	17,2	17,9	19,6	21,1	22,6	23,8	24,5
14 a 14,9	18,9	19,9	21,2	22,3	24	26	26,4
15 a 15,9	19,9	20,4	21,8	23,7	25,4	26,6	27,2
15 a 16,9	21,3	22,5	23,4	24,9	26,9	28,7	29,6
17 a 17,9	22,4	23,1	24,5	25,8	27,3	29,4	31,2
18 a 18,9	22,6	23,7	25,2	26,4	28,3	29,8	32,4
19 a 24,9	23,8	24,5	25,7	27,3	28,9	30,9	32,1

(Continua)

Tabela 65.1
Percentis de CMB segundo idade e sexo. *(Continuação)*

Percentis femininos

Idade (anos)	5	10	25	50	75	90	95
1 a 1,9	10,5	11,1	11,7	12,4	13,2	13,9	14,3
2 a 2,9	11,1	11,4	11,9	12,6	13,3	14,2	14,7
3 a 3,9	11,3	11,9	12,4	13,2	14	14,6	15,2
4 a 4,9	11,5	12,1	12,8	13,6	14,4	15,2	15,7
5 a 5,9	12,5	12,8	13,4	14,2	15,1	15,9	16,5
6 a 6,9	13	13,3	13,8	14,5	15,4	16,6	17,1
7 a 7,9	12,9	13,5	14,2	15,1	16	17,1	17,6
8 a 8,9	13,8	14	15,1	16	17,1	18,3	19,4
9 a 9,9	14,7	15	15,8	16,7	18	19,4	19,8
10 a 10,9	14,8	15	15,9	17	18	19	19,7
11 a 11,9	15	15,8	17,1	18,1	19,6	21,7	22,3
12 a 12,9	16,2	16,6	18	19,1	20,1	21,4	22
13 a 13,9	16,9	17,5	18,3	19,8	21,1	22,6	24
14 a 14,9	17,4	17,9	19	20,1	21,6	23,2	24,7
15 a 15,9	17,5	17,8	18,9	20,2	21,5	22,8	24,4
15 a 16,9	17	18	19	20,2	21,6	23,4	24,9
17 a 17,9	17,5	18,3	19,4	20,5	22,1	23,9	25,7
18 a 18,9	17,4	17,9	19,5	20,2	21,5	23,7	24,5
19 a 24,9	17,9	18,5	19,5	20,7	22,1	23,6	24,9

Fonte: Desenvolvido pela autoria do capítulo.

- Anotar no prontuário do paciente o valor e o percentil da CMB.

Resultado esperado
CMB em centímetros e classificação em percentil.

Pontos críticos/riscos
- Não deve ser utilizado no caso de edema de membros superiores.
- Aplicação incorreta das técnicas descritas.
- Ausência de instrumentos para realização de medidas.

Registro
Registrar o valor em cm e em percentil da CMB no prontuário eletrônico.

Bibliografia consultada

- Frisancho AR. Anthropometric standards for the assessment of growth and nutritional status. Ann Arbor: University of Michigan Press, 1999.
- Sociedade Brasileira de Pediatria. Avaliação nutricional da criança e do adolescente – Manual de Orientação/Sociedade Brasileira de Pediatria. Departamento de Nutrologia. São Paulo: Sociedade Brasileira de Pediatria. Departamento de Nutrologia; 2009:112.

66

Área Muscular do Braço (AMB)

Conceito
A AMB é um indicador que representa as mudanças na reserva de tecido muscular com correção da área óssea. Para a sua obtenção, leva-se em conta os valores de CB e DCT.

Finalidade
Avaliar e acompanhar mudanças no compartimento muscular (com correção da massa óssea) de crianças ou adolescentes hospitalizados ou em acompanhamento ambulatorial durante a intervenção nutricional.

Indicação
Indicado para crianças ou adolescentes hospitalizados ou em acompanhamento ambulatorial.

Contraindicação
Não deve ser utilizado no caso de edema de membros superiores.

Competência
Nutricionista.

Material
- Fita métrica milimetrada inelástica e flexível.
- Adipômetro.
- Caneta esferográfica hipoalergênica.
- Prontuário eletrônico.

DESCRIÇÃO DO PROCEDIMENTO

- Aferir a dobra cutânea tricipital (DCT), conforme procedimento "Aferição de Dobra Cutânea Tricipital".
- Aferir a circunferência do braço (CB), conforme procedimento "Mensuração da Circunferência do Braço".
- Calcular a AMB de acordo com a fórmula a seguir:

$$AMB\ (cm^2) = \{CB\ (cm) - [(DCT\ (mm) \times \pi) \div 10]\}^2/4\ \pi \quad \text{sendo } \pi = 3,14$$
ou $CMB^2/4\ \pi$

- Localizar o valor obtido no Quadro 66.1.

Quadro 66.1
Distribuição de percentis de área muscular do braço por idade e sexo.

Percentis masculinos									
Idade (anos)	*5*	*10*	*15*	*25*	*50*	*75*	*85*	*90*	*95*
1 a 1,9	9,7	10,4	10,8	11,6	13	14,6	15,4	16,3	17,2
2 a 2,9	10,1	10,9	11,3	12,4	13,9	15,6	16,4	16,9	18,4
3 a 3,9	11,2	12	12,6	13,5	15	16,4	17,4	18,3	19,5
4 a 4,9	12	12,9	13,5	14,5	16,2	17,9	18,8	19,8	20,9
5 a 5,9	13,2	14,2	14,7	15,7	17,6	19,5	20,7	21,7	23,2
6 a 6,9	14,4	15,3	15,8	16,8	18,7	21,3	22,9	23,8	25,7
7 a 7,9	15,1	16,2	17	18,5	20,6	22,6	24,5	25,2	28,6
8 a 8,9	16,3	17,8	18,5	19,5	21,6	24	25,5	26,6	29
9 a 9,9	18,2	19,3	20,3	21,7	23,5	26,7	28,7	30,4	32,9
10 a 10,9	19,6	20,7	21,6	23	25,7	29	32,2	34	37,1
11 a 11,9	21	22	23	24,8	27,7	31,6	33,6	36,1	40,3
12 a 12,9	22,6	24,1	25,3	26,9	30,4	35,9	39,3	40,9	44,9
13 a 13,9	24,5	26,7	28,1	30,4	35,7	41,3	45,3	48,1	52,5
14 a 14,9	28,3	31,3	33,1	36,1	41,9	47,4	51,3	54	57,5
15 a 15,9	31,9	34,9	36,9	40,3	46,3	53,1	56,3	57,7	63
16 a 16,9	37	40,9	42,4	45,9	51,9	57,8	63,6	66,2	70,5
17 a 17,9	39,6	42,6	44,8	48	53,4	60,4	64,3	67,9	73,1
18 a 24,9	34,2	37,3	39,6	42,7	49,4	57,1	61,8	65	72

(Continua)

Quadro 66.1
Distribuição de percentis de área muscular do braço por idade e sexo.
(*Continuação*)

Percentis femininos

Idade (anos)	5	10	15	25	50	75	85	90	95
1 a 1,9	8,9	9,7	10,1	10,8	12,3	13,8	14,6	15,3	16,2
2 a 2,9	10,1	10,6	10,9	11,8	13,2	14,7	15,6	16,4	17,3
3 a 3,9	10,8	11,4	11,8	12,6	14,3	15,8	16,7	17,4	18,8
4 a 4,9	11,2	12,2	12,7	13,6	15,3	17	18	18,6	19,8
5 a 5,9	12,4	13,2	13,9	14,8	16,4	18,3	19,4	20,6	22,1
6 a 6,9	13,5	14,1	14,6	15,6	17,4	19,5	21	22	24,2
7 a 7,9	14,4	15,2	15,8	16,7	18,9	21,2	22,6	23,9	25,3
8 a 8,9	15,2	16	16,8	18,2	20,8	23,2	24,6	26,5	28
9 a 9,9	17	17,9	18,7	19,8	21,9	25,4	27,2	28,3	31,1
10 a 10,9	17,6	18,5	19,3	20,9	23,8	27	29,1	31	33,1
11 a 11,9	19,5	21	21,7	23,2	26,4	30,7	33,5	35,7	39,2
12 a 12,9	20,4	21,8	23,1	25,5	29	33,2	36,3	37,8	40,5
13 a 13,9	22,8	24,5	25,4	27,1	30,8	35,3	38,1	39,6	43,7
14 a 14,9	24	26,2	27,1	29	32,8	36,9	39,8	42,3	47,5
15 a 15,9	24,4	25,8	27,5	29,2	33	37,3	40,2	41,7	45,9
16 a 16,9	25,2	26,8	28,2	30	33,6	38	40,2	43,7	48,3
17 a 17,9	25,9	27,5	28,9	30,7	34,3	39,6	43,4	46,2	50,8
18 a 24,9	19,5	21,5	22,8	24,5	28,3	33,1	36,4	39	44,2

Fonte: Desenvolvido pela autoria do capítulo.

■ Anotar no prontuário do paciente o valor e o percentil da AMB, bem como a interpretação nutricional conforme Quadro 66.2.

Quadro 66.2
Classificação antropométrica pela área muscular do braço.

Categoria	Percentil	Interpretação
I	0 a 5	Desnutrido
II	5,1 a 15	Abaixo da média
III	15,1 a 75	Média (normal)
IV	75,1 a 85	Acima da média
V	85,1 a 100	Acima da média

Fonte: Desenvolvido pela autoria do capítulo.

Resultado esperado

AMB em centímetros quadrados e classificação em percentil.

Pontos críticos

- Aplicação incorreta das técnicas descritas.
- Ausência de instrumentos para realização de medidas.

Registro

Registrar o valor (cm² e percentil) da AMB no prontuário eletrônico.

Bibliografia consultada

- Frisancho AR. Anthropometric standards for the assessment of growth and nutritional status. Ann Arbor: University of Michigan Press, 1999.
- Sociedade Brasileira de Pediatria. Avaliação nutricional da criança e do adolescente – Manual de Orientação/Sociedade Brasileira de Pediatria. Departamento de Nutrologia. São Paulo: Sociedade Brasileira de Pediatria. Departamento de Nutrologia; 2009:112.

Mensuração da Circunferência da Cintura

Conceito
A circunferência da cintura representa a adiposidade central em crianças e adolescentes.

Finalidade
Obter um indicador de composição corporal para auxiliar na classificação e monitorização do estado nutricional.

Indicação
É indicada para estimar depósito de gordura na região abdominal de crianças ou adolescentes hospitalizados ou em acompanhamento ambulatorial.

Contraindicação
Pacientes com edema de membros superiores.

Competência
- Nutricionista.

Material
- Fita métrica milimetrada inelástica e flexível.
- Caneta esferográfica.
- Prontuário eletrônico.

DESCRIÇÃO DO PROCEDIMENTO
- A medida da circunferência é realizada sobre a crista ilíaca.
- Anotar no prontuário do paciente o valor (cm) e o percentil da circunferência da cintura, de acordo com o Quadro 67.1.

Quadro 67.1
Classificação em percentis da circunferência da cintura por idade e sexo.

Percentis masculinos

Idade (anos)	10	25	50	75	90
2	43,2	45	47,1	48,8	50,8
3	44,9	46,9	49,1	51,3	54,2
4	46,6	48,7	51,1	53,9	57,6
5	48,4	50,6	53,2	56,4	61
6	50,1	52,4	55,2	59	64,4
7	51,8	54,3	57,2	61,5	67,8
8	53,5	56,1	59,3	64,1	71,2
9	55,3	58	61,3	66,6	74,6
10	57	59,8	63,3	69,2	78
11	58,7	61,7	65,4	71,7	81,4
12	60,5	63,5	67,4	74,3	84,8
13	62,2	65,4	69,5	76,8	88,2
14	63,9	67,2	71,5	79,4	91,6
15	65,6	69,1	73,5	81,9	95
16	67,4	70,9	75,6	84,5	98,4
17	69,1	72,8	77,6	87	101,8
18	70,8	74,6	79,6	89,6	105,2

Percentis femininos

Idade (anos)	10	25	50	75	90
2	43,8	45	47,1	49,5	52,2
3	45,4	46,7	49,1	51,9	55,3
4	46,9	48,4	51,1	54,3	58,3
5	48,5	50,1	53	56,7	61,4
6	50,1	51,8	55	59,1	64,4
7	51,6	53,5	56,9	61,5	67,5
8	53,2	55,2	58,9	63,9	70,5
9	54,8	56,9	60,8	66,3	73,6
10	56,3	58,6	62,8	68,7	76,6
11	57,9	60,3	64,8	71,1	79,7
12	59,5	62	66,7	73,5	82,7

(Continua)

Quadro 67.1
Classificação em percentis da circunferência da cintura por idade e sexo.
(Continuação)

Percentis femininos

Idade (anos)	10	25	50	75	90
13	61	63,7	68,7	75,9	85,8
14	62,6	65,4	70,6	78,3	88,8
15	64,2	67,1	72,6	80,7	91,9
16	65,7	68,8	74,6	83,1	94,9
17	67,3	70,5	76,5	85,5	98
18	68,9	72,2	78,5	87,9	101

Fonte: Desenvolvido pela autoria do capítulo.

■ Crianças ou adolescentes com percentil acima de 90 representa depósito de gordura na região abdominal e possível associação com fatores de riscos cardiovasculares (elevada concentração de insulina, níveis alterados de pressão arterial, triglicerídeos, colesterol LDL e HDL).

Resultado esperado
Medida da circunferência da cintura em centímetros e classificação em percentil.

Pontos críticos
■ Aplicação incorreta das técnicas descritas.
■ Ausência de instrumentos para realização de medidas.

Registro
Registrar o valor (cm e percentil) da circunferência da cintura no prontuário eletrônico.

Bibliografia consultada
• Fernandez JR, Redden DT, Pietrobelli A, Allison DB. Waist circumference percentis in nationally representative samples of African-American, European American, and Mexican-American children and adolescents. JPediatr, 2004;145:439-4.
• Sociedade Brasileira de Pediatria. Avaliação nutricional da criança e do adolescente – Manual de Orientação/Sociedade Brasileira de Pediatria. Departamento de Nutrologia. São Paulo: Sociedade Brasileira de Pediatria. Departamento de Nutrologia; 2009:112.

68

Cálculo Estimado do Gasto Energético Basal, Necessidades Hídricas e Proteicas

Conceito

É o cálculo estimado da taxa metabólica basal (TMB) e do gasto energético total (GET) por meio de equações específicas.

Estimativa das necessidades hídricas por meio de equações específicas.

Estimativa da necessidade proteica por meio de tabelas de recomendações.

Finalidade

Estimar a demanda energética, hídrica e proteica de recém-nascidos (RN), lactentes, crianças ou adolescentes.

Indicação

Indicado para RN, lactentes, crianças ou adolescentes hospitalizados ou em acompanhamento ambulatorial.

Competência

Nutricionista.

Material

- Impresso ou prontuário eletrônico de evolução nutricional.
- Tabelas e equações matemáticas de estimativa.

DESCRIÇÃO DO PROCEDIMENTO

- Coletar dados do paciente referentes a sexo, idade, peso, estatura, doença e nível de atividade física.
- Com os dados obtidos, calcular a taxa metabólica basal (TMB) e o gasto energético total (GET), conforme descrito a seguir.

> Cálculo de calorias para recém-nascido pré-termo (RNPT) até completar 40 semanas de idade gestacional corrigida: 110 a 135 Kcal/kg peso por dia.

Fonte: Koletzko et al., 2014.

Tabela 68.1
Equação para estimar o requerimento energético para RN Termo (RNT), lactentes, crianças ou adolescentes com peso adequado.

Idade	Estimativa de requerimento energético (ERE = gasto energético + TMB)
0 a 3 meses	ERE = {89 × P (kg) – 100} + 175
4 a 6 meses	ERE = {89 × P (kg) – 100} + 56
7 a 12 meses	ERE = {89 × P (kg) – 100} + 22
13 a 35 meses	ERE = {89 × P (kg) – 100} + 20
3 a 8 anos	Meninos: ERE = 88,5 – 61,9 × idade (anos) + AF × {26,7 x P (kg) + 903 × E (m)} + 20 Meninas: ERE = 135,3 – 30,8 × idade (anos) + AF × {10 x P (kg) + 934 × E (m)} + 20
9 a 18 anos	Meninos: ERE = 88,5 – 61,9 × idade (anos) + AF × {26,7 x P (kg) + 903 × E (m)} + 25 Meninas: ERE = 135,3 – 30,8 × idade (anos) + AF × {10 x P (kg) + 934 × E (m)} + 25

P: peso; E: estatura; AF: atividade física.

Fonte: Desenvolvido pela autoria do capítulo.

Tabela 68.2
Coeficiente de atividade física para determinar o requerimento energético em crianças ou adolescentes de 3 a 18 anos.

Nível de atividade física				
Sexo	Sedentária*	Baixa atividade**	Ativo***	Muito ativo****
Masculino	1	1,13	1,26	1,42
Feminino	1	1,16	1,31	1,56

* sedentária = atividade diária de rotina.

** baixa atividade = atividade diária de rotina + 30 a 60 minutos de atividade moderada diária como caminhar de 5 a 7 km/dia.

*** ativo = atividade diária de rotina + ≥ 60 minutos de atividade moderada diária.

**** muito ativo = atividade diária de rotina + ≥ 60 minutos de atividade moderada diária + 60 minutos de atividade rigorosa ou 120 minutos de atividade moderada.

Fonte: DRI/IOM, 2005.

Tabela 68.3
Equação para cálculo das necessidades hídricas e calóricas.

Peso corporal	Necessidade hídrica
Até 10 kg	100 mL/kg/dia
De 11 a 20 kg	1000 mL + 50 mL para cada kg acima de 10 kg
Acima de 20 kg	1500 mL + 20 mL para cada kg acima de 20 kg

Fonte: Holliday & Segar, 1957.

Tabela 68.4
Equação de Schofield para estimativa de requerimento energético para RN, lactentes, crianças ou adolescentes gravemente doentes.

Idade (anos)	Sexo	Equação
0 a 3	Masculino	TMB = $(59,48 \times P) - 30,33$ TMB = $(0,167 \times P) + (1517,4 \times E) - 617,6$
	Feminino	TMB = $(58,29 \times P) - 315$ TMB = $(16,25 \times P) + (1023,2 \times E) - 413,5$
3 a 10	Masculino	TMB = $(22,7 \times P) + 505$ TMB = $(19,6 \times P) + (130,3 \times E) + 414,9$
	Feminino	TMB = $(20,3 \times P) + 486$ TMB = $(16,97 \times P) + (161,8 \times E) + 371,2$
10 a 18	Masculino	TMB = $(13,4 \times P) + 693$ TMB = $(16,25 \times P) + (137,2 \times E) + 515,5$
	Feminino	TMB = $(17,7 \times P) + 659$ TMB = $(8,365 \times P) + (465 \times E) + 200$

P: peso (kg); E: estatura (m).
Fonte: Schofield, 1985.

- A partir da determinação da necessidade calórica, calcular a necessidade proteica conforme a seguir:

Cálculo de proteínas para RNPT até completar 40 semanas de idade gestacional corrigida:
Peso < 1.000 g: 4 g prot/kg peso por dia
Peso > 1.000 g: 3,5 g prot/kg peso por dia

Fonte: Koletzko et al., 2014.

Tabela 68.5
Recomendação de proteínas (gramas/dia) para lactentes menores do que 1 ano.

Macronutrientes	0 a 6 meses	7 a 12 meses
Carboidrato (g/d)	60	95
Gordura (g/d)	31	30
Proteína (g/d)	9,1	13,5

Fonte: DRI/IOM, 2005.

Tabela 68.6
Recomendação de proteínas para lactentes maiores do que 1 ano, crianças e adolescentes, conforme distribuição de macronutrientes (% do valor energético total).

Macronutrientes	1 a 3 anos	4 a 18 anos
Carboidrato	45% a 65%	45% a 65%
Gordura	30% a 40%	25% a 35%
Proteína	5% a 20%	10% a 30%

Fonte: DRI/IOM, 2005.

Tabela 68.7
Necessidades proteicas para lactentes maiores do que 1 ano, crianças e adolescentes oncológicos.

Idade	Necessidade proteica (g/ kg/dia)
Até 1 ano	1,5
1 a 3 anos	1,1
4 a 13 anos	0,95
14 a 18 anos	0,85
> 18 anos	0,80

Fonte: ASPEN, 2010.

Tabela 68.8
Necessidades proteicas para lactentes, crianças e adolescentes gravemente doentes ou submetidos a transplante de células-tronco hematopoiéticas (do condicionamento até o terceiro dia com mais de 500 neutrófilos).

Idade	Necessidade proteica (g/kg/dia)
Todas as idades	1,5

Fonte: ASPEN, 2017.

- Realizar a adequação da prescrição dietética e das condutas nutricionais, considerando a estimativa das necessidades nutricionais.
- Registrar todos dados obtidos no impresso ou prontuário eletrônico de evolução nutricional.

Resultado esperado

Estimar as necessidades nutricionais de crianças ou adolescentes, e a partir de então, estabelecer as condutas dietoterápicas.

Pontos críticos

- O GET poderá superestimar ou subestimar as necessidades nutricionais dos pacientes de acordo com a condição clínica ou a doença de base.

Registro

Registrar as estimativas nutricionais e o plano terapêutico no prontuário eletrônico.

Bibliografia consultada

- Holliday MA, Segar WE. The maintenance need for water in parenteral fluid therapy. Pediatrics 1957;19:823-32.
- Hulst JM, Zwart H, Hop WC, Joosten KFM. Dutch national survey to test the STRONGkids nutritional risk screening tool in hospitalized children. Clin Nutr. 2010;29:106-11.
- Institute of Medicine. Dietary Reference Intakes for Energy, Carbohydrate, Fiber, Fat, Fatty Acids, Cholesterol, Protein, and Amino Acids. Washington (DC): The National Academies Press; 2005.
- Koletzko B, Poindexter B, Uauy R. Nutritional Care of Preterm Infants: Scientific Basis and Practical Guidelines. World Rev Nutr Diet. 2014;110:1-314.
- Mehta NM, Skillman HE, Irving SY, Coss-Bu JA, Vermilyea S, Farrington EA, et al. Guidelines for the Provision and Assessment of Nutrition Support Therapy in the Pediatric Critically Ill Patient: Society of Critical Care Medicine and American Society for Parenteral and Enteral Nutrition. JPEN J Parenter Enteral Nutr. 2017;41: 706-42.
- Schofield WN. Predicting basal metabolic rate, new standards and review of previous work. Hum Nutr Clin Nutr. 1985;39:5-41.

Bioimpedância Elétrica (BIA)

Conceito

É a estimativa da composição corporal por meio de uma corrente elétrica de baixa intensidade e alta frequência. Ao passar pelo organismo, essa corrente assume uma oposição aos fluidos extracelulares e outra oposição às membranas celulares que são denominadas respectivamente de Resistência (R) e Reactância (Xc). Os tecidos magros são altamente condutores de corrente elétrica devido à grande quantidade de água e eletrólitos, ou seja, apresentam baixa resistência à passagem da corrente elétrica. Por outro lado, a gordura e a pele constituem um meio de baixa condutividade apresentando, portanto, elevada resistência. A análise dessas variáveis permite a estimativa do percentual de massa gorda (MG), massa livre de gordura (MLG), fluidos do organismo (água intracelular e extracelular) e ângulo de fase (AF), considerado *"ilness marker"* (marcador de doença).

Finalidade

Complementar a avaliação nutricional convencional em casos específicos em que há necessidade de avaliação mais detalhada dos compartimentos corporais.

Indicação

Indicado para pacientes hospitalizados e em acompanhamento ambulatorial, nos quais seja necessário complementar a avaliação nutricional com informações dos compartimentos corporais.

Contraindicação

- Crianças ou adolescentes portadores de marca-passo.

Competência
- Nutricionista.

Material
- Aparelho de bioimpedância tetrapolar.
- Adesivos para eletrodos.
- Algodão.
- Álcool.
- Prontuário eletrônico.

DESCRIÇÃO DO PROCEDIMENTO
- Verificar a idade da criança ou do adolescente.
- Efetuar medidas de estatura e de peso, conforme procedimentos "Estimativa da Altura Corporal" e "Estimativa de Peso Corporal".
- Orientar o responsável pela criança ou pelo adolescente quanto ao procedimento e o uso do aparelho.
- Posicionar o paciente e efetuar os passos a seguir:
  - ◆ Retirar calçados, meias, relógio, pulseiras e/ou afins.
  - ◆ Deitar a criança ou adolescente em decúbito dorsal.
  - ◆ Afastar pernas e braços da criança ou do adolescente em ângulo de 45°.
  - ◆ Abrir as mãos da criança ou do adolescente, que devem ser apoiadas na maca.
  - ◆ Higienizar com álcool e algodão os locais onde que serão aderidos os adesivos para os eletrodos (para retirar o excesso de gordura da pele).
  - ◆ Fixar os eletrodos aos adesivos já aderidos na pele.
  - ◆ Colocar os detectores da BIA (clipe preto proximal e clipe vermelho distal) nos pontos anatômicos predeterminados (tornozelo e pé esquerdos, mão e pulso esquerdos).
  - ◆ Ligar o aparelho e digitar os dados solicitados do paciente.
- Realizar a avaliação e anotar os resultados.

Resultado esperado
Realização da estimativa da composição corporal de crianças ou adolescentes, bem como determinação do AF (marcador de doença), especialmente em pacientes com alterações de compartimento hídrico (edemaciados, com ascite, gravemente doentes) em que a estimativa de composição corporal pode ser imprecisa.

Pontos críticos
- Posicionamento incorreto dos eletrodos.
- Não higienização dos pontos de localização dos eletrodos.

- Não confirmar se o paciente atende aos critérios para a realização adequada do exame.
- Em pacientes com edema e/ou ascite, além dos amputados, devido à alteração da composição corporal (desequilíbrio entre massa magra e massa livre de gordura), a avaliação por meio da BIA para estimativa da composição corporal não é indicada.

Registro

Registrar o resultado da avaliação da composição corporal no prontuário eletrônico.

Bibliografia consultada

- Kyle UG, Bosaeus I, De Lorenzo AD, Deurenberg P, Elia M, Gómez JM, et al. Bioelectrical impedance analysis – part I: review of principles and methods. Clin Nutr. 2004;23:1226-43.
- Kyle UG, Bosaeus I, De Lorenzo AD, Deurenberg P, Elia M, Gómez JM, et al. Bioelectrical impedance analysis – part II: utilization in clinical practice. Clin Nutr. 2004; 23:1430-53.

70

Indicação de Terapia Nutricional Enteral (TNE)

Conceito

A indicação de TNE é feita para pacientes que não conseguem suprir suas necessidades nutricionais diárias pela alimentação habitual.

Finalidade

Suprir ou complementar as necessidades nutricionais de recém-nascidos (RN), lactentes, crianças ou adolescentes que não conseguem fazê-lo por meio da alimentação convencional.

Indicação

Indicado ao paciente hospitalizado ou de ambulatório que esteja impossibilitado de receber, ainda que parcialmente, suas necessidades nutricionais diárias pela alimentação convencional.

Competência

Equipe Multiprofissional de Terapia Nutricional (EMTN).

Material

- Impresso de evolução nutricional e da EMTN.
- Prontuário do eletrônico.

DESCRIÇÃO DO PROCEDIMENTO

- A EMTN indica a TNE, conforme descrito na Tabela 70.1.

Tabela 70.1 Indicação de TNE.	
Inadequada ingestão oral	• Anorexia nervosa • Anorexia relacionada à condição clínica • Anorexia devido ao tratamento/medicação (p. ex., quimioterapia) • Aversão alimentar • Mucosite
Aumento das necessidades nutricionais	• Fibrose cística • Broncodisplasia pulmonar • Falência de crescimento • Cardiopatia congênita • Doença renal • Infecção
Perdas pelo trato gastrointestinal (TGI)	• Insuficiência pancreática • Síndrome do intestino curto • Doença colestática hepática • Atresia das vias biliares • Má absorção
Terapia primária	• Doenças metabólicas • Intolerância ao jejum • Dietas não palatáveis • Doença inflamatória intestinal
Disfunção oral motora	• Prematuridade • Desordens neuromusculares • Desordens neurológicas (p. ex., paralisia cerebral)
Anormalidades estruturais ou funcionais do TGI	• Má formação congênita • Pseudo-obstrução intestinal • Fístula traqueoesofágica • Fístula proximal de alto débito • Obstrução intestinal proximal
Injúrias	• Queimadura • Trauma • Cirurgia • Intubação orotraqueal

Fonte: Nieman et al., 2010.

■ Uma vez indicada a TNE, a EMTN juntamente com a equipe médica do paciente decide o tipo de terapia: oral ou por sondas. Se for por meio de sondas, deve ser indicada a posição da sonda, o tipo de dieta, o volume e os horários a serem administrados.

Resultado esperado

Indicação precisa e conforme a TNE.

Pontos críticos

Não avaliação da ingestão e aceitação alimentar do paciente para determinar a indicação da TNE.

Registro

Registrar a indicação da TNE no prontuário eletrônico.

Bibliografia consultada

- Nieman CL, Nepa A, Cohen SS, Dean A, Yanni C, Markowitz G. Parenteral and enteral nutrition support: determining the best way to feed. In: Corkin MR (ed). The A.S.P.E.N. Pediatric nutrition support core curriculum. Silver Spring (MD): American Society for Parenteral and Enteral Nutrition; 2010:433-47.

71

Início da Terapia Nutricional Enteral (TNE)

Conceito

Condutas a serem adotadas para a introdução da TNE.

Finalidade

Estabelecer padronização para o início da TNE em recém-nascidos, lactentes, crianças ou adolescentes para os quais seja indicada.

Indicação

Indicado a RN, lactentes, crianças ou adolescentes hospitalizados ou de ambulatório com indicação de TNE.

Competência

- Equipe Multiprofissional de Terapia Nutricional (EMTN), equipe médica, enfermeiros e nutricionista responsáveis pelo paciente.

Material

- Impresso de evolução nutricional e da EMTN.
- Prescrição médica.
- Prontuário eletrônico.

DESCRIÇÃO DO PROCEDIMENTO

- O nutricionista realiza a triagem nutricional, bem como a avaliação nutricional (com avaliação da ingestão alimentar) do RN, lactente, criança ou adolescente e, em conjunto com a EMTN, verifica se há indicação de TNE, conforme procedimento "Indicação de Terapia Nutricional Enteral (TNE)".

- O nutricionista estima as necessidades nutricionais da criança ou do adolescente e estabelece as metas diárias calórica e proteica.
- A EMTN e o nutricionista definem o tipo de TNE: oral ou por sonda. Se for por meio de sonda, definem a posição da sonda, bem como o tipo de dieta a ser utilizada e o volume final a ser atingido.
- O enfermeiro confirma a prescrição médica e realiza a passagem da sonda, conforme procedimento "Passagem do Cateter de Nutrição Enteral em Posição Gástrica".
- O nutricionista providencia o envio da dieta enteral ao paciente.
- O enfermeiro instala a dieta e inicia o processo de infusão da mesma.

Resultado esperado
Garantia da forma padronizada e segura no início da TNE ao paciente.

Pontos críticos
- Indicação equivocada da posição da sonda e do tipo de dieta.
- Enfermeiro não confirmar o posicionamento da sonda antes do início da dieta.
- O volume de infusão final a ser atingido não ser estabelecido.

Registro
Registrar o início da TNE no prontuário eletrônico.

Bibliografia consultada
- Bankhead R, Boullata J, Brantley S, Corkins M, Guenter P, Krenitsky J, et al. Enteral nutrition practice recommendations. JPEN J Parenter Enteral Nutr. 2009;33:122-67.
- Mehta NM, Compher C, ASPEN. Board of Directors. ASPEN. Clinical guidelines: nutrition support of the critically ill child. JPEN J Parenter Enteral Nutr. 2009;33: 260-76.

72

Transição da Terapia Nutricional Enteral (TNE) para Alimentação Oral

Conceito
É a transição progressiva da TNE via sonda para a via oral.

Finalidade
Reintroduzir de forma gradual a alimentação por via oral para a retirada completa da TNE via sonda.

Indicação
Indicada a recém-nascidos (RN), lactentes, crianças ou adolescentes em uso de TNE por meio de sonda.

Contraindicação
- RN, lactentes, crianças ou adolescentes com disfagia orofaríngea de grau moderado ou grave.
- RN, lactentes, crianças ou adolescentes com risco de broncoaspiração.

Competência
- Equipe Multiprofissional de Terapia Nutricional (EMTN), equipe médica, enfermeiros, nutricionista e fonoaudiólogo responsáveis pelo paciente.

Material
- Impresso de evolução nutricional.
- Impresso de evolução do fonoaudiólogo.
- Prescrição médica.
- Prontuário do paciente.

DESCRIÇÃO DO PROCEDIMENTO

- O fonoaudiólogo avalia a capacidade de sucção e/ou deglutição do RN, lactente, criança ou adolescente, a fim de determinar a possibilidade e os riscos da utilização da via oral para alimentação.

- Após a avaliação, se o paciente estiver apto a se alimentar pela via oral, o fonoaudiólogo prescreve a consistência da dieta a ser introduzida, conforme o procedimento "Avaliação Clínica da Deglutição".

- O nutricionista avalia a aceitação da dieta instituída por via oral e indica, em conjunto com a EMTN, a suspensão ou não da TNE por sonda. Caso as necessidades nutricionais estejam sendo supridas pela ingestão oral (75% ou mais por 3 dias consecutivos), a TNE deverá ser suspensa. Em caso negativo, a EMTN e o nutricionista deverão considerar a manutenção da TNE por sonda ou por suplementação oral.

- Na suspensão da TNE, a equipe médica responsável pelo paciente deve indicar na prescrição.

Resultado esperado

Realização adequada e de maneira segura da transição da TNE para alimentação oral.

Pontos críticos

- Subestimativa do total ingerido por via oral pelo paciente.
- Retirada precoce da TNE.
- Avaliação inadequada da função de sucção e deglutição, bem como do risco de aspiração pelo paciente.
- Não avaliação do paciente por um fonoaudiólogo.

Registro

Registrar a transição da TNE no prontuário eletrônico.

Bibliografia consultada

- Bankhead R, Boullata J, Brantley S, Corkins M, Guenter P, Krenitsky J, et al. Enteral nutrition practice recommendations. JPEN J Parenter Enteral Nutr. 2009;33:122-67.
- Mehta NM, Compher C, ASPEN. Board of Directors. ASPEN. Clinical guidelines: nutrition support of the critically ill child. JPEN J Parenter Enteral Nutr. 2009;33:260-76.

73

Transição da Terapia Nutricional Parenteral (TNP) para Terapia Nutricional Enteral (TNE)

Conceito

É a transição progressiva da TNP para a TNE.

Finalidade

Reintroduzir a nutrição pelo trato digestório, a fim de manter o trofismo intestinal e prevenir a translocação bacteriana.

Indicação

Indicado para recém-nascidos (RN), lactentes, crianças ou adolescentes hospitalizados em uso de TNP.

Competência

Equipe Multiprofissional de Terapia Nutricional (EMTN), equipe médica, enfermeiros e nutricionista responsáveis pelo paciente.

Material

- Impresso de evolução nutricional e da EMTN ou prontuário eletrônico.
- Prescrição médica.

DESCRIÇÃO DO PROCEDIMENTO

- A equipe médica responsável pelo paciente avalia a funcionalidade do trato gastrintestinal (TGI) do RN, lactente, criança ou adolescente e anota em prontuário suas considerações.
- Se houver a possibilidade da utilização do TGI, a EMTN indica e a equipe médica responsável pelo paciente prescreve o início da TNE, conforme procedimento "Início de Terapia Nutricional Enteral (TNE)".

- O nutricionista avalia a tolerância alimentar do paciente (presença de resíduo gástrico, complicações gastrointestinais) e progride a dieta enteral, conforme procedimento "Progressão da Terapia Nutricional Enteral". Considera-se resíduo gástrico mais que 50% do volume administrado no último horário.
- A EMTN em conjunto com a equipe médica responsável pelo paciente suspende a TNP, após a avaliação do nutricionista confirmar que 75% das necessidades nutricionais do paciente estão sendo atingidas pela TNE.

Resultado esperado

Realização correta e de maneira segura aa transição da TNP para TNE.

Pontos críticos

- Avaliação incorreta da funcionalidade do TGI do paciente.
- Avaliação incorreta da tolerância alimentar do paciente.

Registro

Registrar a transição da TNP para TNE no prontuário eletrônico.

Bibliografia consultada

- Bankhead R, Boullata J, Brantley S, Corkins M, Guenter P, Krenitsky J, et al. Enteral nutrition practice recommendations. JPEN J Parenter Enteral Nutr. 2009;33(2):122-67.
- Mehta NM, Compher C, ASPEN. Board of Directors. ASPEN. Clinical guidelines: nutrition support of the critically ill child. JPEN J Parenter Enteral Nutr. 2009;33(3): 260-76.
- Mehta NM, Skillman HE, Irving SY, Coss-Bu JA, Vermilyea S, Farrington EA, et al. Guidelines for the Provision and Assessment of Nutrition Support Therapy in the Pediatric Critically Ill Patient: Society of Critical Care Medicine and American Society for Parenteral and Enteral Nutrition. JPEN J Parenter Enteral Nutr. 2017;41:706-42.

74

Complicações da Terapia de Nutrição Enteral (TNE)

Conceito
É a avaliação das complicações que podem surgir com a utilização da TNE.

Finalidade
Identificar e prevenir complicações da TNE.

Indicação
Avaliação indicada para recém-nascidos (RN), lactentes, crianças ou adolescentes hospitalizados ou em acompanhamento ambulatorial em TNE.

Competência
Equipe Multiprofissional de Terapia Nutricional (EMTN), equipe médica, enfermeiros e nutricionista responsáveis pelo paciente.

Material
Impresso de evolução nutricional e da EMTN ou prontuário eletrônico.

DESCRIÇÃO DO PROCEDIMENTO
- A EMTN e a equipe médica, bem como o nutricionista e os enfermeiros responsáveis pelo paciente, observam a ocorrência de possíveis complicações durante a TNE e instituem as medidas preventivas e/ou corretivas pertinentes, conforme descrito na Tabela 74.1.

Tabela 74.1
Medidas preventivas e/ou corretivas de complicações.

Complicações	Descrição	Medida preventiva e/ou corretiva
Mecânicas	1. Deslocamento ou remoção da sonda 2. Obstrução da sonda	1. Fixar adequadamente a sonda, marcando o local de saída para monitorar o posicionamento 2. Lavar a sonda com água filtrada após a administração da dieta. Utilizar seringa com água morna para desobstruir a sonda
Gastrintestinais	1. Náuseas e vômitos 2. Distensão abdominal 3. Diarreia 4. Refluxo 5. Constipação	1. Manter boas práticas de preparo e conservação das dietas enterais 2. Controlar rigorosamente a velocidade de infusão da dieta 3. Manter cuidados de higiene e de temperatura na administração das dietas. Controlar a velocidade de infusão da dieta. Considerar a utilização de dieta sem lactose 4. Manter decúbito do paciente elevado (30° a 45° durante a infusão e 30 minutos após a infusão da dieta. 5. Considerar o uso de dieta com fibras
Pulmonares	1. Aspiração, pneumonia, sepse	1. Checar com frequência o posicionamento da sonda 2. Manter o paciente em decúbito elevado durante e imediatamente após infusão da dieta
Otorrinolaringológicas	1. Lesão ou necrose nasal, sinusite, otite	1. Utilizar sonda de material flexível (silicone ou poliuretano) 2. Manter fixação com adequada higiene, bem como da narina; ao trocar a sonda, alternar o lado da inserção da narina; em TNE prolongada dar preferência às ostomias 3. Manter o paciente em decúbito elevado durante e imediatamente após a infusão da dieta

Fonte: ASPEN, 2009.

Resultado esperado

Redução e/ou prevenção de complicações relacionadas à TNE.

Pontos críticos

Ausência de informações ou informações incorretas sobre complicações relacionadas à TNE.

Registro

Registrar as condutas dietoterápicas adotadas para prevenir e/ou sanar as complicações da TNE no prontuário eletrônico.

Bibliografia consultada

- Bankhead R, Boullata J, Brantley S, Corkins M, Guenter P, Krenitsky J, et al. Enteral nutrition practice recommendations. JPEN J Parenter Enteral Nutr. 2009; 33(2):122-67.

75

Orientação de Alta para Pacientes em Terapia Nutricional (TN)

Conceito

É a orientação nutricional ao paciente com alta hospitalar que faz uso de TN. Deve ser realizada, preferencialmente, durante o período de internação, e não somente no momento da alta hospitalar.

Finalidade

Conscientizar os responsáveis pelos lactentes, pelas crianças ou pelos adolescentes em TN sobre a importância de manter, em domicílio, a nutrição prescrita durante a internação, a fim de dar continuidade ao tratamento e/ou processo de recuperação.

Indicação

Indicada para lactentes, crianças ou adolescentes hospitalizados em uso de TN.

Competência

Nutricionista, enfermeiro, médico.

Material

- Impresso de orientação de alta, conforme a TN indicada ao paciente.
- Prontuário eletrônico.
- Ficha de encaminhamento ambulatorial.

DESCRIÇÃO DO PROCEDIMENTO

- O enfermeiro confirma com a equipe médica a alta hospitalar.
- O enfermeiro comunica ao nutricionista a data provável da alta hospitalar do paciente.

- O nutricionista prepara a alta hospitalar, considerando a TN utilizada e a ser mantida em domicílio.
- O nutricionista explica aos responsáveis ou cuidadores do lactente, da criança ou do adolescente sobre as recomendações nutricionais que devem ser seguidas em domicílio, e responde às dúvidas. Após, registra no prontuário a realização da orientação nutricional.
- O médico preenche a ficha de encaminhamento ambulatorial para que o responsável pelo lactente, pela criança ou pelo adolescente realize o agendamento da consulta de retorno.

Resultado esperado

Disponibilizar de maneira clara e compreensível as informações sobre a TN a ser utilizada pelo paciente no domicílio após a alta hospitalar.

Direcionar as condutas da equipe que atende ou atenderá o paciente no ambulatório, ou em caso de reinternação hospitalar.

Pontos críticos

- O nutricionista não ser comunicado sobre a alta hospitalar do paciente.
- Não preenchimento da ficha de encaminhamento ambulatorial.
- Não registro da orientação nutricional realizada pela equipe no prontuário do paciente.

Registro

Registrar a orientação nutricional realizada no prontuário eletrônico.

Bibliografia consultada

- ASPEN. Board of Directors and the Clinical Guidelines Task Force. Guidelines of the use of parenteral and enteral nutrition in adult and pediatric patients. JPEN J Parenter Enteral Nutr. 2002;26(Suppl1):1SA-138SA.

76

Curvas de Crescimento para Crianças com Síndrome de Down

Conceito

As curvas de crescimento representam os padrões de crescimento de uma determinada população. As curvas para síndrome de Down foram elaboradas a partir de estudos com crianças portadoras da síndrome, uma vez que apresentam crescimento que difere dos indivíduos não portadores da síndrome.

Finalidade

Acompanhar o crescimento, ganho de peso e incremento de perímetro cefálico de recém-nascidos (RN), lactentes e crianças portadoras da síndrome de Down.

Indicação

Indicada para o acompanhamento nutricional de RN, lactentes e crianças portadoras de síndrome de Down.

Contraindicação

- RN, lactentes e crianças que não são portadoras da síndrome.

Competência

Nutricionista ou pediatra.

Material

- Curva de crescimento: peso para idade (P/I), altura para idade (A/I), índice de massa corpórea para idade (IMC/I) e perímetro cefálico para idade (PC/I).
- Dados de peso, comprimento e perímetro cefálico.
- Prontuário do paciente.

DESCRIÇÃO DO PROCEDIMENTO

- Obter os dados mensurados de peso, comprimento e perímetro cefálico.
- Posicionar os dados na curva para o acompanhamento nutricional.

Resultado esperado

Acompanhamento adequado do crescimento e desenvolvimento.

Pontos críticos/riscos

- Indisponibilidade dos dados antropométricos e das curvas para o acompanhamento.

Registro

Registrar a avaliação na curva e no prontuário do paciente.

Bibliografia consultada

- Bertapelli F, Agiovlasitis S, Machado MR, do Val Roso R, Guerra-Junior G. Growth charts for Brazilian children with Down syndrome: Birth to 20 years of age. J Epidemiol. 2017;27:265-73.
- Sbp.com.br [internet]. Gráficos de crescimento. Rio de Janeiro: Sociedade Brasileira de Pediatria. [acesso em nov. 2019]. Disponível em: https:/www.sbp.com.br/departamentos-cientificos/endocrinologia/graficos-de-crescimento/.

77

Curvas de Crescimento para Portadores de Paralisia Cerebral

Conceito

As curvas de crescimento representam os padrões de crescimento de uma determinada população. As curvas para avaliação de crianças e adolescentes com paralisia cerebral foram elaboradas a partir de estudos com portadores da condição, uma vez que apresentam crescimento que difere dos indivíduos não portadores.

Finalidade

Acompanhar o crescimento e o ganho de peso de crianças e adolescentes portadores de paralisia cerebral

Indicação

Indicada para o acompanhamento nutricional de crianças e adolescentes portadores de paralisia cerebral de acordo com o nível de limitação funcional.

Contraindicação

- Crianças e adolescentes que não são portadores de paralisia cerebral.

Competência

Nutricionista ou pediatra.

Material

- Curvas de crescimento de acordo com o nível de limitação funcional*: peso para idade (P/I), estatura para idade (E/I) e índice de massa corpórea para idade (IMC/I).
- **Níveis de limitação funcional:**
  Nível I: Anda sem limitações.
  Nível II: Anda com limitações.

Nível III: Anda utilizando um dispositivo manual de mobilidade.
Nível IV: Automobilidade com limitações; pode utilizar mobilidade motorizada.
Nível V: Transportado em uma cadeira de rodas manual (com uso de alimentação oral ou enteral).

- Dados de peso, comprimento/estatura.
- Prontuário eletrônico.

DESCRIÇÃO DO PROCEDIMENTO

- Obter os dados mensurados de peso e comprimento/estatura (calcular o IMC).
- Posicionar os dados na curva para o acompanhamento nutricional.

Resultado esperado

Acompanhamento adequado do crescimento e desenvolvimento.

Pontos críticos/riscos

- Indisponibilidade dos dados antropométricos e das curvas para o acompanhamento.

Registro

Registrar a avaliação nas curvas e no prontuário eletrônico.

Bibliografia consultada

- Brooks J, Day S, Shavelle R, Strauss D. Low weight, morbidity, and mortality in children with cerebral palsy: new clinical growth charts. Pediatrics. 2011;128:e299-307.
- GMFCS. CanChild Centre for Childhood Disability Research. McMaster University; 2007.
- Palisano R, Rosenbaum P, Bartlett D, Livingston M. GMFCS – E & R © Versão Brasileira. Baleroni D, Silva R, Pfeifer LI, Funayama CAR, tradutores. Programa de Pós--Graduação em Neurociências e Ciências do Comportamento. Faculdade de Medicina de Ribeirão Preto. São Paulo: Universidade de São Paulo. [acesso em nov. 2019]. Disponível em: https:/canchild.ca/system/tenon/assets/attachments/000/000/075/original/GMFCS-ER_Translation-Portuguese2.pdf.
- Palisano R, Rosenbaum P, Walter S, Russell D, Wood E, Galuppi B. Development and reliability of a system to classify gross motor function in children with cerebral palsy. Dev Med Child Neurol. 1997;39:214-23.
- Lifeexpectancy.org [internet]. Curvas de crescimento. Life Expectancy Project. [acesso em nov. 2019] Disponível em: http:/www.lifeexpectancy.org/articles/GrowthCharts.shtml.

78

Curvas de Crescimento Intrauterino

Conceito

As curvas de crescimento intrauterino constituem uma das formas de avaliação do crescimento intrauterino e podem predizer doenças do recém-nascido (RN) como também caracterizar uma população.

Finalidade

Acompanhar o crescimento, ganho de peso e incremento de perímetro cefálico fetal e de RN pré-termo (RNPT).

Indicação

Indicada para a classificação ao nascimento e acompanhamento nutricional de RNPT.

Contraindicação

Não é habitual sua utilização para RN a termo (RNT).

Competência

Nutricionista ou pediatra/neonatologista.

Material

- Curvas de crescimento (Figuras 78.1 e 78.2): peso para idade (P/I), comprimento para idade (C/I) e perímetro cefálico para idade (PC/I).
- Dados de peso, comprimento, perímetro cefálico e de idade gestacional ao nascimento para classificação (IGN) e IG corrigida (IGC) para acompanhamento.
- Prontuário eletrônico.

Curvas de Crescimento Intrauterino | **291**

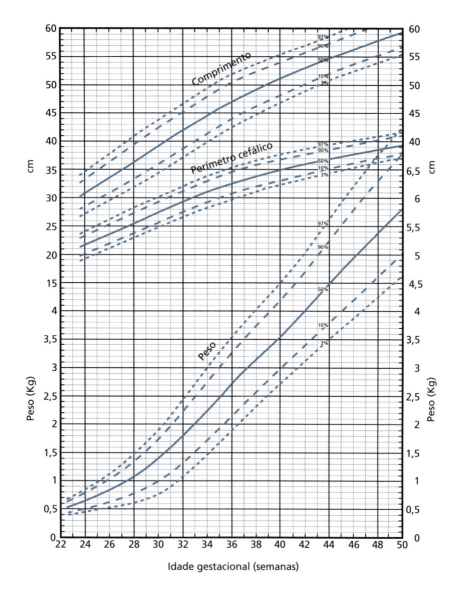

Figura 78.1 – *Curva de crescimento intrauterino para meninos.*
Fonte: Acervo do autor do capítulo.

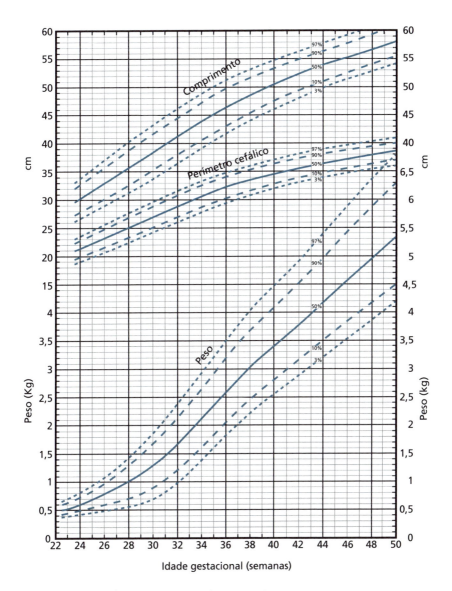

Figura 78.2 – *Curva de crescimento intrauterino para meninas.*
Fonte: Acervo do autor do capítulo.

DESCRIÇÃO DO PROCEDIMENTO

■ Obter os dados mensurados de peso, comprimento e perímetro cefálico.
■ Posicionar os dados na curva cruzando IGN com peso de nascimento (PN) para a classificação nutricional:
  ♦ **Pequeno para a idade gestacional (PIG):** PN < percentil 90.
  ♦ **Adequado para a idade gestacional (AIG):** PN entre os percentis 10 e 90.
  ♦ **Grande para a idade gestacional (GIG):** PN > percentil 90.
■ Posicionar os dados na curva cruzando IGC com peso, comprimento e perímetro cefálico para o acompanhamento nutricional até 50 semanas.

Resultado esperado

Acompanhamento adequado do crescimento e desenvolvimento do RNPT.

Pontos críticos/riscos

Indisponibilidade dos dados antropométricos e das curvas para o acompanhamento e classificação.

Registro

Registrar a avaliação na curva e no prontuário eletrônico.

Bibliografia consultada

• Fenton TR, Kim JH. A systematic review and meta-analysis to revise the Fenton growth chart for preterm infants. BMC Pediatr. 2013;13: 59.

79

Mensuração e Interpretação do Perímetro Cefálico (PC)

Conceito
O perímetro cefálico representa a medida da circunferência da cabeça de recém-nascidos (RN) e lactentes (0 a 2 anos).

Finalidade
Realizar medida de avaliação antropométrica que auxilie na classificação e monitorização do crescimento cerebral de recém-nascidos e lactentes. Nesse período, a circunferência craniana sofre influência também da condição nutricional e deve ser avaliada de forma conjunta com o desenvolvimento neuropsicomotor.

Indicação
Indicada para estimar de forma indireta o crescimento cerebral de RN e lactentes.

Contraindicação
Não há.

Competência
Pediatra ou nutricionista.

Material
- Fita métrica milimetrada, inelástica e flexível.
- Caneta esferográfica.
- Prontuário eletrônico.

DESCRIÇÃO DO PROCEDIMENTO
- Posicionar a fita métrica na porção posterior mais proeminente do crânio (occipício) e na parte frontal da cabeça (glabela).
- Inserir o valor obtido na curva de perímetro cefálico da Organização Mundial da Saúde (OMS) para a obtenção da classificação em escore Z ou percentil.

Resultado esperado
Obtenção do perímetro cefálico em centímetros e da classificação em escore Z ou percentil.

Pontos críticos
- Macro e microcefalia, hidrocefalia, tumor na cabeça.
- Aplicação incorreta da técnica descrita.
- Ausência de instrumentos para realização de medidas.

Registro
- Registrar o valor (cm) e a classificação (escore Z ou percentil) do perímetro cefálico no prontuário eletrônico. Interpretação:
- Escore Z entre -2 e +2 ou percentis entre 15 e 85: normalidade.
- Escore Z < -2 ou percentil < 15: abaixo do esperado.
- Escore Z > +2 ou percentil > 85: acima do esperado.

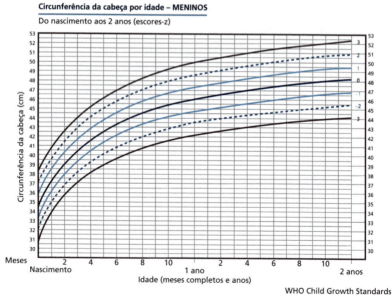

Figura 79.1 – *Curva de perímetro cefálico para idade de meninos do nascimento até 2 anos de idade.*
Fonte: adaptado de WHO, 2006.

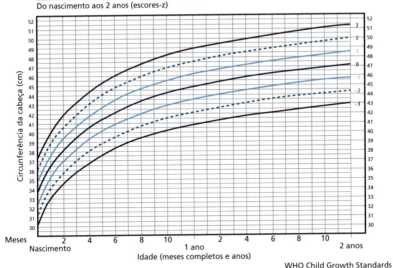

Figura 79.2 – *Curva de perímetro cefálico para idade de meninas do nascimento até 2 anos de idade.*
Fonte: adaptado de WHO, 2006.

Bibliografia consultada

- Sociedade Brasileira de Pediatria. Avaliação nutricional da criança e do adolescente – Manual de Orientação/Sociedade Brasileira de Pediatria. Departamento de Nutrologia. São Paulo: Sociedade Brasileira de Pediatria. Departamento de Nutrologia; 2009:112.
- WHO. The WHO Child Growth Standards. [acesso em dez. 2019]. Disponível em: www.who.int/childgrowth/standards/en/.

80

Algoritmo de Terapia Nutricional Pediátrica

Conceito

O algoritmo é uma ilustração gráfica simples que visa dar o direcionamento de como proceder em situações em que a população pediátrica não esteja atingindo suas necessidades nutricionais.

Finalidade

Mostrar por intermédio de um algoritmo o passo a passo a ser realizado para a indicação e monitorização de terapia nutricional (TN) em crianças.

Indicação

Indicado a crianças hospitalizadas ou de ambulatório impossibilitadas de receber suas necessidades nutricionais diárias pela alimentação habitual (convencional).

Competência

Equipe Multiprofissional de Terapia Nutricional (EMTN).

Material

- Registros da evolução nutricional do paciente (realizado pelo nutricionista).
- Registros das anotações da EMTN no prontuário eletrônico.
- Prontuário eletrônico.

DESCRIÇÃO DO PROCEDIMENTO

- Realizar triagem nutricional.
- Realizar avaliação antropométrica e classificar o estado nutricional do paciente.

- Registrar a informação em prontuário eletrônico.
- Verificar a prescrição médica da dieta (a EMTN sugere alteração de prescrição conforme a necessidade do paciente).
- Realizar a prescrição dietética.
- Realizar visita diária aos pacientes.
- Verificar aceitação e/ou tolerância da dieta (verificar o volume de dieta enteral infundido × prescrito).

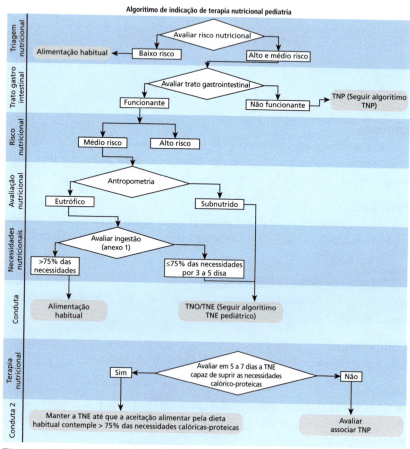

Figura 80.1 – *Algoritmo de indicação de TN em pediatria.*

Fonte: Guia de Terapia Nutricional Enteral. Hospital das Clínicas da Faculdade de Medicina da Universidade de São Paulo; 2017.

Resultado esperado

Indicação precisa e conforme da TN.

Ponto crítico

Não avaliação da ingestão e aceitação alimentar do paciente para determinar a indicação da TN.

Registro

Registrar a indicação da terapia nutricional no prontuário eletrônico.

Bibliografia consultada

- Gandolfo AS, Isosaki M, Waitzberg DL, coordenadores. Guia de Terapia Nutricional Enteral. Hospital das Clínicas da Faculdade de Medicina da Universidade de São Paulo; 2017.
- International Life Sciences Institute do Brasil – ILSI. Algoritmos de nutrição enteral na pediatria. Série de publicações ILSI Brasil: força-tarefa de nutrição da criança. Vol. 6. São Paulo: ILSI Brasil; 2017.

SEÇÃO 6

Enfermagem

Tatiana Cunha Rana
Maria Emília Lucas Fernandes da Cruz
Carmen Mohamad Rida Saleh
Luciana Severo Brandão
Marlene Oliveira Duarte
Alcione de Jesus Gonçalves
Thanya Alejandra Saxton Scavia
Patricia Ana Paiva Corrêa Pinheiro

81

Mensuração e Registro de Peso Corporal do Paciente

Conceito
É a soma do peso dos músculos, do tecido adiposo, dos ossos, da pele, das vísceras e dos líquidos corpóreos.

Finalidade
Controlar ganhos e perdas de peso apresentados pelo paciente ao longo do tratamento.

Serve de base para os cálculos de necessidades nutricionais e de drogas e indicadores hemodinâmicos.

Indicação
Indicado para:
- Pacientes hospitalizados.
- Antes da consulta ambulatorial.
- Antes da consulta nutricional.
- Frequência semanal.

Contraindicação
Na UTI:
- Pacientes com suporte clínico exclusivo.
- Paciente em pós-operatório imediato (POI) de qualquer cirurgia.
- Instabilidade hemodinâmica (pressão arterial persistentemente anormal ou instável, especialmente hipotensão).

Nas unidades de internação:
- Alta hospitalar.

- Suporte clínico exclusivo em fase final de vida.
- Desconforto respiratório.
- POI de qualquer cirurgia.
- Dor intensa.
- Risco de fratura patológica.
- Pacientes com tumores de coluna e ortopédico com risco para fratura.

Competência
Enfermeiro, auxiliar, técnico de enfermagem.

Material
- Papel-toalha.
- Balança-pedestal digital.
- Luvas de procedimento (se lesões cutâneas no local do contato ou precaução de contato).
- Cama-balança com capacidade para 200 kg (para paciente internado e com incapacitado de deambulação).
- Balança tipo guindaste composta de um cesto elevador que permite pesar o paciente acamado suspenso sob o próprio leito.

DESCRIÇÃO DO PROCEDIMENTO

Mensuração de peso com balança-pedestal digital
Enfermeiro, técnico de enfermagem deve:
- Higienizar as mãos.
- Reunir o material.
- Orientar o paciente e a família sobre o procedimento.
- Tarar a balança-pedestal digital.
- Forrar a plataforma da balança com papel toalha.
- Calçar luvas de procedimento, se indicadas.
- Solicitar que, e se necessário auxiliar, o paciente retire o calçado que estiver usando e suba descalço, sem casacos ou roupas pesadas (roupas de lã, roupão etc.), permanecendo imóvel, com os pés em paralelo no centro da plataforma.
- Aguardar que a balança faça a leitura do peso registrado.
- Auxiliar o paciente a descer da balança.
- Retirar o papel-toalha e descartar no lixo (juntamente com as luvas de procedimento, caso as mesmas tenham sido necessárias).
- Higienizar as mãos.
- Registrar o peso em impresso apropriado.

Mensuração de peso em balança tipo guindaste
Enfermeiro ou técnico de enfermagem deve:
- Higienizar as mãos.
- Reunir o material.
- Orientar o paciente e a família sobre o procedimento.
- Tarar a balança.
- Posicionar a balança tipo guindaste no leito do paciente.
- Calçar luvas de procedimento.
- Posicionar o paciente em decúbito lateral, colocar a capa de proteção e o cesto de transferência por baixo dele.
- Voltar o paciente para o decúbito dorsal e depois colocar as garras de segurança da balança tipo guindaste.
- Verificar o posicionamento do paciente e a fixação das garras de segurança antes de acionar o controle remoto para suspender o paciente para a pesagem.
- Iniciar a pesagem do paciente por meio do controle remoto e aguardar a leitura do peso do paciente através da observação do registro do peso no visor da balança.
- Iniciar o procedimento de retornar o paciente para o leito por meio do acionamento do controle remoto.
- Retirar o cesto e a capa e acomodar o paciente no leito.
- Higienizar as mãos.
- Realizar o registro do peso em prontuário eletrônico.

Mensuração de peso com cama-balança
Enfermeiro ou técnico de enfermagem deve:
- Higienizar as mãos.
- Reunir o material.
- Orientar o paciente e a família sobre o procedimento.
- Calçar luvas de procedimento, se indicadas.
- Preparar e tarar o leito, conforme padronização do enxoval: uma camisola, um lençol, um travesseiro, uma fronha, uma fralda.
- Aguardar que a cama-balança faça a leitura do peso registrado.
- Higienizar as mãos.
- Realizar o registro do peso em prontuário eletrônico.

Resultado esperado
Controle da variação de peso do paciente. Padronização da técnica e da rotina de pesagem. Realização da técnica de pesagem segura.

Pontos críticos

- Pesar o paciente sempre na mesma hora e nas mesmas condições.
- Todos os pacientes hospitalizados devem ter controle de peso diário.
- Fazer calibração preventiva das balanças.

Registro

Registrar o valor encontrado do peso no prontuário eletrônico.

Bibliografia consultada

- Waitzberg DL, Cardenas TC. Mensuração de peso. In: Manual de terapia nutricional em oncologia do ICESP. São Paulo: Atheneu; 2011.
- Waitzberg DL, Dias MCG. Controle de peso corpóreo. In: Guia Básico de Terapia Nutricional – Manual de Boas Práticas. 2. ed. São Paulo: Atheneu; 2015.

82
Mensuração e Registro de Estatura do Paciente

Conceito
É a medida em centímetros da distância entre a região plantar ao ponto mais alto da cabeça.

Finalidade
Conhecer a altura do paciente, para o cálculo do índice de massa corporal (IMC) e para os cálculos de drogas e indicadores hemodinâmicos.

Indicação
Indicado para pacientes no dia da admissão na unidade de internação e antes da primeira consulta médica ambulatorial.

Contraindicação
- Pacientes que apresentam dificuldades locomotoras impossibilitados de manter-se em posição ortostática.
- Pacientes com membros inferiores amputados.
- Pacientes acamados.

Competência
Enfermeiro, auxiliar, técnico de enfermagem.

Material
- Papel-toalha.
- Balança-pedestal digital com antropômetro.
- Estadiômetro, devidamente fixado à parede (ambulatorial).
- Luvas de procedimento (se lesões cutâneas no local do contato ou precaução de contato).

DESCRIÇÃO DO PROCEDIMENTO
Mensuração da estatura com balança-pedestal digital com antropômetro
Enfermeiro, técnico de enfermagem ou nutricionista ambulatorial deve:
- Higienizar as mãos.
- Reunir o material.
- Orientar o paciente e a família sobre o procedimento.

- Forrar a plataforma da balança com papel-toalha.
- Calçar luvas de procedimento, se indicadas.
- Solicitar que o paciente retire os acessórios utilizados (touca, chapéu, boné, tiara etc.), assim como o calçado que estiver usando, e suba descalço, permanecendo imóvel, com os pés em paralelo no centro da plataforma.
- Deslocar a barra da escala do antropômetro e posicionar no centro da cabeça, realizando a leitura do valor obtido.
- Auxiliar o paciente a descer da balança.
- Retirar o papel-toalha e descartar no lixo.
- Higienizar as mãos.
- Anotar a altura obtida no prontuário do paciente.

Mensuração da altura pelo estadiômetro fixo à parede
Enfermeiro e técnico de enfermagem devem:
- Higienizar as mãos.
- Orientar o paciente e a família sobre o procedimento.
- Forrar o chão com o papel-toalha.
- Calçar luvas de procedimento, se indicadas.
- Solicitar ao paciente que retire os sapatos ou adereço que esteja na cabeça.
- Pedir que o indivíduo posicione-se de pé, no centro do equipamento, com os braços estendidos ao longo do corpo, a cabeça erguida, olhando para um ponto fixo na altura dos olhos.
- Os calcanhares, os ombros e as nádegas devem ser mantidos em contato com o estadiômetro/parede.
- Os ossos internos devem se tocar, bem como a parte interna de ambos os joelhos; os pés unidos mostram um ângulo reto com as pernas.
- Abaixar a parte móvel do equipamento, fixando-a contra a cabeça, com pressão suficiente para comprimir o cabelo.
- Realizar a leitura da estatura, sem soltar a parte móvel do equipamento.
- Retirar o papel-toalha e descartá-lo no lixo.
- Higienizar as mãos.
- Anotar a estatura obtida no prontuário eletrônico.

Resultado esperado
Obtenção do valor preciso da altura do paciente.

Pontos críticos
- Em pacientes acamados, realizar a estimativa da altura corporal por meio da medida da distância pé-joelho, conforme o procedimento descrito na "Seção 4 – Nutrição".

- Todos os pacientes que deambulam devem ter registrado em prontuário a aferição de sua altura na admissão hospitalar.

Registro

Realizar a leitura e anotar o valor encontrado da altura no prontuário eletrônico.

Bibliografia consultada

- Waitzberg DL, Dias MCG. Controle de altura. In: Guia Básico de Terapia Nutricional – Manual de Boas Práticas. 2. ed. São Paulo: Atheneu; 2015.
- Waitzberg DL, Cardenas TC. Mensuração de altura. In: Manual de terapia nutricional em oncologia do ICESP. São Paulo: Atheneu; 2011.

83

Controle de Glicemia Capilar

Conceito
É o teste que indica o nível de glicose no sangue por meio de uma gota de sangue obtida da ponta do dedo.

Finalidade
Verificar os níveis séricos de glicemia a fim de acompanhar e avaliar a eficiência do plano alimentar, da medicação oral e, principalmente, da administração de insulina; assim como orientar as mudanças no tratamento.

Indicação
- Indicado para pacientes com necessidade de controle glicêmico periódico.
- E para pacientes em terapia nutricional parenteral (TNP). Toda vez que houver sintomas de hipoglicemia ou hiperglicemia e sempre que os resultados ficarem fora dos objetivos propostos, repetir o procedimento.

Competência
Enfermeiro e técnico de enfermagem.

Material
- Luvas de procedimento.
- *Swab* de álcool.
- Lanceta profissional descartável.
- Tiras-teste.
- Aparelho medidor de glicemia.
- Bandeja.

DESCRIÇÃO DO PROCEDIMENTO

- Higienizar as mãos.
- Reunir o material.
- Orientar o paciente e a família sobre o procedimento.
- Calçar as luvas.
- Introduzir a tira-teste no aparelho, evitando tocar na parte reagente.
- Conferir se o número do *chip* impresso no frasco de tiras é o mesmo que aparece no visor do monitor.
- Realizar a assepsia do dedo do paciente com *swab* de álcool e aguardar a evaporação.
- Remover a tampa protetora da agulha da lanceta descartável.
- Realizar a punção, no bordo lateral da polpa do dedo, evitando o centro.
- Esperar a formação da gota de sangue, segurando o dedo do paciente.
- Colocar a gota de sangue na tira teste.
- Limpar o dedo com *swab* de álcool.
- Aguardar o resultado.
- Realizar a leitura.
- Informar ao paciente o valor da medição.
- Descartar o material usado (descartar a lanceta em caixa de perfurocortante).
- Retirar as luvas e desprezar em lixo apropriado.
- Higienizar as mãos.
- Registrar o valor em campo apropriado em prontuário eletrônico.
- Checar a prescrição médica.

> **Atenção**
> O aprazamento da glicemia capilar deve obedecer aos critérios da prescrição médica e ao início de ação da insulina. Rodiziar as punções nos dedos para a verificação da glicemia capilar.

Resultado esperado

Mensuração da glicemia capilar com mínimo desconforto.

Pontos críticos

- Utilização inadequada do aparelho.
- Obtenção inadequada da gota de sangue.
- Aprazamento incorreto da glicemia capilar.
- Ordenhar dedo para a obtenção da gota de sangue.
- Inadequada interpretação do valor obtido.
- Pacientes plaquetopênicos com risco de sangramento (< 140 mil plaquetas/mm^3).
- Pacientes em terapia nutrição parenteral devem ter controle diário de glicemia capilar.

Registro

Registrar a leitura e anotar o valor da glicemia capilar no prontuário eletrônico.

Bibliografia consultada

- Waitzberg DL, Dias MCG. Controle de glicemia capilar. In: Guia Básico de Terapia Nutricional – Manual de Boas Práticas. 2. ed. São Paulo: Atheneu; 2015.
- Waitzberg DL, Cardenas CDL. Controle de glicemia capilar. In: Manual de Terapia Nutricional em Oncologia do ICESP. São Paulo: Atheneu; 2011.

84

Passagem de Cateter Enteral

Conceito

Inserção de um cateter para nutrição do paciente por via nasal ou oral, em posição gástrica ou entérica.

Finalidade

Disponibilizar via de acesso para nutrição e a administração de medicamentos. Padronizar os procedimentos para a introdução do cateter enteral e da instalação da dieta enteral. Ressaltar os aspectos práticos e relevantes sobre a instalação do cateter e nutrição enteral.

Indicação

Indicado para:

- Distúrbios de deglutição.
- Alteração do nível de consciência.
- Ingestão oral insuficiente.
- Intolerância da dieta por via oral.
- Aumento das necessidades energético-proteicas.

Contraindicação

- As cateter naso e oroenterais são recomendadas por curto período, com duração prevista para 3 a 4 semanas. Em uso mais prolongado é indicado o uso de gastrostomias/jejunostomias. São contraindicadas nos pacientes com impossibilidade de utilizar o trato digestório.

Competência

Enfermeiro, médico.

Material

- Cateter flexível de silicone ou poliuretano específico para nutrição enteral com fio-guia.
- Luvas de procedimento.
- Compressa de gaze não estéril.
- Anestésico em forma de gel sem vasoconstritor.
- Seringa de 20 mL.
- Estetoscópio.
- Máscara cirúrgica.
- Óculos de proteção.
- Prontuário eletrônico.
- Fita adesiva hipoalérgica/dispositivo próprio para a fixação do cateter.

DESCRIÇÃO DO PROCEDIMENTO

- Higienizar as mãos.
- Preparar o material.
- Orientar o paciente quanto ao procedimento, ressaltando a necessidade da passagem do cateter nasoentérico para a sua recuperação nutricional.
- Promover a privacidade eletrônico.
- Se paramentar com: óculos de proteção, máscara cirúrgica, luvas de procedimento.
- Posicionar o paciente sentado ou em posição de Fowler.
- Cobrir o tórax do paciente com uma toalha.
- Medir a cateter da ponta do nariz ao lóbulo da orelha, do lóbulo da orelha ao apêndice xifoide (aproximadamente 60 cm); para a posição gástrica e para a posição jejunal devem ser acrescentados aproximadamente 10 a 15 cm da medida feita para o estômago, considerando o porte físico do paciente; marcar com fita adesiva.
- Remover a oleosidade da pele.
- Lubrificar o cateter enteral internamente com 10 mL de água filtrada para facilitar a retirada do fio-guia após a passagem.
- Lubrificar a sonda externamente com anestésico, com o auxílio de gaze.
- Certificar-se de que o cateter está com o fio-guia e introduzi-la levemente, sem forçar, em uma das narinas.
- Fletir a cabeça do paciente após a introdução do cateter na narina.

> **Atenção**
> Para facilitar a passagem do cateter, solicitar que o paciente faça movimentos de deglutição enquanto o cateter é introduzido até a marcação estipulada.

- Injetar 20 mL de ar no cateter e auscultar o som característico na região epigástrica (são ruídos com som abafado de borbulhamento), crianças prematuras e recém-nascidas injetar de 0,5 mL a 1 mL de ar e crianças maiores injetar de 2 mL a 5 mL de ar.
- Fixar a sonda com fita adesiva ou o dispositivo apropriado, evitando a compressão da asa do nariz ou da narina, de modo que fique segura.
- Retirar o fio-guia do cateter com cuidado.
- Retirar as luvas.
- Higienizar as mãos.
- Anotar o procedimento no prontuário eletrônico, que deve conter: o registro da inserção, a data, a hora, o tipo e o calibre da sonda, a área de posicionamento e a confirmação do posicionamento do cateter, bem como a tolerância do paciente relacionada com o procedimento.
- Encaminhar o paciente para o controle radiológico após a solicitação do exame pelo médico.
- Aguardar a avaliação médica do exame radiológico e sua autorização por escrito em prescrição médica para o início da terapia nutricional.

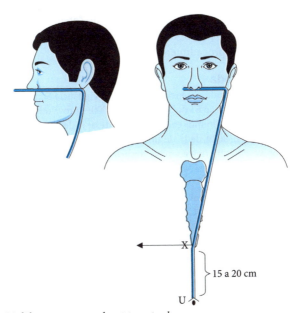

Figura 84.1 – *Medida para passagem do cateter enteral.*
Fonte: Acervo do autor do capítulo.

Resultado esperado

Realização da passagem do cateter nasoenteral sem intercorrências e/ou prejuízos para o paciente, garantindo o suporte nutricional adequado.

Ponto crítico

O posicionamento do cateter em posição gástrica ou jejunal deve ser confirmado por radiografia, antes de ser iniciada a dieta, mesmo nas passagens de cateter enteral realizadas na endoscopia.

Atenção:

- A instalação da sonda nasoenteral é uma atribuição **privativa do enfermeiro** (Resolução COFEN n. 277/2003).
- Após três tentativas de passagem do cateter sem sucesso, não exceder as tentativas comunicar ao médico.
- **Nunca reintroduzir o fio-guia** para reposicionar o cateter já instalado.
- Manter o suporte de soro exclusivo para a dieta e sempre do lado oposto do cateter central.
- Não usar torneirinhas nas conexões (equipo-cateter).

Registro

Registrar o procedimento no prontuário eletrônico, que deve conter: o registro da inserção, a data, a hora, o tipo e calibre do cateter, a área de posicionamento e a confirmação do posicionamento do cateter, bem como a tolerância do paciente relacionada ao procedimento.

Bibliografia consultada

- Brasil. Ministério da Saúde. Agência Nacional de Vigilância Sanitária. Resolução da diretoria colegiada – RDC n.63 de 6 de julho de 2000. Aprova o Regulamento Técnico para fixar os requisitos mínimos exigidos para a Terapia de Nutrição Enteral contidas no no Decreto – Lei n. 3029, de 16 de abril de 1999 [citado 2012 jul 23]. [acesso em jul. 2021]. Disponível em: http:/www.anvisa.gov.br/legis/resol/2000/63_00rdc.htm..
- Ciosak SI, Matsuba CST, Silva MLT, Serpa LF, Poltronieri MJ. Sociedade Brasileira de nutrição parenteral e enteral. Associação Brasileira de Nutrologia. Acesso para terapia de nutrição enteral e parenteral. Projeto diretrizes. out. 2011.
- Freyre E, Brito S, Santos MR, Giordano LCR. Nutrição enteral domiciliar: manual do usuário: como preparar e administrar a dieta por sonda. 2. ed Rev. Campinas (SP): Hospital de Clínicas da UNICAMP; 2011: 33 p. [acesso em jul. 2021]. Disponível em: http:/www.hc.unicamp.br/servicos/emtn/Manual_paciente.pdf.
- Fontana RM. Assistência Farmacêutica na Administração de Fármacos via sonda enteral: um estudo personalizado. 9. ed. Rev Especialize On-Line IPOG.2015; 1(10).
- Gorzoni ML, Torre AD, Pires SL. Medicamentos e Sondas de Nutrição. Rev Associação Médica Brasileira. 2010;56(1):17-21.
- Instituto Israelita de Ensino e Pesquisa Albert Einstein. Centro de Educação em Saúde Abram Szajman. e-learning Sondagem Nasoenteral. [citado 2012 Jul 13]. [acesso em

jul. 2021]. Disponível em: http:/medicalsuite.einstein.br/diretrizes/terapia_intensiva/rotina_sne.pdf.

- Matsuba CST. Boas práticas de enfermagem em nutrição e terapia nutricional enteral. In: Viana DL. Boas Práticas de enfermagem. São Caetano do Sul (SP): Yendis; 2010: 145-75.
- Najas M, coordenadora. I Consenso Brasileiro de Nutrição e Disfagia em Idosos Hospitalizados. Barueri (SP): Manole; 2011 [citado 2012 jul 17]. [acesso em jul. 2021]. Disponível em: http:/www.sbgg.org.br/admin/arquivo/Consenso_Brasileiro_de_Nutricao.pdf.
- NANDA – Internacional. Diagnósticos de Enfermagem da NANDA: definições e classificação 2009-2011. Porto Alegre: Artmed; 2010.
- Waitzberg DL, Dias MCG. Passagem e troca de sonda nasoenteral. In: Guia Básico de Terapia Nutricional – Manual de Boas Práticas. 2. ed. São Paulo: Atheneu; 2015.
- Waitzberg DL, Cardenas TC. Passagem do cateter de nutrição enteral em posição gástrica. In: Manual de Terapia Nutricional em Oncologia do ICESP. São Paulo: Atheneu; 2011.

85

Verificação do Resíduo Gástrico

Conceito

É o ato de medir o volume aspirado durante o teste de resíduo gástrico em pacientes com alimentação via cateter de nutrição enteral.

Finalidade

Avaliar a presença de resíduo gástrico patológico, acima de 500 mL de volume para o adulto, e 50% do volume infundido nas últimas 3 horas na criança.

Indicação

Pacientes em terapia nutricional enteral que apresentem clínica de intolerância à dieta sendo: distensão abdominal, náuseas, vômitos.

Contraindicação

- Não realizar em pacientes com sonda nasoenteral em posição entérica (após o ângulo de Treitz).
- Não realizar de maneira rotineira.

Competência

Enfermeiro e técnico de enfermagem.

Material

- Seringa de 20 mL ou 60 mL.
- Recipiente para a coleta do conteúdo.
- Luvas de procedimento.
- Cuba rim.

DESCRIÇÃO DO PROCEDIMENTO

- Higienizar as mãos com gluconato de clorexidina degermante 2% ou solução alcoólica 70%.
- Preparar o material.
- Orientar o paciente quanto à realização do procedimento.
- Promover a privacidade do paciente.
- Calçar as luvas de procedimento.
- Aspirar o conteúdo gástrico através da sonda com a seringa, desprezar na cuba rim e mensurar o volume total aspirado.
- Retirar as luvas de procedimento e lavar as mãos.
- Higienizar as mãos com gluconato de clorexidina degermante 2% ou solução alcoólica 70%.
- Registrar no prontuário do paciente o volume e o aspecto do conteúdo gástrico aspirado.

> **Atenção**
> Se o volume gástrico aspirado for inferior a 500 mL, reinfundir o conteúdo gástrico aspirado através da sonda nasoenteral ou gastrostomia, com a seringa, realizar lavagem com 20 mL de água filtrada e instalar a dieta enteral prescrita. Se o volume gástrico for superior a 500 mL, reinfundir o conteúdo gástrico aspirado através da sonda nasoenteral ou gastrostomia, com a seringa, realizar a lavagem com 20 mL de água filtrada, fechar a sonda e comunicar à equipe médica.

Pontos críticos

- A mensuração do volume residual gástrico deve ser realizada, porém não deve ser considerada isoladamente. Para a prevenção de broncoaspiração é necessária a adoção de medidas como: elevação da cabeceira (> 45°), boa higiene oral, avaliação regular da posição da sonda, controle da tolerância do paciente à dieta enteral, controle rigoroso da glicemia, correção das anormalidades eletrolíticas, minimização do uso de narcóticos.
- Se a prática de verificação de resíduo gástrica for eliminada, várias estratégias alternativas podem ser usadas para monitorar pacientes gravemente enfermos recebendo nutrição enteral: exames físicos diários cuidadosos, revisão de filmes radiológicos abdominais e avaliação de fatores de risco clínicos para aspiração. Os protocolos de nutrição enteral devem ser iniciados e devem ser feitos esforços para reduzir proativamente o risco de pneumonia por aspiração. A cessação automática da nutrição enteral não deve ocorrer para verificação de resíduo gástrico < 500 mL na ausência de outros sinais de intolerância.

Registro

Anotar a realização do procedimento, o volume e o aspecto do resíduo gástrico, no prontuário eletrônico.

Bibliografia consultada

- American Society for Parenteral and Enteral Nutrition (ASPEN) and Society of Critical Care Medicine. Journal of Parenteral and Enteral Nutrition. 2016;40(2):159-211.
- Ciosak SI, Matsuba CST, Silva MLT, Serpa LF, Poltronieri MJ. Sociedade Brasileira de Nutrição Parenteral e Enteral, Associação Brasileira de Nutrologia. Terapia Nutricional: Administração e Monitoramento. Projeto Diretrizes. 8 de outubro de 2011.
- Waitzberg DL, Cardenas TC. Mensuração de resíduo gástrico em pacientes com uso nutrição enteral. In: Manual de Terapia Nutricional em Oncologia do ICESP. São Paulo: Atheneu; 2011.
- Waitzberg DL, Dias MCG. Verificação do resíduo gástrico. In: Guia Básico de Terapia Nutricional – Manual de Boas Práticas. 2. ed. São Paulo: Atheneu; 2015.

86

Recebimento e Conferência da Terapia de Nutrição Enteral (TNE)

Conceito

Receber frascos de dieta enteral e água conforme a prescrição médica.

Finalidade

Manter a terapia nutricional do paciente adequada.

Indicação

Pacientes com prescrição médica de TNE.

Competência

Enfermeiro e técnico/auxiliar de enfermagem.

Material

- Frasco de nutrição enteral.
- Frasco de água.
- Impresso de controle de entrega de dieta enteral.

DESCRIÇÃO DO PROCEDIMENTO

- Receber do atendente de nutrição o recipiente contendo a nutrição enteral.
- Observar a integridade da embalagem, a coloração, a densidade e o aspecto da nutrição enteral.
- Confirmar a identificação do paciente e o leito, o tipo de dieta, o volume fornecido, as datas de preparo e a validade no rótulo do frasco.
- Assinar o recebimento dos frascos de nutrição enteral no impresso de controle de entrega de dieta enteral.

Resultado esperado

Fornecimento da nutrição enteral adequada para suprir as necessidades nutricionais do paciente.

Pontos críticos

■ Se o recipiente de nutrição enteral não estiver hermeticamente fechado ou o seu conteúdo estiver alterado, com presença de grumos, separação de fases, mudança de cor e textura, devolver o frasco ao atendente da nutrição e solicitar ao mesmo que comunique o ocorrido à nutricionista, para providências – impresso de devolução.

■ Não receber o recipiente se o paciente não estiver na unidade por período prolongado ou a dieta enteral estiver suspensa na prescrição médica.

Registro

Registrar na folha de entrega padronizada pela instituição o recebimento da nutrição enteral.

Bibliografia consultada

- Matsuba CST, Ciosak SI, Serpa LF, Poltronieri M, Oliseski MS. Terapia Nutricional: Administração e Monitoramento. Projeto Diretrizes; 2011.
- Waitzberg DL, Dias MCG. Solicitação e recebimento da nutrição enteral. In: Guia Básico de Terapia Nutricional – Manual de Boas Práticas. 2. ed. São Paulo: Atheneu; 2015.

87

Administração e Cuidados de Enfermagem em Terapia de Nutrição Enteral (TNE)

Definição

É a instalação da nutrição enteral pelo cateter nasoenteral.

Finalidade

Substituir ou complementar a alimentação oral em pacientes desnutridos ou não, conforme suas necessidades nutricionais, em ambiente hospitalar, ambulatorial ou domiciliar, garantindo uma administração correta e segura para o paciente.

Indicação

Indicado para pacientes impossibilitados de uso da via oral, mas com o trato digestório funcionante, conforme a prescrição médica.

Contraindicação

- Pacientes com trato digestório não funcionante.

Competência

Enfermeiro, técnico de enfermagem.

Material

- Recipientes de nutrição enteral e de água filtrada, fornecidos pelo serviço de nutrição e dietética do hospital.
- Equipo para nutrição enteral.
- Bomba de infusão.
- Seringa de 20 mL.
- Luvas de procedimento.
- Prontuário eletrônico.

DESCRIÇÃO DO PROCEDIMENTO

- Verificar a prescrição médica no prontuário eletrônico.
- Receber a nutrição enteral e verificar se a temperatura está adequada para a administração.
- Higienizar as mãos.
- Conferir o rótulo do recipiente de nutrição enteral com a prescrição médica: nome e leito do paciente, data de nascimento, registro, volume, dieta prescrita, setor de internado, data de validade.
- Orientar o paciente e a família sobre o procedimento.
- Calçar as luvas de procedimento.
- Conectar o equipo exclusivo para nutrição enteral no recipiente de nutrição enteral e preencher o equipo, retirando todo o ar do mesmo.
- Posicionar o paciente em decúbito elevado (30° a 45°), preferencialmente sentado até 1 hora após o término da dieta, para evitar broncoaspiração.
- Iniciar o gotejamento. Programar a bomba de infusão conforme a prescrição médica e a necessidade do paciente.
- Lavar a cateter com 20 mL a 40 mL de água filtrada, em bolus antes e após a administração da nutrição enteral.
- Avaliar os sinais de intolerância alimentar (náuseas, vômitos, distensão abdominal e diarreia) e síndrome de realimentação (hiperglicemia, hipofosfatemia, hiponatremia, hipocalemia), comunicar à equipe médica qualquer alteração.
- Fechar o cateter após a infusão da água com o dispositivo oclusivo próprio do cateter.
- Registrar na anotação de enfermagem o volume infundido da dieta e da água filtrada.

Resultado esperado

Oferecimento ao paciente da terapia nutricional adequada prevenindo intercorrências.

Atenção:

8 passos de segurança

Cuidados de Enfermagem na Terapia Nutricional Enteral

1. Confira o rótulo da dieta com os dados do paciente: nutrição enteral certa, paciente certo.
2. Mantenha seu paciente em decúbito elevado de 30° a 45°.
3. A dieta enteral deve ser instalada APENAS em cateter para alimentação, observe se as conexões estão corretas.
4. O cateter de nutrição enteral está liberado para o uso? Certifique-se!
5. Certifique-se que a fixação do cateter está íntegra e realmente segura para fixar o cateter.
6. Realize a higiene oral com substância padronizada, uma vez a cada 6 horas ou quando perceber sujidades.

> 7. Proceda à lavagem do cateter para nutrição com água filtrada de 20 mL a 40 mL, em bolus, utilizando seringa de 20 mL: antes de administrar a dieta, após administrar a dieta, antes e após a administração de medicamentos por cateter, se o paciente receber dieta contínua.
> 8. Registre todos os cuidados de enfermagem recomendados nesse passo a passo no prontuário do paciente.

Pontos críticos

- O uso de bombas para infusão de TNE é recomendado para melhor controle da administração de nutrição enteral, prevenção da broncoaspiração e controle da diarreia. É especialmente indicada para sondas em posição jejunal e preferencialmente exclusivas para a TNE.

- A administração de água em frascos para hidratação, não substitui a lavagem manual do cateter com seringa, em bolus, pois não tem pressão adequada.

- O cateter via tripla (com finalidade de alimentação e drenagem) e as jejunostomias devem ser lavadas com no mínimo 40 mL de água filtrada, utilizando seringa de 20 mL, em bolus.

Registro

Nas unidades de internação:

- Registrar no prontuário eletrônico o volume da dieta infundido ao término da bolsa.

- Se não houver a infusão de todo o volume, justificar o motivo na anotação de enfermagem.

- Checar e anotar no prontuário eletrônico a instalação de nova bolsa de nutrição enteral.

- Checar e anotar o volume de água filtrada infundido no prontuário eletrônico, e caso não seja fornecido ao paciente, justificar o motivo na anotação de enfermagem.

Nas Unidades de Terapia Intensiva:

- Registrar no prontuário eletrônico o volume de nutrição enteral e água infundidas a cada término do plantão.

Bibliografia consultada

- American Society for Parenteral and Enteral Nutrition (ASPEN) and Society of Critical Care Medicine. Journal of Parenteral and Enteral Nutrition. 2016;40(2):159-211.
- American Society for Parenteral and Enteral Nutrition (ASPEN) and Society of Critical Care Medicine. Journal of Parenteral and Enteral Nutrition. 2009;33(2):122-67.
- Chau JP, Lo SH, Thompson DR, Fernandez R, Griffiths R. Use of end-tidal carbon dioxide detection to determine correct placement of nasogastric tube: a meta-analysis. Int J Nurs Stud. 2011;48(4):513-21.
- Ciosak SI, Matsuba CST, Silva MLT, Serpa LF, Poltronieri MJ. Acessos para Terapia de Nutrição Parenteral e Enteral. Projeto Diretrizes; 2011.

- Conselho Federal de Enfermagem. Resolução COFEN n. 453/2014. Aprova Norma Técnica que dispõe sobre a atuação da Equipe de Enfermagem em Terapia Nutricional. Brasília; 2014. [acesso em jul. 2021]. Disponível em: www.cofen.gov.br.
- Hermann AP, Cruz EDA. Enfermagem em nutrição enteral: investigação do conhecimento e prática assistencial em hospital de ensino. Cogitare Enferm. 2008;13(4): 520-5.
- Matsuba CST, Ciosak SI, Serpa LF, Poltronieri M, Oliseski MS. Terapia Nutricional: Administração e Monitoramento. Projeto Diretrizes; 2011.
- Matsuba C ST, Magnoni D. Enfermagem em Terapia Nutricional. São Paulo: Sarvier; 2009: 89-103.
- National Patient Safety Agency. Reducing the harm caused by misplaced nasogastric feeding tubes in adults, children and infants. 2011. [acesso em jul. 2021]. Disponível em: http:/www.nrls.npsa.nhs.uk/alerts/?entryid45=129640.
- Rocha A, et al.Causas de interrupção de nutrição enteral em Unidade de Terapia Intensiva,Rev.Pesq.Saúde, 2017;18(1):49-53.
- Waitzberg DL, Cardenas TC. Administração de dieta enteral por cateter de nutrição enteral (via nasal/oral/gastrostomia e jejunostomia). In: Manual de terapia nutricional em oncologia do ICESP. São Paulo: Atheneu; 2011.
- Waitzberg DL, Dias MCG. Administração e cuidados de enfermagem em terapia de nutrição enteral. In: Guia Básico de Terapia Nutricional – Manual de Boas Práticas. 2. ed. São Paulo: Atheneu; 2015.

88

Troca da Fixação do Cateter Enteral

Conceito
Troca da fixação do cateter nasoenteral.

Finalidade
Garantir a manutenção do cateter e prevenir as lesões na pele do paciente.

Indicação
A fixação da sonda deve ocorrer sempre que úmida, solta, frouxa ou com presença de sujidades.

Competência
Enfermeiro, técnico e auxiliar de enfermagem.

Material
- Gaze.
- Soro fisiológico.
- Fita adesiva antialérgica ou fita apropriada para a fixação.

DESCRIÇÃO DO PROCEDIMENTO
- Higienizar as mãos.
- Retirar a fixação anterior com cuidado para que o cateter não saia da sua posição.
- Limpar a pele do paciente e a sonda enteral com gaze e soro fisiológico, secar com gaze após.
- Fixar a fita adesiva antialérgica na pele do paciente e depois no cateter, sem tracionar a asa do nariz.

Troca da Fixação do Cateter Enteral | 333

- Realizar a anotação de enfermagem no prontuário do paciente.

Resultado esperado

Realização da fixação do cateter de forma adequada.

Pontos críticos

- Observar a presença de lesões na pele, mudando sempre o sítio de fixação (nariz, região frontal, região lateral da face).
- Certifique-se de que a fixação do cateter está íntegra e realmente segura pelo menos uma vez ao dia.

Registro

Registrar a troca de fixação do cateter nasoenteral no prontuário eletrônico.

Bibliografia consultada

- Manual de Indicadores de Enfermagem NAGEH. Compromisso com a Qualidade Hospitalar (CQH). 2. ed. São Paulo: APM/CREMESP; 2012: 19.
- Waitzberg DL, Dias MCG. Troca fixação de sonda nasoenteral. In: Guia Básico de Terapia Nutricional – Manual de Boas Práticas. 2. ed. São Paulo: Atheneu; 2015.

Remoção do Cateter de Nutrição Enteral

Conceito
Consiste na retirada, após prescrição médica, do cateter para nutrição enteral que está inserido por via nasal ou oral do paciente.

Finalidade
Retirar o cateter nasoenteral ou oroenteral.

Indicação
- Pacientes que estão com boa aceitação de alimentação via oral e não necessitam de terapia de nutrição enteral.
- Obstrução do cateter nasoenteral, sem solução.
- Erosão cutânea da asa da narina.
- Em casos de aspiração pulmonar, infecção pulmonar e oral, sinusite, otite, após avaliação clínica.
- Troca do cateter para gastrostomia/jejunostomia.
- Prescrição médica.

Contraindicação
- Resistência do cateter de nutrição durante a retirada.

Competência
Enfermeiro.

Material
- Par de luvas de procedimento.
- Pacote de compressa de gaze não estéril.
- Removedor de adesivo.

DESCRIÇÃO DO PROCEDIMENTO
- Confirmar na prescrição médica a indicação da retirada do cateter.
- Higienizar as mãos com gluconato de clorexidina degermante 2% ou solução alcoólica 70%.
- Reunir o material.
- Orientar o procedimento ao paciente e ao familiar.

Remoção do Cateter de Nutrição Enteral | 335

- Promover a privacidade do paciente.
- Calçar as luvas de procedimento.
- Posicionar o paciente sentado ou em posição Fowler.
- Retirar a fita adesiva, preferencialmente, com o removedor do adesivo.
- Retirar o cateter em movimento contínuo, suave e em velocidade constante. Não fazer movimentos bruscos.
- Cobrir o cateter e descartá-lo em lixo apropriado.
- Higienizar a pele do paciente com água e sabonete.
- Retirar as luvas e descartá-las.
- Higienizar as mãos com gluconato de clorexidina degermante 2% ou solução alcoólica 70%.
- Registrar a anotação de enfermagem sobre o procedimento.

Resultado esperado

Retirada do cateter nasoenteral ou oroenteral de maneira adequada, com segurança ao paciente.

Ponto crítico

- Em caso de resistência na retirada do cateter nasoenteral ou oroenteral, interromper o procedimento e solicitar avaliação médica.

Registro

Registrar a retirada do cateter nasoenteral ou oroenteral no prontuário do paciente.

Bibliografia consultada

- Waitzberg DL, Dias MCG. Remoção da Sonda de Nutrição Enteral. In: Guia Básico de Terapia Nutricional – Manual de Boas Práticas. 2. ed. São Paulo: Atheneu; 2015.
- Waitzberg DL, Cardenas TC. Remoção do cateter de nutrição enteral (CNE). In: Manual de terapia nutricional em oncologia do ICESP. São Paulo: Atheneu; 2011.

90

Administração de Medicamentos por Cateter Enteral

Conceito
Orientação farmacêutica para administração de medicamentos pelo cateter nasoenteral.

Finalidade
Administrar as medicações adequadamente e prevenir o risco de obstrução de cateter, a diminuição da eficácia do fármaco e o aumento dos eventos adversos.

Indicação
Indicada aos pacientes que apresentam impossibilidade de ingerir medicamentos pela via oral.

Contraindicação
Medicamentos que podem comprometer com a permeabilidade do cateter enteral:
- Recomendável consultar a tabela do Manual do Serviço de Farmácia, que contempla a lista dos medicamentos, a forma farmacêutica e a possibilidade ou não de administração por via do cateter enteral e as orientações específicas de cada medicamento.

Competência
Enfermeiro, técnico de enfermagem.

Material
- Bandeja.

- Medicamento a ser administrado.
- Seringa de 20 mL.
- Par de luvas de procedimento.
- Estetoscópio.
- Gaze não esterilizada.
- Copo descartável com água filtrada.

DESCRIÇÃO DO PROCEDIMENTO

- Conferir a prescrição médica (medicamento, dose, horário, via de administração, paciente).
- Higienizar as mãos com gluconato de clorexidina degermante 2% ou solução alcoólica 70%.
- Preparar o material e colocar em bandeja.
- Diluir a medicação em água filtrada e preparar seringa de 20 mL com água filtrada.
- Identificar as seringas.
- Confirmar o nome e o leito do paciente.
- Orientar o paciente e/ou acompanhante quanto ao procedimento.
- Calçar as luvas.
- Elevar o decúbito do paciente.
- Retirar o protetor do cateter enteral e dobrá-lo para fechar, conectar uma seringa com ar, injetar o ar enquanto ausculta o borbulhar do mesmo com o estetoscópio na região epigástrica.
- Dobrar a sonda para fechá-la, retirando a seringa utilizada para o teste.
- Lavar a sonda com 20 mL de água filtrada, em bolus, utilizando seringa de 20 mL.
- Conectar a seringa com a medicação e administrá-la lentamente.
- Lavar a sonda após as medicações com 20 mL a 40 mL de água filtrada, em bolus, utilizando seringa de 20 mL, utilizar a técnica de turbilhonamento.
- Fechar o cateter com dispositivo próprio. Em caso de paciente com drenagem gástrica, abrir o cateter enteral após 30 minutos.
- Ao manipular o cateter enteral, realizar a limpeza do "y" da sonda com gaze e álcool a 70%.
- Manter o paciente confortável, com a campainha ao seu alcance e o ambiente organizado.
- Após a execução, desprezar o material utilizado em local predeterminado.
- Realizar a higienização da bandeja com álcool a 70%.
- Higienizar as mãos.
- Checar a prescrição médica.
- Realizar a anotação de enfermagem.

Resultado esperado

Administração das medicações pelo cateter nasoenteral ou oroenteral de forma adequada, garantindo a ação farmacêutica dos medicamentos.

> **Atenção:**
> Sempre observar o medicamento a ser administrado quanto a sua forma farmacêutica, via de administração, fármaco alternativo, sítio de absorção e de ação do fármaco, efeitos da nutrição enteral na absorção deste, bem como o tipo de cateter enteral e sua localização no trato digestório.
> Medicamentos líquidos e viscosos ou hiperosmolares devem ser diluídos com 10 mL a 30 mL de água filtrada independente da sua solubilidade.

Pontos críticos

- A apresentação líquida é a primeira escolha para administração por cateter enteral.
- Se possível, interromper a infusão da NE 10 a 15 minutos antes da administração do medicamento.
- No caso de múltiplos medicamentos, triturá-los e solubiliza-los separadamente em água devido ao risco de incompatibilidade físico-química, lavando a sonda com 10 mL a 20 mL de água filtrada entre cada medicação.
- O cateter enteral tripla via (com finalidade de alimentação e drenagem) e as jejunostomias devem ser lavadas com no mínimo 40 mL de água filtrada, utilizando seringa de 20 mL, em bolus.
- É proibida a adição de medicamentos nos frascos de nutrição enteral.

Registro

Registrar no prontuário eletrônico o horário e a medicação administrada. No caso da não administração do medicamento anotar o horário e o motivo.

Bibliografia consultada

- Águas M et al. Administracion de medicamentos por sonda nasogastrica. Revista mult gerontol. 2009;19(2).
- Brasil. Ministério da Saúde. Agência Nacional de Vigilância Sanitária. Resolução da diretoria colegiada – RDC n. 63 de 6 de julho de 2000. Aprova o Regulamento Técnico para fixar os requisitos mínimos exigidos para a Terapia de Nutrição Enteral contidas no Decreto – Lei n. 3029, de 16 de abril de 1999 [citado 2012 jul 23]. [acesso em jul. 2021]. Disponível em: http:/www.anvisa.gov.br/legis/resol/2000/63_00rdc.htm.
- Freyre E, Brito S, Santos MR, Giordano LCR. Nutrição enteral domiciliar: manual do usuário: como preparar e administrar a dieta por sonda. 2. ed. rev. Campinas (SP): Hospital de Clínicas da UNICAMP; 2011: 33. [acesso em jul. 2021]. Disponível em: http:/www.hc.unicamp.br/servicos/emtn/Manual_paciente.pdf.
- Fontana RM. Assistência Farmacêutica na Administração de Fármacos via sonda enteral: um estudo personalizado. Rev Especialize On-Line IPOG, Goiânia. 2015;1(10).

- Gorzoni ML, Torre AD, Pires SL. Medicamentos e Sondas de Nutrição. Rev Associação Médica Brasileira. 2010;56(1)17-21.
- Instituto Israelita de Ensino e Pesquisa Albert Einstein. Centro de Educação em Saúde Abram Szajman. e-learning Sondagem Nasoenteral. [citado 2012 Jul 13]. [acesso em jul. 2021]. Disponível em: http:/medicalsuite.einstein.br/diretrizes/terapia_intensiva/rotina_sne.pdf.
- Martins MR et al. Análise de medicamentos administrados por sonda em unidades de terapia intensiva em hospital de ensino. Rev Eletr Enf [Internet]. 2013;15(1):191-6. [acesso em jul. 2021]. Disponível em: http:/dx.doi.org/10.5216/ree.v15i1.15848.
- Matsuba CST. Boas práticas de enfermagem em nutrição e terapia nutricional enteral. In: Viana DL. Boas Práticas de enfermagem. São Caetano do Sul (SP): Yendis; 2010: 145-75.
- Najas M, coordenadora. I Consenso Brasileiro de Nutrição e Disfagia em Idosos Hospitalizados. Barueri (SP): Manole; 2011 [citado 2012 jul 17]. [acesso em jul. 2021]. Disponível em: http:/www.sbgg.org.br/admin/arquivo/Consenso_Brasileiro_de_Nutricao.pdf.
- NANDA – Internacional. Diagnósticos de Enfermagem da NANDA: definições e classificação 2009-2011. Porto Alegre: Artmed; 2010.
- Waitzberg DL, Dias MCG. Administração de Medicamentos por Sonda Enteral. In: Guia Básico de Terapia Nutricional – Manual de Boas Práticas. 2ª ed. São Paulo: Atheneu; 2015.

91

Recomendações para Desobstrução de Cateter Enteral

Conceito
Métodos para desobstruir o cateter nasoenteral.

Finalidade
Manter o cateter adequado para a continuidade da administração da nutrição enteral e dos medicamentos.

Indicação
Quando houver obstrução do cateter.

Competência
Enfermeiro.

Material
- Luva de procedimento.
- Seringa de 1 mL.
- Copo com água morna.

DESCRIÇÃO DO PROCEDIMENTO
- Higienizar as mãos com gluconato de clorexidina degermante 2% ou solução alcoólica 70%.
- Reunir o material.
- Orientar o procedimento ao paciente e ao familiar.
- Promover a privacidade do paciente.
- Calçar as luvas de procedimento.
- Posicionar o paciente sentado ou em posição Fowler.

- Aspirar 1 mL de água morna na seringa e tentar injetar a água morna.
- Repetir o procedimento.

Resultado esperado
Manter a permeabilidade do cateter nasoenteral.

Pontos críticos
- A melhor forma de se evitar esta ocorrência é a irrigação periódica do dispositivo com 20 mL a 40 mL de água potável, antes e após cada alimentação intermitente e a cada 4 a 6 horas, quando se empregar infusão contínua, e antes e após a administração de medicamentos.
- Solicitar radiografia de controle para confirmar que a sonda não está obstruída por acotovelamento. Quando houver a obstrução por acotovelamento, dependendo da localização da sonda, pode ser realizada a exteriorização da sonda, segundo prescrição médica. Após esse procedimento, deve ser realizado novo exame radiológico abdominal para confirmação da posição do cateter.
- Não existe consenso sobre a melhor solução para desobstrução de cateter, a principal solução recomendada é água morna e seringa de 1 mL.
- A desobstrução do cateter exige paciência por parte do enfermeiro e é necessário realizar a tentativa de irrigar a sonda diversas vezes, para tentativa de desobstrução.
- É proibido a introdução do fio-guia para tentativa de desobstrução.

Registro
Registrar no prontuário eletrônico as tentativas de desobstrução e o resultado alcançado.

Bibliografia consultada
- Ciosak SI, Matsuba CST, Silva MLT, Serpa LF, Poltronieri MJ. Sociedade Brasileira de Nutrição Parenteral e Enteral. Associação Brasileira de Nutrologia. Terapia Nutricional: Administração e Monitoramento. Projeto Diretrizes; 8 de outubro de 2011.
- Waitzberg DL, Dias MCG. Recomendações para Desobstrução de Sonda Enteral. In: Guia Básico de Terapia Nutricional – Manual de Boas Práticas. 2. ed. São Paulo: Atheneu; 2015.

92

Tipos de Administração da Terapia Nutricional Enteral (TNE)

Conceito

A TNE pode ser administrada de forma intermitente, cíclica ou contínua. No ambiente hospitalar, a administração deve ser realizada por meio de bomba de infusão, vale salientar que a administração gravitacional ou por seringa pode ser uma opção para os pacientes ambulatoriais.

Finalidade

Garantir a administração enteral com segurança e colaborando com a melhor tolerância à dieta.

Indicação

Indicado para pacientes em TNE.

Competência

Enfermeiro, técnico e auxiliar de enfermagem.

Material

No hospital:

- Equipo para bomba de infusão.
- Conector para *bag* enteral.
- Bomba de infusão destinada a TNE.
- Seringa de 20 mL.
- Estetoscópio.
- 20 mL de água filtrada.
- Fita métrica.

Para orientação domiciliar:
- Seringa de 20 mL.
- 20 mL de água filtrada.
- Equipo para nutrição enteral.

DESCRIÇÃO DO PROCEDIMENTO
- No hospital:
- Higienizar as mãos.
- Realizar teste de ausculta: infundir 20 mL de ar e proceder a ausculta na região epigástrica. Para a técnica, devemos auscultar um som semelhante ao trovão, o que se refere ao ar entrando na região gástrica, porção final da sonda enteral.
- Realizar a medida da sonda enteral na extensão da saída do nariz até o início do "Y" do conector. Para a medida, utilizamos uma fita métrica, o valor encontrado deve ser igual ao verificado no último plantão, em caso de suspeita de deslocamento, uma nova radiografia deve ser solicitada.
- Realizar a limpeza da conexão da dieta "Y" utilizando gaze embebida em álcool a 70%.
- Antes de instalar a dieta devemos lavar a sonda utilizando a técnica de turbilhonamento com 20 mL de água filtrada.
- Instalar a dieta contínua, após o preenchimento do equipo enteral e ajustá-lo na bomba de infusão, o volume prescrito pelo médico deve ser registrado para a infusão contínua correta.
- No domicílio:
- A enfermeira deve orientar o familiar, e se possível o paciente, quanto à importância da higiene das mãos ao manipular a dieta e a sonda enteral. Deve ficar claro que a seringa ou o sistema gravitacional pode ser um meio de escolha para a administração, indicar a escolha do método de acordo com a realidade e possibilidade da família.
- Quanto a lavagem da sonda enteral, deve ficar claro aos familiares quanto à importância da permeabilidade da sonda e, também, quando suspeitar de deslocamento. O treinamento do responsável pelos cuidados do paciente deve começar no hospital durante a internação, sendo responsabilidade do enfermeiro. Deve ser usada a comunicação dialógica, ou seja, o profissional deve pedir para o familiar repetir e realizar as ações com o objetivo de se certificar do entendimento.

Resultado esperado
Administração segura com base nas boas práticas assistenciais em TNE.

Pontos críticos

- A escolha do método de administração intermitente ou contínuo é de responsabilidade médica tendo o apoio junto a EMTN.
- O enfermeiro é o profissional habilitado para realizar a orientação de alta hospitalar identificando as necessidades e o entendimento do cuidador e/ou paciente.

Registro

Registrar a tolerância do paciente referente a TNE. Anotar no balanço hídrico separadamente a dieta enteral recebida pelo paciente em seu turno de trabalho. As orientações de alta e o preparo para a desospitalização do paciente devem ser registrados em prontuário eletrônico.

Bibliografia consultada

- American Society for Parenteral and Enteral Nutrition (ASPEN) and Society of Critical Care Medicine. Journal of Parenteral and Enteral Nutrition. 2016;40(2):159-211.
- American Society for Parenteral and Enteral Nutrition (ASPEN) and Society of Critical Care Medicine. Journal of Parenteral and Enteral Nutrition. 2009;33(2):122-67.
- Ciosak SI, Matsuba CST, Silva MLT, Serpa LF, Poltronieri MJ. Acessos para Terapia de Nutrição Parenteral e Enteral. Projeto Diretrizes; 2011.
- Chau JP, Lo SH, Thompson DR, Fernandez R, Griffiths R. Use of end-tidal carbon dioxide detection to determine correct placement of nasogastric tube: a meta-analysis. Int J Nurs Stud. 2011;48(4):513-21.
- Conselho Federal de Enfermagem. Resolução COFEN n. 453/2014. Aprova Norma Técnica que dispõe sobre a atuação da Equipe de Enfermagem em Terapia Nutricional. Brasília; 2014. [acesso em jul. 2021]. Disponível em: www.cofen.gov.br.
- Hermann AP, Cruz EDA. Enfermagem em nutrição enteral: investigação do conhecimento e prática assistencial em hospital de ensino. Cogitare Enferm. 2008;13(4):520-5.
- Matsuba CST, Ciosak SI, Serpa LF, Poltronieri M, Oliseski MS. Terapia Nutricional: Administração e Monitoramento. Projeto Diretrizes; 2011.
- Matsuba CST, Magnoni D. Enfermagem em Terapia Nutricional.São Paulo: Sarvier; 2009:89-103.
- National Patient Safety Agency. Reducing the harm caused by misplaced nasogastric feeding tubes in adults, children and infants. 2011. [acesso em jul. 2021]. Disponível em: http:/www.nrls.npsa.nhs.uk/alerts/?entryid45=129640.
- Rocha A, et al. Causas de interrupção de nutrição enteral em Unidade de Terapia Intensiva. Rev. Pesq. Saúde. 2017;18(1):49-53.
- Waitzberg DL, Cardenas TC. Administração de dieta enteral por cateter de nutrição enteral (via nasal/oral/gastrostomia e jejunostomia). In: Manual de terapia nutricional em oncologia do ICESP. São Paulo: Atheneu; 2011.
- Waitzberg DL, Dias MCG. Administração e cuidados de enfermagem em terapia de nutrição enteral. In: Guia Básico de Terapia Nutricional – Manual de Boas Práticas. 2. ed. São Paulo: Atheneu; 2015.

93

Cuidados com a Gastrostomia/ Jejunostomia

Conceito

A gastrostomia é um procedimento cirúrgico e ou endoscópico em que um cateter é inserido no estômago, por meio de uma abertura na parede abdominal anterior, indicado para pacientes com várias patologias que impedem a ingestão de dieta por via oral ou cateter por tempo prolongado.

Finalidade

Oferecer aporte calórico adequado.

Indicação

- Distúrbios de deglutição.
- Alteração do nível de consciência.
- Ingestão oral insuficiente.
- Intolerância da dieta por via oral.
- Aumento das necessidades energético-proteicas.

Competência

Médico.

Dispositivos

Os dispositivos para gastrostomia ou jejunostomia atuais são de silicone ou de poliuretano, com paredes finas e flexíveis, numeradas e com duas vias, que facilitam a irrigação e a administração de dieta e ou medicamentos. Sendo necessária a troca apenas quando apresentam problemas de funcionamento, permanecendo por longos períodos nos pacientes.

Descrição dos cuidados após a passagem do cateter

- Anotar o procedimento no prontuário eletrônico, que deve conter: o registro da inserção, a data, a hora, o tipo e o calibre do cateter.
- Fixar o cateter com fita adesiva ou dispositivo apropriado evitando a compressão do dispositivo e sua movimentação excessiva.
- Manter o cateter aberto em saco coletor por 6 horas.
- Testar a sonda, certificando-se de que está locada, aspirar com a seringa o conteúdo gástrico, nem sempre evidente.
- Anotar a tolerância do paciente relacionada a administração da nutrição enteral.

> **Atenção**
> Antes de iniciar a introdução da nutrição enteral garanta que o paciente esteja com a cabeceira elevada. (O tronco deverá estar elevado entre 30 a 40 graus durante a administração da dieta e por 1 hora após a alimentação). Essa medida é importante para evitar refluxo gastroesofágico.
> Após a administração de nutrição enteral e/ou medicação lavar o cateter com 50 mL de água filtrada.

Descrição dos cuidados com a pele, o estoma e o cateter

- Higienizar as mãos.
- Preparar o material.
- Promover a privacidade do paciente.
- Calçar as luvas de procedimento.
- Avaliar a pele e o estoma diariamente.
- Atentar sempre para o número que aparece no cateter próximo ao local de saída. Essa graduação indica o ponto de inserção do cateter e deve ser acompanhada sempre.
- Limpar o local do estoma com soro fisiológico 0,9%, irrigar o local da inserção do cateter até a remoção de toda a sujidade.
- Deslizar levemente o disco de fixação móvel a fim de melhorar a exposição do estoma para a limpeza de sujidades.
- Remover gentilmente qualquer sujidade em torno da pele, do estoma e do dispositivo.
- Secar o local cuidadosamente com tecido macio, limpo e seco ou gaze, sem fazer fricção.
- Evitar soluções irritantes como o álcool ou oleosas (p. ex., hidratantes de pele), para minimizar a ocorrência de hiperemia (vermelhidão), descamação ou maceração periestoma.
- Fixar o cateter de gastrostomia no abdome com uma fita hipoalergênica (micropore ou fita de silicone).
- Não apertar o dispositivo de fixação.

> **Atenção**
> Paciente em acompanhamento ambulatorial, em cuidados domiciliares, a limpeza pode ser realizada com água morna e sabonete neutro, secando bem após a higiene com gaze.

Resultado esperado

Garantia do suporte nutricional adequado.

Ponto crítico

- O estoma normalmente não necessita de cobertura, se houver exsudato excessivo ou vazamento, uma cobertura absorvente pode ser necessária.

- Avaliar a pele e o estoma diariamente, em busca de formação de granuloma (pele ou verrucosidade que ocasionalmente surge ao redor do óstio da gastrostomia) pode ser ocasionada pela umidade excessiva associada à fricção do cateter no óstio do estoma.

Registro

Registrar o procedimento no prontuário eletrônico, que deve conter: registro das condições da pele, do estoma e do cateter, aspecto, presença de hiperemia, edema, dor, calor e exsudato.

Bibliografia consultada

- Oliveira EM, Costa CPM, Marrone FMC. Assistência de enfermagem nas gastrostomias. In: Matsubara MG, Villela DL, Hashimoto SY, Reis HCS, Soconato RA, Denardi UA, Bandeira RC, Bozza VCC. Feridas e estomas em oncologia: uma abordagem interdisciplinar. São Paulo: Lemar; 2012.
- Santos VL G, Cesaretti IUR. Assistência em Estomaterapia cuidando de pessoas com estomia. 2. ed. São Paulo: Editora Atheneu; 2015.
- Smeltzer SC, Bare BG, Hinkle JL, Cheever KH (editors). Brunner & Suddarth-Tratado de Enfermagem Médico – Cirúrgica. 12. ed. Rio de Janeiro: Editora Guanabara Koogan; 2011.
- Zitron C. Gastrostomias: tipos e indicações. In: Matsubara MG, Villela DL, Hashimoto SY, Reis HCS, Soconato RA, Denardi UA, Bandeira RC, Bozza VCC. Feridas e estomas em oncologia: uma abordagem interdisciplinar. São Paulo: Lemar; 2012.

94

Orientações de Alta da Enfermagem para Pacientes em Terapia Nutricional

Conceito
Orientação de alta hospitalar ao paciente e familiar sobre os cuidados necessários para o sucesso da terapia de nutrição enteral.

Finalidade
Manter o paciente e o familiar orientados para a realização dos cuidados com a nutrição enteral, garantindo que o paciente em domicílio receba uma nutrição adequada, de acordo com as suas necessidades nutricionais.

Indicação
Indicado para todo paciente hospitalizado em terapia nutricional que recebe alta hospitalar com terapia enteral.

Competência
Enfermeiro.

Material
- Manual de orientação.
- Equipo de dieta enteral.
- Seringa 20 mL e 60 mL.
- Frasco de dieta enteral.
- Água filtrada.

DESCRIÇÃO DO PROCEDIMENTO
- Realizar entrevista com paciente e familiares realizando um plano de cuidados individual ao paciente (levando em consideração condições socioeconômicas e de estilo de vida).

- Após a passagem do cateter, para nutrição enteral, e o estabelecimento de previsão de alta hospitalar iniciar processo de aprendizado ao paciente e familiar.
- Orientar quanto aos seguintes cuidados:
  - Tipo de sonda e como foi colocada.
  - Posicionamento do cateter.
  - Prevenção de obstrução do cateter.
  - O que fazer em caso de obstrução do cateter.
  - Observação do deslocamento do cateter.
  - Realização da fixação do cateter nasoenteral.
  - Cuidados com gastrostomia e jejunostomia, se for o caso.
  - Administração da nutrição enteral com equipo.
  - Administração da nutrição enteral com seringa.
  - Ingestão hídrica pelo cateter.
  - Higienização do frasco, do equipo e da seringa.
  - Administração de medicamentos pelo cateter.
  - Cuidados para prevenir diarreia e o que fazer em casos de diarreia.
- Orientar o paciente a procurar a equipe de saúde responsável nos casos de: diarreia por mais de 24 horas, sangramento, constipação por mais de 3 dias, náuseas e vômitos persistentes, dor abdominal na infusão da dieta, febre, obstrução da sonda não resolvida, saída total ou parcial do cateter, ferida ao redor da fixação do cateter, vazamentos importantes perigastrostomias/jejunostomias.
- Entregar cartilha explicativa, quando existente, dos cuidados explicados e do telefone para contato.
- Anexar a essa orientação os seguintes capítulos deste manual de boas práticas, sendo: 87. "Administração e Cuidados de Enfermagem em Terapia de Nutrição Enteral (TNE)"; 88. "Troca da Fixação do Cateter Enteral"; 90. "Administração de Medicamentos por Cateter Enteral"; 91. "Recomendações para Desobstrução do Cateter Enteral".
- Na alta hospitalar, comunicar o nutricionista e orientar o aguardo da presença da nutricionista para orientações relacionadas ao preparo e à administração da nutrição enteral, descritas na "Seção 4 – Nutrição".

Resultado esperado

Paciente e familiar devidamente treinados para realização de nutrição enteral domiciliar.

Ponto crítico

- O treinamento deve iniciar no hospital e continuar em ambiente domiciliar, nas consultas ambulatoriais.

- As orientações precisam ser claras, objetivas e adequadas à escolaridade do paciente e dos familiares, realizadas por toda equipe multiprofissional de saúde.
- Solicitar ao familiar ou responsável que repita as informações recebidas desempenhando os cuidados ensinados sob a supervisão do enfermeiro responsável pelas orientações de alta hospitalar.

Registro

Registrar no prontuário eletrônico todas as orientações realizadas.

Bibliografia consultada

- Scheren F et al. Enteral nutrition at home: applicability of the nurse's guidelines under the family's perspective. Journal of nursing UFPE on line. 2010;4(2).
- Van Aanholt DPJ, Dias MCG et al. Terapia nutricional domiciliar. In: Projeto Diretrizes; 2011.
- Waitzberg DL, Dias MCG. Orientações de Enfermagem: de Alta Hospitalar. In: Guia Básico de Terapia Nutricional – Manual de Boas Práticas. 2. ed. São Paulo: Atheneu; 2015.

95

Conferência/Armazenamento de Nutrição Parenteral (Industrializada e Individualizada)

Conceito
Conferência das soluções prescritas e soluções encaminhadas para a unidade.

Finalidade
Manter a segurança do paciente com o uso adequado da nutrição parenteral.

Indicação
Indicado a todos os pacientes com prescrição médica de nutrição parenteral.

Competência
Enfermeiro, auxiliar/técnico de enfermagem.

Material
- Prescrição médica.
- Bolsa da solução enviada.

DESCRIÇÃO DO PROCEDIMENTO
- Verificar se a prescrição médica atende às recomendações da EMTN.
- Receber a solução de nutrição parenteral, conferir a data de validade, o tipo de nutrição parenteral, a integridade da embalagem, a presença de partículas, as precipitações e alterações na cor.

> **Atenção**
> Se for bolsa de nutrição parenteral personalizada, conferir também o nome do paciente na identificação da bolsa, o volume e a via de administração (central ou periférica).

■ Armazenar as soluções em geladeira sob temperatura de 2 °C a 8 °C até o horário próximo à administração, se necessário, ou armazenar em local apropriado na unidade.

Resultado esperado
Manter o adequado armazenamento da nutrição parenteral.

Ponto crítico
■ Na presença de não conformidade, não receber a solução e comunicar ao farmacêutico responsável.

Registro
Registrar em impresso próprio da instituição o recebimento da nutrição parenteral.

Bibliografia consultada
- Waitzberg DL, Dias MCG. Solicitação da nutrição parenteral e emulsão lipídica. In: Guia Básico de Terapia Nutricional – Manual de Boas Práticas. 2. ed. São Paulo: Atheneu; 2015:315.

96

Tipos de Nutrição Parenteral (TNP)

Conceito

Identificar os tipos de nutrição parenteral (industrializada ou manipulada), com o objetivo de garantir a manutenção das funções orgânicas em pacientes impossibilitados de suprirem suas necessidades metabólicas pelo canal alimentar.

Finalidade

Manter a segurança do paciente por meio da administração correta do tipo de bolsa prescrita.

Indicação

Indicado a todos os pacientes com prescrição médica de nutrição parenteral.

Competência

Enfermeiro.

Material

- Prescrição médica.
- Bolsa da solução enviada.

DESCRIÇÃO DO PROCEDIMENTO

- Verificar se a prescrição médica atende às recomendações da EMTN e se a bolsa prescrita corresponde à bolsa enviada.
- Conhecer os tipos de nutrição parenteral disponíveis para uso no paciente conforme Tabela 96.1 a seguir.

Tabela 96.1
Tipos de NP relacionada ao preparo.

Industrializada (3: 1 ou 2: 1)	*Manipulada*
Fonte: Acervo do autor do capítulo.	Fonte: Acervo do autor do capítulo.
• Pronta para o uso com disponibilidade imediata, preparada por indústrias farmacêuticas habilitadas, de acordo com as boas práticas de fabricação de medicação descritas na Portaria n. 210/03, em que os macronutrientes e eletrólitos são separados em compartimentos e só são misturados imediatamente antes da infusão da bolsa	• São bolsas preparadas manualmente por profissionais farmacêuticos, conforme a prescrição médica individualizada, com as necessidades nutricionais específicas de cada paciente
• Atende a maioria dos pacientes adultos	• Atende as necessidades individuais de cada paciente
• Bolsas bi ou tri compartimentadas, com glicose, aminoácidos e lipídeos	• Bolsa única com todos os macros e micronutrientes armazenados
• Preparada por indústrias farmacêuticas habilitadas	• Preparadas por farmácias manipuladoras habilitadas
• Necessita de administração paralela de multivitamínicos e microelementos	• Necessidade do envio da prescrição médica (nutrólogo) diária para produção. Não disponível para envio imediato na instituição
• Não é necessário uso de equipo fotossensível	• É necessário o uso de equipo fotossensível

Fonte: Mirtallo JM, 2012; Staun et al., 2009.

Resultado esperado

Garantia da segurança da administração correta da TNP.

Pontos críticos

- Falta de prescrição médica para envio de bolsa personalizada.
- Administração correta do tipo de TNP prescrito.

Registro

Registrar no prontuário eletrônico a bolsa de TNP administrada.

Bibliografia consultada

- Brasil. Ministério da Saúde. Secretaria de Vigilância Sanitária. Portaria n. 272, 8 de abril de 1998. Regulamento técnico para fixar os requisitos mínimos exigidos para Terapia Nutricional Parenteral. Diário oficial da união, 1998:78.
- Marin MLM, Chaves CE, Zanini AC, etal. Cost of drugs manufactured by the University Hospital: role of the central pharmacy. Rev Hosp Clin Fac Med. São Paulo. 2001;56:41-6.
- Mirtallo JM. Consensus of parenteral nutrition safety issues and recommendations. JPEN J Parenteral Enteral Nutr. 2012;36(2 Suppl):62S.
- Mirtallo J, Canada T, Johnson D, Kumpf V, Petersen C, Sacks G, Seres D, Guenter P; Task Force for the Revision of Safe Practices for Parenteral Nutrition. Safe practices for parenteral nutrition. JPEN J Parenter Enteral Nutr. 2004;28(6):S39-70. Erratum in: JPEN J Parenter Enteral Nutr. 2006;30(2):177.
- Staun et al. ESPEN Guidelines on Parenteral Nutrition: Home Parenteral Nutrition (HPN) in adult patients. Clinical Nutrition. 2009;28:467-79.

97

Comunicação das Soluções de Nutrição Parenteral Não Conforme ou das Atividades Relacionadas com a Terapia de Nutrição Parenteral (TNP)

Conceito

Manter o padrão de qualidade das soluções de nutrição parenteral administradas aos pacientes.

Finalidade

Informar o desvio de qualidade das soluções de nutrição parenteral ou das atividades relacionadas com a nutrição parenteral.

Indicação

Quando detectada uma não conformidade.

Competência

Enfermeiro.

Material

- Solução de nutrição parenteral.
- Impresso de ocorrência com produtos farmacêuticos.

DESCRIÇÃO DO PROCEDIMENTO

- Identificar o desvio de qualidade de nutrição parenteral: turbidez, presença de partículas, desprendimento de gases, mudança de coloração, vazamento, precipitação e separação de fases – exatidão das informações do rótulo com a prescrição médica.
- Preencher *on line* no sistema de notificação de eventos adversos a ocorrência com produto farmacêutico, que deve conter as seguintes informações: nome e dados pessoais do paciente, unidade hospitalar, nome do produto, número

do lote da solução, natureza da reclamação e responsável pela reclamação.
- Recolher a solução e encaminhar à farmácia descentralizada, avisar ao farmacêutico responsável.

Resultado esperado

Manter o padrão de qualidade das soluções de nutrição parenteral administradas aos pacientes.

Bibliografia consultada

- Waitzberg DL, Dias MCG. Comunicação das soluções de nutrição parenteral não conforme ou das atividades relacionadas à terapia de nutrição parenteral. In: Guia Básico de Terapia Nutricional – Manual de Boas Práticas. 2. ed. São Paulo: Atheneu; 2007.

98

Tipos de Acessos Vasculares Utilizados para Terapia de Nutrição Parenteral (TNP)

Conceito

A escolha adequada do acesso venoso é de extrema importância para manter o paciente em TNP. Diversos fatores devem ser avaliados para definição do tipo de cateter a ser utilizado.

Para administração de nutrição parenteral por via central é necessário a utilização de um cateter venoso, cuja ponta esteja locada no terço inferior da veia cava superior, na junção auricular (cava), ou na parte superior do átrio direito.

A escolha do acesso venoso depende de diversos fatores, como: as condições clínicas do paciente, as condições de acesso vascular, a anatomia venosa e o estado de coagulação, assim como a natureza da terapia, o local do seu emprego (institucionalizado ou domiciliar) e o período de utilização.

Finalidade

Manter a segurança do paciente por meio do melhor conhecimento dos profissionais de enfermagem sobre os tipos de cateteres utilizados na terapia nutricional parenteral.

Indicação

Indicado a todos os pacientes com prescrição médica de TNP.

Competência

Passagem do cateter: médico e/ou enfermeiro habilitado.
Cuidados com o cateter: enfermeiro, auxiliar/técnico de enfermagem.

DESCRIÇÃO DO PROCEDIMENTO

- Verificar se o paciente tem indicação de terapia nutricional parenteral, conforme o procedimento "Indicação de Terapia Nutricional"
- Avaliar o tempo que o paciente fará uso da terapia nutricional parenteral. Se inferior a 4 semanas, considera-se o uso de cateteres de curta permanência. Se superior a 4 semanas, considera-se o uso de cateteres de longa permanência, como PICC e cateter de Hickman.
- Associar as condições clínicas do paciente, tempo estimado para definição do melhor dispositivo (ver Tabela 98.1).

Tabela 98.1
Principais tipos de acessos vasculares para administração de TNP.

Tipo de cateter	Definição
Cateter central de curta permanência (preferencialmente duplo lúmen)	Os cateteres mais comumente utilizados são os de calibre 3 a 5 Fr para recém-nascidos, 5 a 7 Fr para lactentes e 7 a 12 Fr para crianças maiores e adultos O cateter deve conter o menor número de lúmens necessário, pois o risco de infecção aumenta proporcionalmente ao número de lúmens A introdução é realizada por meio de procedimento descrito no manual pela equipe médica
Cateter central de inserção periférica valvulado	Cateter venoso central biocompatível (silicone ou polipropileno), duplo lúmen, por inserção periférica para proporcionar um acesso exclusivo, seguro, confortável e de longa permanência O cateter é inserido por enfermeiro habilitado em passagem de PICC
Cateter central de inserção periférica – *power picc*	Cateter venoso central biocompatível confeccionado em poliuretano, inserido por veia periférica, resistente a dobras e que toleram maior pressão a infusão de medicamentos, permite coleta de exames e administração de contrastes O cateter é inserido por enfermeiro habilitado em passagem de PICC
Cateter semi-implantável de duplo lúmen (Hickman)	Cateter de longa permanência, duplo lúmen, semi-implantável, com um diâmetro interno de 1,6 mm e 1 mm, respectivamente. Faz parte do cateter, o anel de Dacron, do tamanho de um grão de arroz, o qual tem a finalidade de fixação do cateter e proteção contra microorganismos, através da fibrose que será formada no tecido subcutâneo ao redor do anel, até 2semanas após a inserção do mesmo Uma pinça compõe o sistema para evitar embolia e/ou hemorragia Principal escolha nos casos de TNP de longa permanência (hospitalar ou domiciliar)
Cateter totalmente implantável (Portocath)	É um dispositivo que fica acoplado abaixo da pele e consiste em um reservatório com membrana perfurável e um cateter de silicone Não utilizado rotineiramente em TNP pela necessidade frequente de punção do acesso

Fonte: Pittiruti M et al., 2009.

Resultado esperado

Garantia da segurança do manuseio correto do cateter central.

Ponto crítico

- É necessário a confirmação do posicionamento do cateter central através de radiografia simples de tórax, logo após a sua passagem para liberação do uso pela equipe médica.

Registro

Registrar no prontuário eletrônico todos os cuidados realizados com o cateter central.

Bibliografia consultada

- Brasil. Ministério da Saúde. Secretaria de Vigilância Sanitaria. Portaria n. 272, 8 de abril de 1998. Regulamento técnico para fixar os requisitos mínimos exigidos para Terapia Nutricional Parenteral. Diário Oficial da União, 1998:78.
- Mirtallo JM. Consensus of parenteral nutrition safety issues and recommendations. JPEN J Parenteral Enteral Nutr. 2012;36(2 Suppl):62S.
- Mirtallo J, Canada T, Johnson D, Kumpf V, Petersen C, Sacks G. Task Force for the Revision of Safe Practices for Parenteral Nutrition. Safe practices for parenteral nutrition. JPEN J Parenter Enteral Nutr. 2004;28(6):S39-70. Erratum in: JPEN J Parenter Enteral Nutr. 2006;30(2):177.
- Pittiruti M, et al. ESPEN Guidelines on Parenteral Nutrition: central venous catheters (access, care, diagnosis and therapy of complications). Clinical Nutrition. 2009;28: 365-77.
- Staun et al. ESPEN Guidelines on Parenteral Nutrition: Home Parenteral Nutrition (HPN) in adult patients. Clinical Nutrition. 2009;28:467-79.

99

Curativo de Inserção de Cateter Venoso Central com Luva Estéril

Conceito
Realização de curativo estéril em cateter venoso central.

Finalidade
Manter a assepsia relacionada com o manuseio do acesso evitando contaminações e prevenindo possíveis infecções.

Indicação
Diariamente e/ou sempre que necessário.

Competência
Enfermeiro, auxiliar/técnico de enfermagem.

Material
- Pacote de gaze.
- Fitas adesivas (microporosa ou película transparente estéril).
- Luvas estéreis.
- Luvas de procedimento.
- Antisséptico.
- Soro fisiológico.
- Removedor de adesivo.
- Saco plástico para desprezar o material contaminado.

DESCRIÇÃO DO PROCEDIMENTO
- Higienizar as mãos.
- Reunir o material necessário sobre a bandeja.

- Orientar o paciente quanto ao procedimento que será realizado.
- Posicionar o paciente.
- Higienizar as mãos.
- Abrir o material a ser utilizado.
- Calçar as luvas de procedimento.
- Remover o curativo com auxílio do removedor de adesivo, observando as condições do sítio de inserção do cateter e da pele.
- Desprezar o curativo retirado e a luva de procedimento no saco coletor.
- Calçar as luvas estéreis.
- Utilizar gaze embebida em soro fisiológico a 0,9% para limpeza e inserção cateter, iniciar a limpeza pela área menos contaminada e realizá-la em movimentos circulares. Repetir o procedimento por duas ou mais vezes, se necessário, trocando as gazes.
- Aplicar gaze embebida em clorexidina alcoólica no sítio de inserção do cateter central.
- Limpar a extensão do cateter com álcool a 70%.
- Ocluir o sítio de inserção com curativo selecionado conforme Anexo 99.1.
- Anotar no curativo o período e a data de troca.
- Anotar no prontuário: hora, local, condições da inserção e do cateter e soluções utilizadas.

Resultado esperado
Evitar contaminações e prevenir possíveis infecções.

Pontos críticos
- Abertura do material, no momento do uso com técnica asséptica. Disposição do material de modo a evitar cruzamento com o material estéril.
- A troca do primeiro curativo deve ser realizada 24 horas após a inserção do cateter venoso central.
- Todo o curativo deve ser protegido com cobertura plástica durante o banho, a troca do curativo deve preferencialmente ocorrer após o banho.
- O álcool isopropil a 70% e o gliconato de clorexidina a 2% são recomendados para os cuidados de curativo (evidência A) e o uso de PVPI a 10% é recomendado no caso de alergia à clorexidina (evidência A).

Registro
Registrar no prontuário eletrônico: hora, local, condições da inserção e do cateter e soluções utilizadas.

Anexo 99.1
Tipos de curativos.

Gaze seca e fita hipoalergênica: deve ser o curativo de escolha após passagem do cateter venoso central, com primeira troca em 24 horas. Deve ser trocado no período máximo de 48 horas

Película transparente: curativo semipermeável à umidade. Pode ser trocado em até 7 dias ou quando apresentar sujidades ou descolamento

Os dois tipos de cobertura não apresentaram diferença significativa na diminuição da colonização (evidência A)

Fixador de cateter com clorexidina (CHG): película IV estéril, transparente, com uma almofada de gel CHG integrada. Permeável a vapor. Oferece a atividade antimicrobiana do Gluconato de Clorexidina (CHG) com a fixação transparente, que permite a visualização do sítio de inserção. Pode ser trocado a cada 7 dias ou antes, se apresentar sujidades ou descolamento

Curativo de espuma com antimicrobiano: curativo de poliuretano hidrofílico absorvente e impregnado com gluconato de clorexidina deliberação gradual. Necessita de película transparente como curativo secundário e pode ser trocado a cada 7 dias ou antes, se apresentar sujidades ou descolamento

Fonte: Desenvolvido pela autoria do capítulo.

Bibliografia consultada

- Blond A et al. Diagnosis and management of catheter-related bloodstream infections in patients on home parenteral nutrition Frontline Gastroenterology. 2019;0:1-7.
- Brasil. Agência Nacional de Vigilância Sanitária. Segurança do Paciente em Serviços de Saúde – Higienização das Mãos. Brasília; 2009a.
- CDC (Centers for disease control and prevention). Guideline for Hand Hygiene in Health-Care Settings: recommendations of the Healthcare Infection Control Practices Advisory Committee and the HICPAC/SHEA/APIC/IDSA Hand Hygiene Task Force. MMWR, 2009;51(16):1-45.
- Ciosak SI, Matsuba CST, Silva MLT, Serpa LF, Poltronieri MJ. Acesso para terapia de nutrição enteral e parenteral. Projeto Diretrizes; 8 de outubro de 2011.
- Gillies D, O'Riordan E, Carr D, O'Brien I, Frost J, Gunning R. Central venous catheter dressings: a systematic review. J Adv Nurs. 2003;44:623-32.
- O'Grady NP, Alexander M, Burns LA, Dellinger EP, Garland J, Heard SO et al. Guidelines for the prevention of intravascular catheter-related infections. Am J Infect Control. 2011;39:S1-34.
- Pittiruti M et al. ESPEN Guidelines on Parenteral Nutrition: central venous catheters (access, care, diagnosis and therapy of complications). Clinical Nutrition. 2009;28:365-77.
- Waitzber DL, Dias MCG, Isosaki M. Manual de Boas Práticas em Terapia Nutricional Enteral e Parenteral. 2. ed. São Paulo: Editora Atheneu; 2015.

100

Métodos de Infusão e Cuidados de Enfermagem em Terapia de Nutrição Parenteral (TNP)

Conceito

Administração de nutrientes na corrente sanguínea através de acesso venoso central ou periférico, de forma que o trato digestório seja totalmente excluído do processo, por meio de solução de nutrição composta de macronutrientes (proteínas, carboidratos e lipídios) e micronutrientes (eletrólitos, vitaminas e oligoelementos).

Finalidade

Administrar por via intravenosa a solução parenteral para síntese ou manutenção da nutrição nos tecidos, órgãos ou sistemas.

Indicação

Trato digestório (TD) não funcionante, alterações de motilidade e obstruções do TD, fístulas de alto débito, síndrome do intestino curto, sangramento pelo TD, exacerbações de doença inflamatória intestinal, não progressão da dieta enteral.

> **Atenção**
> A TNP pode ser administrada de forma contínua ou cíclica. Na forma contínua, o fluxo é constante, sem interrupção, num período entre 12 e 24 horas, tendo progressão de acordo com a tolerância e o quadro clínico do paciente. A administração cíclica, ou intermitente, é indicada principalmente para pacientes domiciliares, permitindo a realização de atividades normais durante o dia, com infusões em períodos de 12 a 18 horas.

Competência

Enfermeiro, auxiliar/técnico de enfermagem.

Material
- Bolsa com solução parenteral.
- Equipos adequados para nutrição parenteral.
- Bomba de infusão.
- Prontuário do paciente.
- *Swab* de álcool.

DESCRIÇÃO DO PROCEDIMENTO
- Verificar a prescrição médica no prontuário eletrônico do paciente e confrontar as informações contidas no rótulo da bolsa com as informações da prescrição médica; verificar a composição da nutrição, o volume total e a velocidade da infusão.

> **Atenção**
> Nas soluções personalizadas verificar o nome do paciente, o leito, o registro hospitalar, a composição e a via de acesso contida no rótulo da solução e na prescrição médica.

- Conferir a data de validade e o aspecto da solução de nutrição parenteral.
- Separar o restante do material necessário.
- Higienizar as mãos por pelo menos 2 minutos com sabão neutro ou clorexidina.
- Abrir o equipo com cuidado para não contaminar as pontas e fechar o rolete.

> **Atenção**
> O equipo deverá ser trocado com a bolsa a cada 24 horas. Em caso de soluções de nutrição parenteral 3: 1/2: 1, romper a selagem entre as câmeras e homogeneizar os princípios ativos.

- Retirar o lacre e adaptar a extremidade proximal do equipo ao recipiente da solução de nutrição parenteral, fazer o nível com a solução no copo do equipo.
- Abrir o rolete e preencher toda a extensão do equipo com o conteúdo do recipiente, retirando todo o ar.
- Higienizar novamente as mãos.
- Adaptar o equipo na bomba de infusão endovenosa, abrir o rolete e programar, conforme a prescrição médica.
- Fechar a pinça da via exclusiva do cateter para a TNP.
- Realizar fricção dos conectores e conexão do cateter com álcool 70% por aproximadamente 15 segundos.
- Retirar o oclusor da conexão do cateter e lavar o acesso venoso com flush de 10 mL SF 0,9%.
- Instalar o equipo.

372 | Manual de Boas Práticas em Terapia Nutricional Enteral e Parenteral do HC-FMUSP

- Soltar a pinça do cateter e acionar a bomba de infusão.
- Realizar a anotação de enfermagem no prontuário eletrônico, anotando a solução, o volume e o tempo programado.

> **Atenção**
> A solução de nutrição parenteral deve ser administrada em sistema fechado. Após sua conexão, o sistema não deve ser aberto. Caso a solução seja descontinuada, não deve ser reinstalada.

> **Atenção**
> Após a abertura da bolsa (conexão com equipo) o prazo de validade para ser infundida é de 24 horas. Após esse período, caso não ocorra a infusão de todo o volume, essa bolsa deve ser desprezada e instalada outra nova.

Resultado esperado

Prover uma nutrição adequada para síntese e ou manutenção da nutrição dos tecidos, órgãos ou sistemas.

Pontos críticos

- Em casos de nutrição parenteral que necessitem de refrigeração, retirar o recipiente da solução de nutrição parenteral da geladeira da unidade com antecedência (aproximadamente 1 hora), respeitando o horário de administração.
- O acesso periférico está indicado para a TNP de curtos períodos, com o uso de soluções de baixa osmolaridade (até 850 mOsm/L)10(D). Deve ser puncionado um acesso venoso periférico calibroso, com troca a cada 72 horas ou na presença de sinais de flebite. Esse cateter periférico deve ser exclusivo para TNP, e a solução deve ser infundida em bomba de infusão.
- Quando a bolsa for industrializada é indicado o uso de equipo fotossensível devido a adição de vitaminas e microelementos na solução.
- Deve ser determinado via exclusiva para administração de nutrição parenteral, não sendo permitido uso de torneirinhas, polifix, para outras administrações.
- Atentar para a prescrição de polivitamínicos sempre que a nutrição parenteral for industrializada (não personalizada).
- A utilização da bomba de infusão para administração de nutrição parenteral é fundamental para garantir a eficácia e segurança da infusão.
- Encaminhar o paciente com a bomba de infusão em bateria caso seja necessário o transporte do paciente para exames e procedimentos fora da unidade.
- Não acrescentar qualquer tipo de medicamento ou solução no recipiente da solução de nutrição parenteral.
- Nas bolsas personalizadas para o paciente, deve-se conferir no rótulo da bolsa: nome do paciente, dieta e volume, conforme prescrição médica.

- A via para administração de nutrição parenteral deve ser exclusiva para este fim; no caso extremo de necessidade de utilização desta via com outra solução injetável, deve ser discutido previamente com a EMTN da instituição.
- Não se deve interromper a bolsa de TNP para transporte de pacientes e/ou exames pelo risco de contaminação do cateter e equipo, vencimento da bolsa, não administração de todo o volume prescrito, casos de hipoglicemia.
- Quando houver a interrupção da infusão de TNP (por falta da nova bolsa ou contaminação da bolsa anterior), deve-se instalar soro glicosado a !0% na velocidade de infusão da NP, evitando hipoglicemias.
- Ao término de cada bolsa, realizar *flush* de 10 mL de soro fisiológico a 0,9%, utilizando seringa de 10 mL, antes da instalação da nova bolsa de TNP.
- Realizar *flush* de 20 mL de soro fisiológico para manter o cateter salinizado.

Registro

- Registrar a instalação e a administração da nutrição parenteral no prontuário do paciente.
- Registrar o volume infundido a cada término de bolsa no prontuário eletrônico. Caso não ocorra infusão total do volume prescrito, justificar a anotação de enfermagem.

Bibliografia consultada

- Ciosak SI, Matsuba CST, Silva MLT, Serpa LF, Poltronieri MJ. Acesso para terapia de nutrição enteral e parenteral. Projeto Diretrizes; 8 de outubro de 2011.
- Gillies D, O'Riordan E, Carr D, O'Brien I, Frost J, Gunning R. Central venous catheter dressings: a systematic review. J Adv Nurs. 2003;44:623-32.
- Howard L, Ament M, Richard Fleming C, Shike M, Steiger E. (1995). Current use and clinical outcome of home parenteral and enteral nutrition therapies in the United States. Gastroenterology. 1995;109(2):355-65.
- Messing B, Joly F. Guidelines for management of home parenteral support in adult chronic intestinal failure patients. Gastroenteroly 2006;130:543-51.
- Pittiruti M, et al. ESPEN Guidelines on Parenteral Nutrition: central venous catheters (access, care, diagnosis and therapy of complications). Clinical Nutrition. 2009;28: 365-77.
- Staun et al. ESPEN Guidelines on Parenteral Nutrition: Home Parenteral Nutrition (HPN) in adult patients. Clinical Nutrition. 2009;28:467-79.
- Waitzberg DL, Cardenas TC. Administração de nutrição parenteral. In: Manual de terapia nutricional em oncologia do ICESP. São Paulo: Atheneu; 2011.
- Waitzberg DL, Dias MCG. Administração e Cuidados de Enfermagem em Terapia de Nutrição Parenteral: Guia Básico de Terapia Nutricional – Manual de Boas Práticas. 2. ed. São Paulo: Atheneu; 2015.

101

Implantação de Cateter Venoso Central de Inserção Periférica Power PICC® com Auxílio de Ultrassonografia Equipada com Sherlock®

Conceito

Instalar um cateter venoso central biocompatível confeccionado em poliuretano, resistente a dobras e que tolera maior pressão a infusão de medicamentos, possibilita a realização de medidas de PVC (pressão venosa central) e pode receber contraste no exame por tomografia computadorizada, inserido por veia periférica com auxílio de ultrassonografia (USG) e do sistema de confirmação de ponta denominado Sherlock 3CG®. Esse sistema consiste em um aparelho que se utiliza do registro da atividade elétrica cardíaca do paciente (ECG), o aumento da onda P confirma a localização ideal do cateter na região cavoatrial. Isso extingue a necessidade de confirmação da localização da ponta por meio de radiografia, garantindo um acesso seguro, confortável e de longa permanência.

Finalidade

Padronizar a inserção do cateter central de inserção periférica (Power PICC®) com auxílio de USG e Sherlock 3CG®.

Indicação

Indicado para pacientes que necessitam de um acesso venoso exclusivo para terapia de nutrição parenteral (TNP).

Contraindicação

■ Enfermeiros não capacitados/habilitados para instalação de PICC e manuseio de USG com auxílio de Sherlock 3CG®, equipe não treinada para manipulação e cuidados com o cateter, infecção ou lesão de pele ou do tecido próximo ao sítio de inserção, trombose de membros superiores. Pacientes que apresentam alterações do ritmo cardíaco são considerados situações restritivas, mas não contraindicados, para esses casos é necessária a confirmação por raio X.

Competência

Enfermeiro capacitado e habilitado para a inserção do cateter venoso central de inserção periférica e manipulação de USG com auxílio de Sherlock 3CG®.

Material

- Aparelho de USG com Sherlock 3CG®.
- Fita métrica.
- Máscaras cirúrgicas descartáveis.
- Toucas descartáveis.
- Óculos de proteção.
- Garrote.
- Garrote estéril.
- Agulhas 40/12.
- Ampolas de soro fisiológico a 0,9%.
- Seringas de 10 mL.
- Filme transparente para curativo 12/9 cm.
- Almotolia de Clorexidine alcoólica a 2%.
- Almotolia de álcool a 70%.
- Escovas impregnadas com Clorexidine degermante a 2% ou almotolia de Clorexidine degermante a 2%.
- Luvas de procedimento estéreis.
- Pacotes de gaze estéreis.
- Pacote de campos estéreis com quatro.
- Pacote campo fenestrado estéril.
- Pacotes de aventais estéreis.
- Pacote de *kit* curativo (contendo pinça anatômica e tesoura estéril).
- *Kit* cateter de PICC, lLidocaína a 2% sem vasoconstritor.
- Luvas de procedimento não estéreis.
- Mesa auxiliar.

DESCRIÇÃO DO PROCEDIMENTO

- Orientar o paciente sobre o procedimento e sua finalidade.
- Separar o material para o procedimento sobre uma mesa auxiliar.
- Higienizar as mãos.
- Calçar luvas de procedimento.

- Garrotear o braço direito e, após, o braço esquerdo e selecionar a veia de inserção do cateter em um dos membros superiores utilizando ultrassom para avaliar o vaso mais adequado para a punção.
- Posicionar o braço de escolha a 90º, realizar a mensuração desde o ponto de inserção até a altura da fúrcula esternal e, após, até o terceiro espaço intercostal direito utilizando uma fita métrica.
- Mensurar a circunferência braquial 2 cm abaixo do local da provável punção.
- Colocar máscara descartável, touca descartável e óculos de proteção.
- Lavar as mãos.
- Calçar luvas estéreis e realizar degermação com clorexidine degermante a 2% e técnica cirúrgica.
- Retirar as luvas.
- Realizar escovação das mãos utilizando clorexidine degermante a 2% e técnica cirúrgica.
- Paramentar com avental cirúrgico estéril e calçar luvas estéreis (barreira máxima de proteção).
- Com auxílio de outro profissional de enfermagem, abrir todo o material necessário com técnica asséptica na mesa auxiliar protegida com um campo estéril.
- Com o auxílio de outro profissional de enfermagem cobrir o transdutor de USG com protetor plástico estéril próprio, utilizando técnica asséptica.
- Tracionar o fio-guia e cortar o cateter, conforme o tamanho que foi pré-definido no momento da mensuração, reintroduzir o fio-guia até 1 cm antes da ponta do cateter.
- Preencher o cateter com soro fisiológico e observar se não há vazamento ao longo do cateter.
- Realizar antissepsia do membro com clorexidine alcoólica a 2%, com movimentos em único sentido.
- Trocar as luvas estéreis.
- Posicionar os campos estéreis sob e sobre o membro escolhido, garrotear o membro próximo ao local da punção, posicionar o transdutor na pele, no local a ser puncionado, localizar o vaso venoso a ser puncionado com o auxílio da imagem do USG, realizar a punção, assim que obter retorno venoso, retirar o transdutor e a agulha do introdutor, realizar botão anestésico (pode ser o médico ou enfermeiro instruído por anestesista), realizar um pequeno corte na derme, inserir o dilatador, retirar o fio-guia. Utilizando uma pinça anatômica introduzir delicadamente o cateter sem tocar na extensão do corpo do mesmo. Progredir a introdução do cateter, solicitar ao paciente que vire a cabeça para o lado da punção, comprimindo o queixo contra o ombro,

em direção à clavícula (esta manobra diminui o risco de o cateter subir para a veia jugular). Avançar o cateter e observar a imagem na tela do USG na função Sherlock®, observar a atividade elétrica do paciente até que a onda P aumente, indicando a posição ideal (junção cavo atrial). Abrir o clamp e testar o refluxo sanguíneo, utilizando uma seringa de 10 mL preenchida com soro fisiológico a 0,9%. Remover o fio-guia e realizar *flushing* com duas seringas de 10 mL de soro fisiológico a 0,9%. Fechar o clamp antes de desconectar as seringas para evitar refluxo e possível obstrução. Limpar o sítio de inserção com clorexidine alcoólica a 2%, fixar o cateter com dispositivo fixador de cateter sem ponto (Statlock®). Ocluir a inserção do cateter com gaze estéril e filme transparente (manter curativo por 24 horas).

*Para este tipo de procedimento não há necessidade da realização de raio X para confirmação da ponta do cateter, porém, quando o paciente apresenta alterações no ritmo cardíaco é recomendada a confirmação por imagem radiológica.

Resultado esperado

Proporcionar um acesso exclusivo, seguro, confortável e de longa permanência, com passagem realizada com maior segurança.

Registro

Registrar no prontuário eletrônico do paciente, em ícone próprio do PICC. Todas as informações relacionadas ao procedimento: marca do cateter, lote, tamanho – Fr, quantos lúmens, membro escolhido, comprimento inserido, comprimento exteriorizado, centímetros que foi cortado, veia de inserção, número de tentativas, tamanho da circunferência braquial, condições externas do membro escolhido e da veia, utilização de anestésico, tipo de fixação e curativo utilizado, nome do profissional que inseriu o cateter.

Bibliografia consultada

- Anvisa. Segurança do paciente. [acesso em nov. 2019]. Disponível em: https:/www.segurancadopaciente.com.br/protocolo-diretrizes/cateteres-perifericos-novas-recomendacoes-da-anvisa-garantem-seguranca-na-assistencia/.
- Decreto-lei n. 94.406, de 8 de julho de 1987. Regulamenta a Lei n. 7498/86 sobre o exercício da enfermagem e dá outras providências. Diário Oficial da República Federativa do Brasil. Brasília (DF), 1987:8853-5.
- Fioravante Júnior G. A Utilização Ultrassonografia nas Punções Venosas. In: Baiocco GG. Cateter Central de Inserção Periférica – Na Prática de enfermagem. Porto Alegre: Moriá; 2013:167-77.
- Tavares LME et al. Terapia Intravenosa utilizando cateter central de inserção periférica (CCIP). São Paulo: Iátria, 2009:103-13.

102

Cuidados de Enfermagem com Cateter Central de Inserção Periférica

Conceito
Ações que a equipe de enfermagem terá de realizar para manter o cateter central de inserção periférica (PICC) pérvio e seguro para uso.

Finalidade
Padronizar os cuidados, o manuseio e as condutas relacionadas com o cateter venoso central de inserção periférica.

Indicação
Pacientes que mantêm este dispositivo.

Contraindicação
- Equipe de enfermagem não treinada para o manuseio e os cuidados com este tipo de dispositivo.

Competência
Enfermeiros capacitados/habilitados e equipe de enfermagem treinada.

Material
- Fita métrica.
- Seringas de 10 mL.
- Agulha 40/12.
- Luvas de procedimentos.
- Falso tecido embebido em álcool isopropílico a 70%.
- Oclusor simples.
- Equipo para bomba de infusão.

DESCRIÇÃO DO PROCEDIMENTO

- Higienizar as mãos antes e após a manipulação do PICC.
- Utilizar sempre máscara cirúrgica e luvas de procedimento para manipular o cateter.
- Friccionar falso tecido embebido em álcool isopropílico a 70% estéril nas conexões do cateter antes de manuseá-lo.
- Verificar diariamente a circunferência braquial utilizando fita métrica 2 centímetros acima da inserção do cateter, para constatar a presença de edema e anotar o valor no prontuário eletrônico.
- Realizar inspeção diária do aspecto no sítio de inserção do cateter, averiguando a presença de edema, calor/hiperemia, secreção ou sangramento.
- Realizar o primeiro curativo após 24 horas da inserção do cateter utilizando sempre técnica asséptica.
- Atenção: observar 3 vezes por plantão, por 24 horas, pós-inserção do cateter, a presença de sangramento e comunicar imediatamente ao enfermeiro habilitado/capacitado.
- Utilizar preferencialmente para antissepsia do sítio de inserção clorexidina alcoólica a 0,5%.
- Verificar diariamente o tamanho externo do PICC.
- Proteger o curativo durante o banho para evitar molhar o curativo.
- Trocar o oclusor simples sempre que acessar o PICC.
- Trocar o equipo de nutrição parenteral a cada 24 horas.
- Não utilizar força para a manipulação do cateter para evitar rompimento ou quebra da extensão do cateter.
- Orientar o paciente a manter a movimentação normal do membro e não pegar peso com o mesmo.
- Comunicar ao enfermeiro capacitado/habilitado antecipadamente quando da provável alta do paciente com o cateter de PICC, para o paciente ser orientado com relação aos cuidados com o cateter pós-alta.

Resultado

Manter o cateter central de inserção periférica (PICC) pérvio e seguro para uso.

Pontos críticos

- Realizar *flush* de 10 mL de soro fisiológico a 0,9%, utilizando seringa de 10 mL, antes e após cada medicação evitando a precipitação das medicações no interior do cateter causando obstrução.

- Utilizar 20 mL de soro fisiológico a 0,9% em seringas de 10 mL para manter o cateter valvulado salinizado.
- Nunca utilizar seringa menor do que 10 mL no cateter para evitar o seu rompimento por excesso de pressão.
- Evitar coleta de sangue para evitar obstrução.
- Não administrar contraste no cateter para evitar sua ruptura.
- Nunca utilizar o cateter para infusão de volume em altas pressões para evitar o rompimento.
- Nunca aferir pressão arterial ou garrotear o membro onde está inserido o PICC.
- Nunca tracionar ou reintroduzir o cateter de PICC.
- Não utilizar adesivos sobre o corpo do cateter, somente filme transparente ou gazes.
- Manter pulseira de identificação para preservar o braço em que está o PICC.
- Anotar qualquer procedimento realizado e observado no cateter de PICC.
- Quando observar exteriorização, obstrução, sangramentos, sinais de inflamação, edema ou qualquer outra alteração quanto ao cateter/sítio de inserção/membro em que está o PICC, avisar imediatamente ao enfermeiro capacitado/habilitado.

Registro

Registrar no prontuário eletrônico todas as ações de enfermagem realizadas.

Bibliografia consultada

- Baiocco GG, Silva JLB. A utilização do cateter central de inserção periférica (CCIP) no ambiente hospitalar. Rev latino-americana de Enfermagem. Nov./dez. 2010.
- Brasil. Ministério da Saúde. Agência Nacional de Vigilância Sanitária. Orientação para Prevenção de Infecção Primária de Corrente Sanguínea. Agosto de 2010.
- Ciosak SI, Matsuba CST, Silva MLT, Serpa LF, Poltronieri MJ. 2011. Sociedade Brasileira de Nutrição Parenteral e Enteral – Associação Brasileira de Nutróloga. Acesso para terapia de nutrição enteral e parenteral. Projeto Diretrizes; 8 de outubro de 2011.
- Decreto-lei n. 94.406, de 8 de julho de 1987. Regulamenta a Lei n. 7498/86 sobre o exercício da enfermagem e dá outras providências. Diário Oficial da República Federativa do Brasil. Brasília (DF); Jun. 1987:8853-5.
- Sartori NR, Tessuto MC, Almeida CBP. Manutenção e cuidados pós-inserção do PICC: revisão integrativa de literatura. Rev Nursing. 2012;15:538-45.
- Stocco JG. Crozeta K, Labronici LM, Maftum MA, Meier MJ. Cateter Central de Inserção Periférica: Percepções de Equipe de Enfermagem. Paraná, Cogitare Enfermagem. Jan/Mar 2011;16(1):56-62.

- Tavares LME et al. Terapia Intravenosa Utilizando Cateter Central de Inserção Periférica (CCIP). São Paulo: Iátria; 2009:103-13.
- Vizcaychipi CC, Baiocco GG, Sanches MO. Cuidados na manutenção, manuseio e remoção do CCIP. In: Baiocco GG. Cateter Central de Inserção Periférica – Na Prática de Enfermagem. Porto Alegre: Moriá; 2013:143-53.
- Waitzberg DL, Dias MCG. Cuidados de Enfermagem com Cateter Central de Inserção Periférica. In: Guia Básico de Terapia Nutricional – Manual de Boas Práticas. 2. ed. São Paulo: Atheneu; 2015.

103

Troca do Curativo e Dispositivo Fixador do Cateter Central de Inserção Periférica

Conceito
Ações que a equipe de enfermagem terá de realizar para trocar o curativo e o dispositivo fixador do cateter central de inserção periférica (PICC) de forma segura e confortável ao paciente.

Finalidade
Padronizar a troca do curativo e do dispositivo fixador de cateter do PICC.

Indicação
Curativo com gaze: trocar a cada 24 horas, filme transparente e o dispositivo fixador de cateter (Statlock) a cada 7 dias ou quando ambos apresentarem sujidade, sangramento ou o curativo estiver solto.

Contraindicação
Enfermeiros não treinados.

Competência
Enfermeiro capacitado/habilitado e enfermeiro treinado.

Material
- Luvas de procedimentos.
- Luvas estéreis.
- Máscara cirúrgica descartável.
- Ampola de soro fisiológico a 0,9%.
- Almotolia de clorexidina alcoólica a 0,5%.
- Gaze estéril.

- Filme transparente para cateter preferencialmente 12/9 centímetros.
- Dispositivo fixador de cateter.
- Removedor de adesivo.
- Mesa auxiliar.

DESCRIÇÃO DO PROCEDIMENTO
- Reunir o material necessário.
- Higienizar as mãos.
- Orientar o paciente sobre o procedimento a ser realizado.
- Colocar máscara cirúrgica descartável.
- Abrir o material com técnica asséptica em uma mesa auxiliar.
- Calçar luvas de procedimento.
- Avaliar a presença de sinais flogísticos (rubor/calor/edema/dor), exsudato, hematoma, apalpar delicadamente em torno do local da inserção.
- Retirar o curativo anterior do cateter com cuidado, utilizando o removedor de adesivo.
- Retirar as luvas de procedimento.
- Calçar as luvas estéreis.
- Realizar a limpeza do sítio de inserção e do cateter com gaze estéril úmida em soro fisiológico a 0,9% e realizar a antissepsia com solução de clorexidina alcoólica a 0,5% ampliando o diâmetro para 20 centímetros da inserção com movimentos circulares e unidirecionais.
- Deixar a solução secar na pele.
- Verificar a posição do cateter, certificando-se de que não houve tração (se houver exteriorização do cateter não reintroduzir).
- Cobrir com filme transparente todo o corpo do cateter utilizando técnica asséptica.
- Identificar no curativo o dia, o período e o profissional que o realizou.
- Retirar o dispositivo fixador de cateter com removedor de adesivo.
- Colocar o novo dispositivo fixador de cateter.
- Realizar as anotações no prontuário do paciente, contendo as seguintes informações: centímetros do cateter que está inserido, centímetros exteriorizados, achados verificados durante o procedimento, solução utilizada para a limpeza do óstio do cateter, curativo que foi utilizado e a troca do dispositivo fixador do cateter.

Resultado esperado
Manter o PICC com boa fixação e higiene, prevenindo a tração do cateter e infecções.

Ponto crítico
- Quando a inserção apresentar sangramento ou secreção, manter o curativo oclusivo com gaze e filme transparente, conservando o curativo sempre limpo e seco.
- Nunca colar o curativo sobre o dispositivo fixador do cateter.
- Devido a este cateter não ser fixado com ponto, somente o enfermeiro poderá realizar o curativo após treinamento prévio.
- Quando utilizar pinças para realizar o curativo, utilizar luvas de procedimento, com cuidado para não tracionar o cateter.

Registro
Registrar no prontuário eletrônico, contendo as seguintes informações: centímetros do cateter que está inserido, centímetros exteriorizados, achados verificados durante o procedimento, solução utilizada para a limpeza do óstio do cateter, curativo que foi utilizado e troca do dispositivo fixador do cateter.

Bibliografia consultada
- Baiocco GG, Silva JLB. A utilização do cateter central de inserção periférica (CCIP) no ambiente hospitalar. Rev latino-americana de Enfermagem. Nov./dez. 2010.
- Brasil. Ministério da Saúde. Agência Nacional de Vigilância Sanitária. Orientação para Prevenção de Infecção Primária de Corrente Sanguínea. Agosto de 2010.
- Jesus VC, Secoli SR. Complicações acerca do cateter central de inserção periférica (PICC). Rev Ciência Cuidados Saúde. 2007:252-560.
- Sartori NR, Tessuto MC, Almeida CBP. Manutenção e cuidados pós-inserção do PICC: revisão integrativa de literatura. Rev Nursing. 2012;15:538-45.
- Stocco JG, Crozeta K, Labronici LM, Maftum MA, Meier MJ. Cateter Central de Inserção Periférica: Percepções de Equipe de Enfermagem. Paraná, Cogitare Enfermagem. 2011;16(1):56-62.
- Tavares LME et al. Terapia Intravenosa Utilizando Cateter Central de Inserção Periférica (CCIP). São Paulo: Iátria; 2009:103-13.
- Vizcaychipi CC, Baiocco GG, Sanches MO. Cuidados na manutenção, manuseio e remoção do CCIP. In: Baiocco GG, Gasparetto G. Cateter Central de Inserção Periférica – Na Prática de Enfermagem. Porto Alegre: Moriá; 2013:143-53.
- Waitzberg DL, Dias MCG. Troca do Curativo e Dispositivo Fixador do Cateter Central de Inserção Periférica. In: Guia Básico de Terapia Nutricional – Manual de Boas Práticas. 2. ed. São Paulo: Atheneu; 2015.

104

Retirada do Cateter Central de Inserção Periférica

Conceito
Ações realizadas pelo enfermeiro e médico para a retirada do cateter central de inserção periférica (PICC).

Finalidade
Padronizar a retirada do PICC.

Indicação
Término de tratamento, obstrução do cateter, solicitação médica e trombose venosa profunda do membro em que está o PICC.

Contraindicação
- Trombose venosa profunda não tratada do membro onde está localizado o PICC.

Competência
Enfermeiro capacitado/habilitado, enfermeiro treinado e médico.

Material
- Luvas de procedimentos.
- Óculos de proteção.
- Pacote de gaze estéril.
- Fita adesiva microporosa.
- Mesa auxiliar.

Retirada com ponta para cultura acrescentar:
- Luvas estéreis.
- Tubo estéril para cultura.
- Lâmina de bisturi.
- Pacote de gaze estéril.
- Almotolia de clorexidina alcoólica a 0,5%.
- Impresso grupo cateter.

DESCRIÇÃO DO PROCEDIMENTO
- Orientar o paciente sobre o procedimento.
- Reunir o material em uma mesa auxiliar.
- Higienizar as mãos.
- Posicionar o paciente confortavelmente em decúbito dorsal horizontal.
- Colocar óculos de proteção.
- Calçar luvas de procedimento.
- Posicionar o braço do paciente em ângulo de 45 a 90 graus.
- Expor a área onde o cateter está inserido.
- Retirar o curativo e o dispositivo fixador de cateter do PICC.
- Examinar o local quanto à presença de alguma alteração (secreção, sangramento excessivo, sinais flogísticos etc.), antes, durante e ao término da remoção do cateter.
- Orientar o paciente a realizar a manobra de Valsava enquanto estiver removendo o cateter.
- Retirar o cateter lenta e delicadamente, exercendo tração firme e constante.
- Aplicar compressão digital no sítio de saída após a remoção total do cateter por 5 a 10 minutos ou até parar o sangramento.
- Ocluir o orifício de retirada do cateter com gaze estéril e fita adesiva microporosa levemente compressiva.
- Anotar no prontuário eletrônico e no impresso do grupo, a retirada, o motivo, quem solicitou, se o cateter saiu íntegro, inteiro e quanto saiu e as intercorrências ou não durante a retirada.

Resultado esperado
Retirada do PICC com segurança no paciente.

Pontos críticos
- Medir e examinar o cateter para certificar-se da retirada completa, comparando o comprimento do cateter retirado com o comprimento documentado e anotado no prontuário do paciente e, quando observada alguma discrepância no comprimento, avisar imediatamente ao médico.

- Durante a retirada, se houver resistência, posicionar o braço em um ângulo maior e, se a resistência persistir, colocar compressas mornas no trajeto do cateter até conseguir a remoção.
- Não aplicar pressão no local de saída do cateter, durante sua remoção.
- Quando o paciente estiver inconsciente, remover o cateter sempre durante a expiração.
- Caso o médico solicitar a ponta para cultura do cateter, seguir os passos anteriores até a retirada do curativo e do dispositivo fixador de cateter, acrescentando:
  - Retirar as luvas de procedimentos.
  - Abrir o material estéril com técnica asséptica.
  - Calçar as luvas estéreis.
  - Realizar assepsia local com gaze embebida em clorexidina alcoólica a 0,5%.
  - Seguir os passos anteriores para a retirada do cateter, tendo o cuidado de não contaminar a ponta do cateter durante a retirada.
  - Cortar a ponta do cateter com lâmina de bisturi e colocar no frasco estéril a ponta com identificação do paciente.
  - Encaminhar a ponta para o laboratório.

Registro

Registrar no prontuário eletrônico e no impresso do grupo, a retirada, o motivo da retirada, quem solicitou, se o cateter saiu íntegro, inteiro e quanto saiu e as intercorrências ou não constatadas durante a retirada e se a ponta foi encaminhada para cultura.

Bibliografia consultada
- Baiocco GG, Silva JLB. A utilização do cateter central de inserção periférica (CCIP) no ambiente hospitalar. Rev Latino-americana de Enfermagem. Nov./Dez. 2010.
- Brasil. Ministério da Saúde. Agência Nacional de Vigilância Sanitária. Orientação para Prevenção de Infecção Primária de Corrente Sanguínea. Agosto de 2010.
- Decreto-lei n. 94.406, de 8 de julho de 1987. Regulamenta a Lei n. 7498/86 sobre o exercício da enfermagem e dá outras providências. Diário Oficial da República Federativa do Brasil. Brasília (DF); Jun. 1987;8853-55.
- Jesus VC, Secoli SR. Complicações acerca do cateter central de inserção periférica (PICC). Rev Ciência Cuidados Saúde. 2007:252-560.
- Sartori NR, Tessuto MC, Almeida CBP. Manutenção e cuidados pós-inserção do PICC: revisão integrativa de literatura. Revista Nursing. 2012;15:538-45.
- Stocco JG, Crozeta K, Labronici LM, Maftum MA, Meier MJ. Cateter Central de Inserção Periférica: Percepções de Equipe de Enfermagem. Paraná, Cogitare Enfermagem. 2011;16(1):56-62.
- Tavares LME et al. Terapia Intravenosa Utilizando Cateter Central de Inserção Periférica (CCIP). São Paulo: Iátria, 2009:103-13.

- Vizcaychipi CC, Baiocco GG, Sanches MO. Cuidados na manutenção, manuseio e remoção do CCIP. In: Baiocco GG. Cateter Central de Inserção Periférica – Na Prática de Enfermagem. Porto Alegre: Moriá; 2013:143-53.
- Waitzberg DL, Dias MCG. Retirada do Cateter Central de Inserção Periférica. In: Guia Básico de Terapia Nutricional – Manual de Boas Práticas. 2. ed. São Paulo: Atheneu; 2015.

105

Manutenção Preventiva e Limpeza da Bomba de Infusão

Conceito
Realização de manutenção do funcionamento das bombas e higienização destas.

Finalidade
Garantir um melhor funcionamento do equipamento e manter a higiene.

Indicação
- **Manutenção preventiva:** conforme estipulado pela empresa e engenharia clínica.
- **Limpeza:** após o uso e sempre que necessário.

Competência
Enfermeiro, auxiliar/técnico de enfermagem.

Material
- Bomba de infusão.
- Água.
- Sabão líquido.
- Pano multiuso.

DESCRIÇÃO DO PROCEDIMENTO
- Observar se o cronograma de manutenção preventiva estipulado pela firma está ocorrendo.
- Limpar todas as partes da bomba de acordo com as recomendações do fabricante.

- Utilize apenas um pano multiuso umedecido tomando cuidado para não molhar nenhum conector elétrico e evitar a penetração de qualquer solução no equipamento.

Ponto crítico

- Caso não esteja sendo seguido o cronograma ou ocorram defeitos na bomba fora do dia estipulado, entrar em contato com a engenharia clínica conforme o protocolo da instituição.

Resultado esperado

Manter o funcionamento das bombas e a higienização destas.

Registro

Acompanhar o controle das manutenções preventivas por meio do sistema institucional vinculado a Engenharia Clínica.

Bibliografia consultada

- Waitzberg DL, Dias MCG. Manutenção Preventiva e Limpeza da Bomba de Infusão In: Guia Básico de Terapia Nutricional – Manual de Boas Práticas. 2. ed. São Paulo: Atheneu; 2015.

SEÇÃO 7

Farmácia

Márcia Lucia de Mario Marin
Cleide Harue Maluvayshi
Maria de Fatima Silva Miyamoto
Verônica Chaves de Souza
Marina Rossi de Camargo Pinto
Lidiane Baltieri Gomes

106

Avaliação Farmacêutica das Prescrições de Nutrição Parenteral (NP)

Conceito

A avaliação farmacêutica da prescrição de nutrição parenteral, segundo a RDC 272/98, consiste na avaliação da prescrição quanto à adequação, concentração e compatibilidade físico-química de seus componentes e dosagem de administração. Deve ser realizada pelo farmacêutico antes do início da manipulação. Qualquer alteração na prescrição, que se fizer necessária, em função da avaliação farmacêutica, deve ser discutida com o médico da equipe que é o responsável por sua alteração formal.

Finalidade

- Avaliar a prescrição de nutrição parenteral (NP) manipulada do paciente quanto à adequação, concentração e compatibilidade físico-química de seus componentes e dosagem de administração. Para tanto, deve-se:
  - ◆ Verificar a existência de incompatibilidades entre os componentes da NP.
  - ◆ Verificar a suficiência qualitativa e quantitativa da NP (todos os itens prescritos são requeridos pelo paciente? A dosagem dos produtos solicitados é a recomendada ao quadro clínico do paciente?).
  - ◆ Verificar a osmolaridade da formulação e via de administração da NP.
  - ◆ Verificar a taxa de infusão das NP.
  - ◆ Verificar as possíveis divergências entre volumes prescritos e volume final da formulação.
  - ◆ Verificar os volumes prescritos de eletrólitos, oligoelementos e macronutrientes (principalmente lipídios), orientando quanto à diluição, ao tempo de infusão e à estabilidade dos componentes.

Indicação
- Prescrições médicas que contenham nutrição parenteral.
- Competência
- Farmacêutico.

Material
- Formulário padronizado da prestadora de serviços especializados no preparo e fornecimento de nutrição parenteral, para prescrição médica personalizada.
- Prescrição no prontuário eletrônico do sistema institucional, das nutrições parenterais padronizadas pela Farmácia e Equipe Multiprofissional de Terapia Nutricional (EMTN), junto à prestadora de serviços especializados no preparo e fornecimento de nutrição parenteral.
- Planilha de intervenção farmacêutica.

DESCRIÇÃO DO PROCEDIMENTO
Avaliação farmacêutica
Farmacêutico:
- Receber a prescrição médica de NP, devidamente preenchida e proceder à avaliação técnica, que consiste em:
  - ◆ Verificar a indicação da via de administração, em função da osmolaridade da solução, utilizando os seguintes critérios:
  - ◆ Nutrição industrializada: verificar a osmolaridade na tabela informativa das NP padronizadas na instituição.
  - ◆ Nutrição personalizada: estimar osmolaridade, conforme instruções contidas no Quadro 106.1.

Quadro 106.1
Determinação da osmolaridade estimada de formulações de nutrição parenteral.

Componentes da nutrição parenteral	mOsm	Exemplo no volume de 1 L	
		Contido na NP	mOsm/L
Glicose	5 por grama	170 g	850
Aminoácidos	10 por grama	60 g	600
Emulsão lipídica 20%	1,3 a 1,5 por grama (dependendo do produto)	20 g	26 a 30
Eletrólitos	1 por mEq	243 mEq	243
			Total = 1.719 a 1.723

Fonte: Mirtallo et al., 2004.

- Verificar se a via de acesso da nutrição parenteral é periférica ou central. Na administração por via periférica, a osmolaridade é de até 900 mOsm/L, sendo superior a este valor a administração deverá ser, exclusivamente, por via central. Em caso de divergência, realizar intervenção com o médico prescritor.
- Conferir taxa de infusão:
  - **Nutrição industrializada:** conforme indicação na tabela informativa das NP padronizadas na instituição. Padrão: tempo de infusão 24 horas contínuas.
  - **Nutrição personalizada:** calcular velocidade de infusão, conforme instruções no Quadro 106.2.

Quadro 106.2
Cálculo da velocidade de infusão da NP personalizada.

Velocidade de infusão: volume total de NP a ser administrado (mL)/tempo de administração (horas) = mL/h

---

Fonte: Adaptado de Waitzberg, Cardenas, 2011.

- Verificar o tempo indicado de administração da NP, levando em consideração a estabilidade da formulação.
- Avaliar a composição da nutrição parenteral personalizada prescrita, conforme procedimentos: "Compatibilidade e Estabilidade na Nutrição Parenteral (NP)" e "Recomendações de Eletrólitos, Vitaminas e Oligoelementos por Via Intravenosa".
- Certificar-se, no caso da nutrição parenteral total (NPT), industrializada, pronta para uso, do tipo 3: 1 (constituída de carboidrato, aminoácidos e lipídios) ou 2: 1 (constituída de carboidrato e aminoácidos) de que os itens multivitamínicos e oligoelementos sejam prescritos. Recomenda-se administrar por via separada, um frasco-ampola de multivitaminas adulto liofilizado (código MV 11010059) e uma ampola de microelementos 5 mL (código MV 12020030), diluídos em 500 mL de solução fisiológica 0,9%. Em casos de restrição hídrica utilizar bolsas de 100 mL ou 250 mL de solução fisiológica 0,9% e administrar por 4 horas em infusão periférica e por 2 horas em infusão central.
- Com relação aos multivitamínicos, se o paciente tiver acesso venoso (central ou periférico) e necessitar de complementação apenas de vitaminas, diluir o multivitamínico em 100 mL de soro fisiológico e administrar. Caso o paciente não tenha acesso venoso, o multivitamínico pode ser reconstituído em 2,5 mL de água para injeção e administração imediata por via intramuscular.

- A via de acesso à NP deve ser exclusiva (item 5.6.5 da portaria n. 272/98). Casos extraordinários devem ter o consenso da EMTN e ser verificada a compatibilidade e interação entre NP e fármacos, de acordo com relatos na literatura científica, levando-se em consideração:
  - ◆ Perfil de pH do medicamento.
  - ◆ Comportamento do medicamento nos inúmeros diluentes.
  - ◆ Concentração de íons divalentes (Ca e Mg) na NP.
  - ◆ Presença de emulsão lipídica.
  - ◆ Concentração final do medicamento na NP.

Intervenções farmacêuticas

Identificar as não conformidades, por meio da análise crítica da prescrição de NP e assegurar a elaboração de nova prescrição da NP. No caso de nutrições parenterais personalizadas, as intervenções precisam ser realizadas antes da solicitação de manipulação às prestadoras de serviços especializados no preparo e fornecimento de NP.

Promover a educação permanente dos profissionais de saúde: questionar, propor e orientar equipes assistenciais sobre alternativas terapêuticas de acordo com as diretrizes da EMTN, registrando no prontuário do paciente as intervenções realizadas.

Resultado esperado

Disponibilização e distribuição de nutrições parenterais assegurando a administração das doses indicadas, nos intervalos de tempo definidos e no período de tempo indicado, viabilizando a comunicação efetiva com as áreas assistenciais e de apoio, para assegurar a continuidade da assistência, a efetividade terapêutica e a minimização de riscos que envolvem a NP.

Pontos críticos

Falta de NP industrializada padrão na instituição: farmacêutico deverá sugerir alternativa disponível no mercado, com composição semelhante ou verificar possibilidade de prescrição de NP personalizada que atenda as particularidades do paciente.

Registrar no prontuário do paciente, a não aceitação pela equipe médica das adequações necessárias relacionadas à prescrição não conforme.

Registro

Registrar evolução farmacêutica no prontuário do paciente.

Bibliografia consultada

- ASPEN. The ASPEN Nutrition Support Practice Manual. Silver Spring, Md: ASPEN, 1998.
- Brasil. Ministério da Saúde. Secretaria da Vigilância Sanitária. Portaria n. 272 de 8 de abril de 1998. Regulamento técnico para a terapia de nutrição parenteral.
- Mirtallo J, Canada T, Johnson D, Kumpf V, Petersen C, Sacks G, Seres D, Guenter P. ASPEN Board of Directors and Task Force for the Revision of Safe Practices for Parenteral Nutrition. Safe practices for parenteral nutrition. JPEN J Parenter Enteral Nutr. 2004;28(6):S39-S70. Errata: 2006;30:177.
- Trissel, LA. Handbook on injectable drugs. 14th Edition. Bethesda, Maryland: American Society of Health- System Pharmacists. 2007.
- Waitzberg DL. Nutrição Oral, Enteral e Parenteral na Prática Clínica. 5. ed. São Paulo: Atheneu; 2017.
- Waitzberg DL, Dias MCG. Guia básico de terapia nutricional – manual de boas práticas. São Paulo: Atheneu; 2015.
- Waitzberg DL, Cardenas TC, coordenadores. Manual de terapia nutricional em oncologia do ICESP. São Paulo: Editora Atheneu; 2011.

107

Recomendações de Eletrólitos, Vitaminas e Oligoelementos por Via Intravenosa

Conceito

Recomendações de eletrólitos, vitaminas e oligoelementos por via intravenosa são valores de referência indicados em *guidelines*, para guiar os profissionais de saúde na prática segura.

Finalidade

Orientar para a prescrição correta, dos valores de referência para eletrólitos, vitaminas e oligoelementos, por via intravenosa, para pacientes em terapia nutricional parenteral manipulada personalizada.

Indicação

Indicado no início do tratamento de pacientes com nutrição parenteral personalizada.

Competência

Farmacêutico (clínico e da EMTN).

Material

- Formulário padronizado da prestadora de serviços especializadosno preparo e fornecimento de nutrição parenteral, para prescrição médica personalizada.
- Prescrição no prontuário eletrônico do sistema institucional, das nutrições parenterais padronizadas pela Farmácia e Equipe Multiprofissional de Terapia Nutricional (EMTN).
- Planilha de intervenção farmacêutica.
- Quadros 107.1 a 107.5, informativos das recomendações de *guidelines*, para vitaminas, eletrólitos e oligoelementos, por via intravenosa, a seguir.

Quadro 107.1
Doses diárias de vitaminas recomendadas para adultos.

Vitamina	Dose diária
Tiamina (B1)	6 mg
Riboflavina (B2)	3,6 mg
Niacina (B3)	40 mg
Ácido fólico	600 mcg
Ácido pantotênico	15 mg
Piridoxina (B6)	6 mg
Cianocobalamina (B12)	5 mcg
Biotina	60 mcg
Ácido ascórbico	200 mg
Vitamina A (retinol)	3300 UI
Vitamina D3 (colecalciferol)	200 UI
Vitamina E (alfa tocoferol)	10 UI
Vitamina K (fitomenadiona)	150 mcg

Fonte: Mirtallo et al., 2004

Quadro 107.2
Doses diárias de eletrólitos recomendadas para adultos.

Eletrólito	Dose diária
Cálcio	10 a 15 mEq
Magnésio	8 a 20 mEq
Fósforo	20 a 40 mmol
Sódio	1 a 2 mEq/kg
Potássio	1 a 2 mEq/Kkg
Acetato	Conforme necessidade para manter o equilíbrio ácido-base
Cloreto	Conforme necessidade para manter o equilíbrio ácido-base

Fonte: Mirtallo et al., 2004

Quadro 107.3
Doses diárias de oligoelementos recomendadas para adultos.

Oligoelemento	Dose diária
Cromo	10 a 15 mcg
Cobre	0,3 a 0,5 mg

(*Continua*)

Quadro 107.3
Doses diárias de oligoelementos recomendadas para adultos. *(Continuação)*

Oligoelemento	Dose diária
Ferro	Não adicionado rotineiramente
Manganês	60 a 100 mcg
Selênio	20 a 60 mcg
Zinco	2,5 a 5 mg

Fonte: Mirtallo et al., 2004.

Quadro 107.4
Doses diárias de eletrólitos recomendadas para pacientes pediátricos.

Eletrólito	Neonatos pré-termo	Lactentes/Crianças	Adolescentes e crianças > 50 kg
Sódio	2 a 5 mEq/kg	2 a 5 mEq/kg	1 a 2 mEq/kg
Potássio	2 a 4 mEq/kg	2 a 4 mEq/kg	1 a 2 mEq/kg
Cálcio	2 a 4 mEq/kg	0,5 a 4 mEq/kg	10 a 20 mEq
Fósforo	1 a 2 mmol/kg	0,5 a 2 mmol/kg	10 a 40 mmol
Magnésio	0,3 a 0,5 mEq/kg	0,3 a 0,5 mEq/kg	10 a 30 mEq
Acetato	Conforme necessidade para manter o equilíbrio ácido-base	Conforme necessidade para manter o equilíbrio ácido-base	Conforme necessidade para manter o equilíbrio ácido-base
Cloreto	Conforme necessidade para manter o equilíbrio ácido-base	Conforme necessidade para manter o equilíbrio ácido-base	Conforme necessidade para manter o equilíbrio ácido-base

Fonte: Mirtallo et al., 2004.

Quadro 107.5
Doses diárias de oligoelementos recomendadas para pacientes pediátricos.

Oligoelemento	Neonatos pré-termo < 3 kg (mcg/kg/d)	Neonatos a termo 3 a 10 kg (mcg/kg/d)	Crianças 10 a 40 kg (mcg/kg/d)	Adolescentes > 40 kg (por dia)
Zinco	400	50 a 250	50 a 125	2 a 5 mg
Cobre	20	20	5 a 20	200 a 500 mcg
Manganês	1	1	1	40 a 100 mcg
Cromo	05 a 0,2	0,2	0,14 a 0,2	5 a 15 mcg
Selênio	1,5 a 2	2	1 a 2	40 a 60 mg

Fonte: Mirtallo et al., 2004.

DESCRIÇÃO DO PROCEDIMENTO
Nutrição parenteral manipulada personalizada
Farmacêutico:

- Receber o formulário da prestadora de serviços especializados no preparo e fornecimento de nutrição parenteral, com a prescrição do nutrólogo, para nutrição parenteral manipulada personalizada.
- Avaliar as quantidades prescritas de eletrólitos, vitaminas e oligoelementos.
- Comparar os valores prescritos com as recomendações dos *guidelines*.
- Discutir com o médico a prescrição, em caso de discordância entre os valores prescritos e os recomendados.

Médico:

- Prescreve no prontuário eletrônico do sistema institucional a nutrição parenteral manipulada padronizada, selecionada de um elenco de sete tipos diferentes de nutrições parenterais, desenvolvidas pela Divisão de Farmácia e a EMTN.

Resultado esperado
Fornecimento de eletrólitos, vitaminas e oligoelementos por via intravenosa, de acordo com as recomendações dos *guidelines*.

Pontos críticos
- A determinação individual das necessidades nutricionais de micronutrientes pode variar baseada em fatores tais como: função do órgão, estado de doença, condição metabólica e uso de medicamentos.
- Muitos componentes da formulação de nutrição parenteral podem estar contaminados com zinco, cobre, manganês, cromo, selênio e alumínio. Pacientes recebendo nutrição parenteral por longos períodos tem risco de toxicidade e devem ser monitorados.
- Produtos com múltiplos oligoelementos podem não atingir as recomendações. Somente o uso contínuo de produtos com oligoelementos individualizados podem atingir as necessidades recomendadas.

Bibliografia consultada
- Mirtallo J, Canada T, Johnson D, Kumpf V, Petersen C, Sacks G, Seres D, Guenter P. ASPEN Board of Directors and Task Force for the Revision of Safe Practices for Parenteral Nutrition. Safe practices for parenteral nutrition. JPEN J Parenter Enteral Nutr. 2004;28(6):S53-S56. Errata: 2006;30:177.
- Waitzberg DL, Cardenas TC, coordenadores. Manual de Terapia Nutricional em Oncologia do ICESP. São Paulo: Editora Atheneu; 2011.

108

Compatibilidade e Estabilidade na Nutrição Parenteral (NP)

Conceito

Compatibilidade é a capacidade de combinar dois ou mais produtos quími- cos, de modo que a integridade física desses produtos não seja alterada. Incom- patibilidade refere-se à precipitação, à concentração dependente ou às reações ácido-base que resultem em alterações físicas dos produtos quando combina- dos. Estabilidade é quando o produto conserva dentro de determinados limites e durante todo o seu período de armazenamento e utilização (ou seja, a sua vida de prateleira) as mesmas propriedades e características que possuía no momen- to da sua fabricação.

Finalidade

Garantir a estabilidade e a compatibilidade entre os componentes da for- mulação da nutrição parenteral (NP) manipulada personalizada.

Indicação

Para avaliar a prescrição do paciente em terapia nutricional parenteral ma- nipulada personalizada quanto à adequação, concentração e compatibilidade físico-química de seus componentes e dosagem de administração.

Competência

Farmacêutico (clínico e da EMTN).

Material

Formulário padronizado da prestadora de serviços especializados no pre- paro e no fornecimento da nutrição parenteral (NP) personalizada ou por siste- mas informatizados.

DESCRIÇÃO DO PROCEDIMENTO

- Farmacêutico:
- Receber o formulário padronizado para prescrição de nutrição parenteral personalizada da prestadora de serviços especializados no preparo e fornecimento de nutrição parenteral ou por sistemas informatizados devidamente preenchido pelo nutrólogo ou médico responsável pela prescrição médica de NP.
- Avaliar a prescrição da nutrição parenteral quanto à concentração, compatibilidade físico-química de seus componentes e dosagens.
- Consultar o Quadro 108.1 para a avaliação.
- Verificar na nutrição parenteral com lipídios, se a soma de cálcio e magnésio não excede 16 mEq/L.
- Observar se as concentrações de cálcio e fosfato não excedem 15 mEq de íon cálcio e 30 mEq de íon fosfato/L de nutrição parenteral.
- Comparar os valores prescritos de eletrólitos, vitaminas e oligoelementos por via intravenosa, com as recomendações de acordo com o procedimento.
- Registrar as não conformidades na planilha de coleta de dados.

Resultado esperado

Garantia da compatibilidade e da estabilidade dos componentes na nutrição parenteral personalizada.

Pontos críticos

- O glicerofosfato de sódio (fósforo orgânico) em combinação com gliconato de cálcio é um caminho seguro e efetivo pra prover altas quantidades de cálcio e fosfato em terapia de nutrição parenteral, particularmente em prematuros.
- O gliconato de cálcio é a forma preferida de cálcio usado na formulação da nutrição parenteral.
- Discutir com o médico a prescrição, em caso de incompatibilidades entre componentes da nutrição parenteral.

Registro

Registrar no prontuário eletrônico a evolução farmacêutica do paciente.

Quadro 108.1
Compatibilidade e estabilidade na nutrição parenteral.

Componente	Compatibilidade/estabilidade
Cálcio e magnésio	Na nutrição parenteral com lipídios, a soma de cálcio e magnésio não deve exceder 16 mEq/L
Cálcio e fosfato	As concentrações de 15 mEq de íon cálcio e 30 mEq de íon fosfato/L de nutrição parenteral são as maiores que se podem usar sem formação de precipitados, porém em quantidades menores não garantem compatibilidade total, pela complexidade dessas soluções
Ácido ascórbico (vitamina C)	A degradação do ácido ascórbico na formulação da nutrição parenteral, durante o armazenamento em bolsas grandes e na administração, tem sido amplamente divulgada e há um consenso geral de que o ácido ascórbico é o componente menos estável em qualquer mistura de nutrição parenteral Nutriente menos estável, reage com oxigênio e é catalisado pelo íon cobre Altas concentrações de ácido ascórbico na presença de cobre podem reduzir o íon selenito a selênio elementar insolúvel
Aminoácidos	O efeito tampão dos aminoácidos previne a instabilidade das emulsões lipídicas e a precipitação de cálcio e oligoelementos na mistura 3: 1 A presença de bissulfito de sódio (antioxidante) é um fator limitante do tempo de estabilidade (a presença da luz pode reduzir até 20% a quantidade de triptofano)
Magnésio	O magnésio em função das necessidades nutricionais não apresenta problemas, visto seu limite crítico de 12 mEq/L
Vitaminas	As vitaminas na nutrição parenteral são consideradas, visivelmente compatíveis por 24 horas à temperatura ambiente A estabilidade das vitaminas aumenta quando protegidas da luz e com a refrigeração Os fatores que podem alterar a estabilidade das vitaminas são: pH, concentração, luz (fotólise) e o material de acondicionamento (embalagem primária)
Fósforo orgânico	Os sais orgânicos de fósforo apresentam-se como alternativa para a incompatibilidade entre fosfato e cálcio nas formulações de nutrição parenteral O fósforo orgânico na forma de glicerofosfato de sódio é compatível com cálcio (somente na forma de gliconato), sem limite de concentração
Oligoelementos	A precipitação com fosfatos é a incompatibilidade mais frequente dos oligoelementos na nutrição parenteral Os oligoelementos podem atuar como catalisadores da fotodegradação das vitaminas hidrossolúveis A maior parte de oligoelementos são cátions bivalentes (cobre, zinco e manganês) e trivalentes (cromo) que podem participar de reações de floculação com lipídios, degradação das vitaminas (oxirredução) e formação de complexos com aminoácidos Adição de oligoelementos em nutrição parenteral pode resultar em incompatibilidades físicas. Precipitado contendo cobre e enxofre (cisteinato de cobre) pode ocorrer na presença de solução de aminoácidos

Fonte: Elaborado pela autoria do capítulo.

Bibliografia consultada

- Baumgartner, Thomas G, Ed. Clinical Guide to Parenteral Micronutrition, Third Edition. Fujisawa USA, Inc., 1997.
- Federación Latino Americana de Nutrición Parenteral y Enteral – FELANPE. Curso Interdisciplinar de Nutrição Clínica-Manual de Participação. São Paulo: Sollo Comunicação; 2002:258.
- Mirtallo J, Canada T, Johnson D, Kumpf V, Petersen C, Sacks G, Seres D, Guenter P. ASPEN Board of Directors and Task Force for the Revision of Safe Practices for Parenteral Nutrition. Safe practices for parenteral nutrition. JPEN J Parenter Enteral Nutr. 2004; 28(6):S39-S70. Errata: 2006;30:177.

109

Solicitação, Recebimento, Armazenamento, Distribuição e Rastreabilidade da Nutrição Parenteral (Manipulada e Industrializada)

Conceito

A Nutrição Parenteral (NP) é uma solução ou emulsão, composta basicamente de carboidratos, aminoácidos, lipídios, vitaminas e minerais, estéril e apirogênica, acondicionada em recipiente de plástico, destinada à administração intravenosa em pacientes desnutridos ou não, em regime hospitalar, ambulatorial ou domiciliar, visando à síntese ou manutenção de tecidos, órgãos ou sistemas.

Atualmente são disponibilizadas aos pacientes internados as seguintes nutrições parenterais:

- Nutrição parenteral manipulada personalizada.
- Nutrição parenteral manipulada com fórmulas padronizadas (Anexo 109.1).
- Nutrição parenteral industrializada (tipo 3 em 1, ternária ou *all in one*) e pronta para uso, constituída de carboidrato, aminoácidos e lipídios, de administração central ou periférica.

Finalidade

Garantir que os processos de solicitação, recebimento, armazenamento e distribuição de nutrição parenteral sejam realizados adequadamente com rastreabilidade.

Indicação

Quando houver prescrição de nutrição parenteral para pacientes internados.

Competência

Farmacêutico e auxiliar técnico de farmácia.

Material

- Formulário padronizado da prestadora de serviços especializados no preparo e fornecimento de nutrição parenteral personalizada.

- Prescrição médica eletrônica do sistema institucional.
- Banco de dados de controle diário da nutrição parenteral manipulada.

DESCRIÇÃO DO PROCEDIMENTO
Solicitação
Nutrição Parenteral Manipulada – Personalizada
Farmacêutico:

- Receber a primeira via do formulário padronizado da prestadora de serviços especializados no preparo e fornecimento de nutrição parenteral personalizada, devidamente preenchido com data, dados do paciente (etiqueta), composição da nutrição parenteral, volume final, assinatura e carimbo do médico prescritor.
- Analisar o formulário conforme os capítulos: 106. "Avaliação Farmacêutica das Prescrições de Nutrição Parenteral (NP)", 107. "Recomendações de Eletrólitos, Vitaminas e Oligoelementos por Via Intravenosa" e 108. "Compatibilidade e Estabilidade na Nutrição Parenteral (NP)".
- Discutir com o médico prescritor, qualquer alteração na prescrição que se fizer necessária, em função da avaliação farmacêutica.
- Encaminhar por e-mail, cópia digitalizada do formulário para a prestadora de serviços até às 13 horas.
- Armazenar as prescrições impressas das nutrições parenterais em local próprio na farmácia descentralizada do 9º andar, onde será realizado o recebimento das bolsas de nutrição parenteral.
- A entrega das bolsas de nutrição parenteral deve ser realizada até 4 horas após o envio dos formulários, estabelecido com a prestadora de serviços.
- Registrar no prontuário eletrônico, no campo "evolução farmacêutica", o número de controle da bolsa presente na nota fiscal fornecida pela prestadora de serviços.

Nutrição Parenteral Manipulada – Fórmulas Padronizadas

- Verificar por meio do sistema institucional de prescrição eletrônica os pacientes em uso de nutrição parenteral manipulada – fórmulas padronizadas.
- Imprimir cópia das prescrições com nutrição parenteral manipulada.
- Realizar a solicitação da nutrição parenteral até às 13 horas para a prestadora de serviços especializados, por meio de sistema eletrônico.
- Armazenar as prescrições impressas das nutrições parenterais, em local próprio na farmácia descentralizada do 9º andar, onde será realizado o recebimento das bolsas de nutrição parenteral.

- A entrega das bolsas de nutrição parenteral deve ser realizada até 4 horas após o envio dos formulários de solicitação de nutrição parenteral, estabelecido com a prestadora de serviço.
- Registrar no prontuário eletrônico, no campo "evolução farmacêutica", o número de controle da bolsa presente na nota fiscal fornecida pela prestadora de serviços.

Recebimento e armazenamento
Farmacêutico:
- Receber e conferir a nutrição parenteral manipulada, verificando os seguintes critérios:
- Aspecto físico da nutrição parenteral.
  - Rótulo: nome do paciente, número do leito e data de nascimento, composição qualitativa e quantitativa de todos os componentes, osmolaridade, volume total, velocidade da infusão, via de acesso, data e hora da manipulação e prazo de validade.
  - Se a temperatura do interior da caixa de transporte, entregue pela prestadora de serviços especializados no preparo e fornecimento de nutrição parenteral, encontra-se entre 2 °C a 20 °C no momento do recebimento.
  - Em caso de não conformidade, preencher o formulário de não conformidade de nutrição parenteral e entrar em contato com a prestadora de serviços para resolução da ocorrência.
  - Conferir a nota fiscal.
  - Armazenar a nutrição parenteral em refrigerador (2 °C a 8 °C).
  - Arquivar a nota fiscal e a primeira via do formulário padronizado da prestadora de serviços especializados no preparo e fornecimento de nutrição parenteral em pasta própria, organizando por ordem de data.

Distribuição
Auxiliar Técnico de Farmácia:
- Disponibilizar a nutrição parenteral para a equipe de enfermagem, por meio de assinatura em documento de recebimento próprio da farmácia.

Registro em banco de dados da farmácia
Auxiliar Técnico de Farmácia/Farmacêutico:
- Registrar no banco de dados da farmácia os pacientes em uso de nutrição parenteral manipulada, possibilitando o armazenamento do histórico da solicitação, a conferência dos preços e o fechamento mensal para faturamento e emissão de relatórios gerenciais de consumo.

- Registrar diariamente no banco de dados da farmácia os pacientes em uso de nutrição parenteral manipulada, os componentes da formulação utilizados como referência para formação do custo da nutrição parenteral, para posterior comparação com o preço informado pela prestadora de serviço.
- Conferir o relatório de fornecimento mensal enviado pela prestadora de serviço, no início de cada mês e encaminhar para conferência pelo farmacêutico e posterior confirmação do valor cobrado.

Nutrição parenteral industrializada
Farmacêutico:
- Verificar pelo sistema de prescrição eletrônica, os pacientes em uso de nutrição parenteral industrializada.
- Verificar o estoque de nutrição parenteral industrializada nas farmácias descentralizadas.
- Realizar o pedido de nutrição parenteral industrializada à farmácia central.
- Realizar o monitoramento diário do estoque das nutrições.

Auxiliar Técnico de Farmácia:
- Verificar por meio do sistema de prescrição eletrônica os pacientes em uso de nutrição parenteral industrializada.
- Receber e conferir a nutrição parenteral industrializada, sob supervisão do farmacêutico, verificando o tipo da nutrição parenteral (central ou periférica), a quantidade recebida e a validade.
- Armazenar em local adequado, com identificação de nutrição parenteral industrializada central ou periférica.
- Separar a nutrição parenteral industrializada conforme prescrição médica, observando se a via de administração é central ou periférica.
- Efetuar o registro da distribuição da nutrição parenteral no sistema institucional, para fins de rastreabilidade.
- Identificar a bolsa com a etiqueta do paciente.
- Disponibilizar a nutrição parenteral industrializada para a equipe de enfermagem.

Rastreabilidade de nutrição parenteral
Rastreabilidade de medicamentos é o conjunto de mecanismos e procedimentos que permitem traçar o histórico, a custódia atual ou a última destinação conhecida de medicamentos. De acordo com a Organização Nacional de Acreditação (ONA), é preconizado que haja mecanismos para rastreabilidade de materiais e medicamentos. Diante dessa exigência, a nutrição parenteral (manipulada e industrializada) foi incluída na ampliação da rastreabilidade realizada no Instituto Central do Hospital do Hospital das Clínicas (RDC 157).

Nutrição parenteral manipulada (personalizada e fórmulas padronizadas)

Farmacêutico:

- Registrar o número do controle da bolsa, informado na nota fiscal fornecida pela empresa manipuladora de nutrição parenteral.
- Realizar o registro no campo "evolução farmacêutica" no prontuário eletrônico do sistema institucional do hospital, devendo constar as seguintes informações: tipo da bolsa (personalizada ou fórmulas padronizadas) e o número de controle da bolsa que se encontra na nota fiscal, e também, no rótulo da bolsa de nutrição parenteral manipulada.
- Manter as notas fiscais das nutrições parenterais manipuladas por um prazo de 30 dias, em local próprio na farmácia, e após este prazo descartar.
- Realizar dupla conferência por outro farmacêutico da equipe, dos dados registrados na evolução farmacêutica no sistema institucional.
- O farmacêutico que realizou a auditoria deverá informar em planilha própria, se os dados informados das nutrições parenterais estão conformes ou não conformes.
- Em caso de não conformidade, registrar em planilha própria qual foi o desvio ocorrido (omissão de registro ou registro incorreto) e realizar as correções pertinentes no prontuário eletrônico do sistema institucional.

Nutrição parenteral industrializada

Farmacêutico:

- Realizar o levantamento da movimentação da nutrição parenteral industrializada por meio da "Ficha de Estoque," no módulo "Suprimentos" do sistema institucional, para o período necessário.
- Localizar o número de precedência, fornecido pelo formulário "Ficha de Estoque", para cada paciente no módulo "Suprimentos" do sistema institucional.
- Verificar por meio do número de precedência, o lote e a validade da nutrição parenteral industrializada administrada no paciente.
- Informar e aguardar as providências da área de Farmacovigilância da Divisão de Farmácia do Instituto Central do Hospital das Clínicas.

Plano de contingência de terapia de nutrição parenteral

Farmacêutico:

Indisponibilidade de nutrição parenteral manipulada

- Discutir com a Equipe Multiprofissional de Terapia Nutricional (EMTN) a substituição da solução de nutrição parenteral manipulada por bolsas de solução de nutrição parenteral industrializada.
- Como a nutrição parenteral industrializada não contém vitaminas e microelementos, recomenda-se administrar, por via venosa separada, um

frasco-ampola de multivitaminas adulto liofilizado e uma ampola de microelementos 5 mL, diluídos em 500 mL de solução fisiológica 0,9% (solução de cloreto de sódio 0,9%). Em caso de restrição hídrica, utilizar bolsas de 100 mL ou 250 mL de solução fisiológica 0,9% e administrar por 4 horas em infusão periférica e por 2 horas em infusão central.

indisponibilidade de nutrição parenteral industrializada

- Verificar a possibilidade de empréstimo de nutrição parenteral industrializada no ICESP e/ou INCOR.
- Discutir com a EMTN a substituição da nutrição parenteral industrializada pela nutrição parenteral manipulada – fórmula padrão.

Indisponibilidade de nutrição parenteral manipulada e de nutrição parenteral industrializada

- Discutir com a EMTN a administração de solução de glicose 10% ao paciente, até instalar a solução de nutrição parenteral manipulada ou industrializada.

Resultado esperado

Distribuição adequada de nutrição parenteral com rastreabilidade.

Pontos críticos

- Atraso no recebimento do formulário padronizado da prestadora de serviços especializados no preparo e fornecimento de nutrição parenteral.
- Atraso na entrega da nutrição parenteral manipulada por parte da prestadora de serviço.
- Distribuição incorreta da nutrição parenteral.
- Indisponibilidade na instituição da nutrição parenteral industrializada.
- Verificação se os itens multivitamínicos e microelementos foram prescritos para a NP industrializada.
- Verificação de não conformidade no momento do recebimento da nutrição parenteral (embalagem danificada, identificação incorreta do paciente, composição da nutrição parenteral divergente da prescrição do sistema institucional, temperatura da caixa de transporte fora dos parâmetros (2 °C a 20 °C), equipamento para aferição da temperatura inadequado, entre outros).
- A prescrição de nutrição parenteral manipulada personalizada deve ser realizada exclusivamente pelos médicos nutrólogos da Equipe Multiprofissional de Terapia Nutricional (EMTN).

Bibliografia consultada

- Brasil. Ministério da Saúde. Agência Nacional de Vigilância Sanitária. Resolução – RDC n. 157, de 11 de maio de 2017. Dispõe sobre a implantação do Sistema Nacional de Controle de Medicamentos e os mecanismos e procedimentos para rastreamento de medicamentos e dá outras providências. Diário Oficial da União, Brasília (DF). 2017;(91).
- Brasil. Ministério da Saúde. Secretaria da Vigilância Sanitária. Portaria n. 272 de 8 de abril de 1998. Regulamento técnico para a terapia de nutrição parenteral.
- Manual das Organizações Prestadoras de Serviços de Saúde. São Paulo: Organização Nacional de Acreditação; 2018. Seção 1 – subseção 1.5.
- Sociedade Brasileira de Farmácia Hospitalar – SBRAFH. Guia de Boas Práticas em Farmácia Hospitalar e Serviços de Saúde. São Paulo: Ateliê Vide o Verso; 2009.
- Waitzberg DL. Nutrição Oral, Enteral e Parenteral na Prática Clínica. São Paulo: Atheneu; 2017;2(5).

110

Não Conformidades na Prescrição, Preparação, Distribuição e Administração da Terapia de Nutrição Parenteral (TNP)

Conceito

Não conformidades são ocorrências em que não houve atendimento aos requisitos técnicos, estabelecidos em normas e recomendações internas, relativos ao processo de prescrição, preparação, distribuição e administração da TNP.

Finalidade

A TNP é considerada um medicamento potencialmente perigoso, por apresentar risco aumentado de provocar danos significativos aos pacientes em decorrência de falha no processo de utilização. Tem por finalidade identificar, registrar e tratar as não conformidades ocorridas durante o processo de prescrição, preparação, distribuição e administração das nutrições parenterais para elaboração do indicador de qualidade, e analisar a proporção de não conformidades ocorridas nas etapas envolvidas no uso das nutrições parenterais, com vistas à implementação de melhorias no processo.

Indicação

Indicado a todas as unidades que utilizam nutrições parenterais no tratamento dos pacientes.

Competência

A identificação das não conformidades podem ser realizadas pelos profissionais envolvidos no processo, porém caberá à farmácia a elaboração do indicador e a discussão para implementação de melhorias.

Material

■ Planilha de coleta de dados relativos a não conformidades no processo de prescrição, preparação e administração de nutrições parenterais (Quadro 110.2).

■ Ficha do indicador – Índice de não conformidades no uso da TNP (Quadro 110.3).

DESCRIÇÃO DO PROCEDIMENTO

Farmacêutico:

■ Identificação e registro da não conformidade: por meio da análise das prescrições de nutrição parenteral (NP) há a possibilidade de identificação de não conformidades. Outras fontes de ocorrências de não conformidades envolvem o processamento da prescrição pela Farmácia Hospitalar, o preparo da nutrição parenteral pela empresa especializada e durante a administração da solução.

Quadro 110.1
Itens de verificação e as situações de não conformidade.

Etapa	Item de verificação	Não conformidade no processo
Prescrição	Identificação do paciente	Qualquer falha que impossibilite ou dificulte a correta identificação do paciente que deve receber a nutrição parenteral (NP)
	Composição da NP	Falha na escolha dos componentes ou com as quantidades de cada um deles
	Incompatibilidade físico-química	Presença de componentes ou quantidades que resultarão em desestabilização da formulação
	Identificação do prescritor	Falta do nome completo ou do CRM do prescritor
	Itens não padronizados	Prescrição de componentes não padronizados no hospital
	Via de administração	Via de administração incompatível com a osmolaridade e a concentração da glicose na solução
	Tempo de infusão	Falta de informação ou tempo incorreto
	Qualidade da prescrição	Presença de rasuras ou informações incompletas
Processamento na farmácia	Encaminhamento das prescrições	Atraso em relação ao horário máximo pré-estabelecido de envio dos pedidos de NP: da enfermagem para a farmácia ou da farmácia para a empresa especializada

(Continua)

418 | Manual de Boas Práticas em Terapia Nutricional Enteral e Parenteral do HC-FMUSP

Quadro 110.1

Itens de verificação e as situações de não conformidade. *(Continuação)*

Etapa	*Item de verificação*	*Não conformidade no processo*
Processamento na farmácia	Solicitação do preparo	Falha na solicitação ou recepção do pedido da nutrição parenteral pela farmácia à empresa terceirizada
	Recebimento e conferência	Falha no ato do recebimento e conferência do produto
	Rastreabilidade	Falha no registro do número de controle da bolsa de nutrição parenteral manipulada ou do número do lote da bolsa de nutrição parenteral industrializada, no respectivo prontuário eletrônico do paciente
	Documentação fiscal	Dados incorretos ou incompletos na nota fiscal que acompanha o produto
	Armazenamento	Temperatura do produto verificada no recebimento fora do intervalo recomendado ou condições inadequadas da caixa de transporte
	Prazo de entrega para a farmácia	Atraso, tomando-se como base o prazo estabelecido em contrato e o horário de solicitação
	Identificação da NP	Falha na identificação do produto: dados incorretos ou incompletos
	Composição da NP	Divergência entre a composição descrita no rótulo e a prescrição original
	Prazo de entrega para o solicitante	Atraso ou não entrega da NP pela farmácia à unidade solicitante
	Embalagem secundária	Presença de dano na embalagem secundária
	Distribuição	Distribuição incorreta da nutrição parenteral
Preparação	Composição	Quantidade dos componentes em desacordo com a prescrição
	Esterilidade do produto	Contaminação do produto durante a preparação
	Embalagem primária e secundária	Dano na embalagem primária ou secundária do produto ou presença de sujidade
	Rótulo	Dados incorretos ou inexistentes no rótulo da nutrição parenteral
Administração	Via de administração	Administração por via incompatível com a composição e velocidade de infusão da NP

Quadro 110.1
Itens de verificação e as situações de não conformidade. *(Continuação)*

Etapa	Item de verificação	Não conformidade no processo
Administração	Velocidade de infusão	Administração com velocidade de infusão em desacordo com a prescrição médica ou recomendação técnica
	Fotoproteção	Falta de proteção da luz para a bolsa de NP ou não utilização de equipo fotossensível
	Condições assépticas	Contaminação do produto ou do acesso para administração da NP
	Temperatura	Infusão da solução em temperatura fora do intervalo aceitável
	Equipamento	Falha no funcionamento ou na programação da bomba de infusão ou no equipo
	Validade	Uso de solução com prazo de validade expirado
	Complementação da nutrição parenteral industrializada	Ausência de prescrição de multivitamínicos e microelementos para a NP industrializada

Fonte: Desenvolvido pela autoria do capítulo.

- Coleta de dados e elaboração do indicador: diariamente a Farmácia Hospitalar irá coletar os dados relativos às não conformidades identificadas. Na planilha de coleta de dados, serão registrados o número de não conformidades identificadas por tipo e por etapa do processo. Com o número total de não conformidades e o total de prescrições de nutrição parenteral emitidas diariamente, será calculado o índice de não conformidade no uso da nutrição parenteral.

Quadro 110.2
Planilha de coleta de dados relativos a não conformidades no processo de prescrição, preparação e administração de nutrições parenterais

Hospital das Clínicas da Faculdade de Medicina da Universidade de São Paulo

Planilha para coleta de dados relativos a não conformidade no processo de prescrição, preparação e administração de nutrições parenterais

Mês e ano: _____

Itens de Verificação/Dia do Mês		1	2	3	4	5	6	7	8	9	10	11	12	13	14	15	16	17	18	19	20	21	22	23	24	25	26	27	28	29	30	31
Prescrição	Identificação do paciente																															
	Composição da nutrição parenteral																															

(Continua)

Quadro 110.2
Planilha de coleta de dados relativos a não conformidades no processo de prescrição, preparação e administração de nutrições parenterais. *(Continuação)*

Hospital das Clínicas da Faculdade de Medicina da Universidade de São Paulo

Planilha para coleta de dados relativos a não conformidade no processo de prescrição, preparação e administração de nutrições parenterais

Mês e ano: _____

Itens de Verificação/Dia do Mês		1	2	3	4	5	6	7	8	9	10	11	12	13	14	15	16	17	18	19	20	21	22	23	24	25	26	27	28	29	30	31
Prescrição	Incompatibilidade físico-química																															
	Identificação do prescritor																															
	Itens não padronizados																															
	Via de administração																															
	Tempo de infusão																															
	Presença de rasuras ou informações incompletas																															
Processamento na farmácia	Encaminhamento das prescrições																															
	Solicitação do preparo																															
	Recebimento e conferência																															
	Documentação fiscal																															
	Armazenamento																															
	Prazo de entrega para a farmácia																															
	Identificação da NP																															
	Composição da NP																															
	Prazo de entrega para o solicitante																															
	Embalagem																															
Preparação	Composição																															
	Esterilidade do produto																															
	Embalagem																															
	Rótulo																															

(Continua)

Quadro 110.2
Planilha de coleta de dados relativos a não conformidades no processo de prescrição, preparação e administração de nutrições parenterais. *(Continuação)*

Hospital das Clínicas da Faculdade de Medicina da Universidade de São Paulo

Planilha para coleta de dados relativos a não conformidade no processo de prescrição, preparação e administração de nutrições parenterais

Mês e ano: _____

Itens de Verificação/Dia do Mês		1	2	3	4	5	6	7	8	9	10	11	12	13	14	15	16	17	18	19	20	21	22	23	24	25	26	27	28	29	30	31
Administração	Via de administração																															
	Velocidade de infusão																															
	Fotoproteção																															
	Condições assépticas																															
	Temperatura																															
	Equipamento																															
	Medicamento																															
	Validade																															
Número de Prescrições/ Dia de NP																																

NP = Nutrição Parenteral.

Fonte: Desenvolvido pela autoria do capítulo.

Quadro 110.3
Ficha do indicador – Índice de não conformidades no uso da nutrição parenteral.

Indicador	Índice de não conformidades no uso da nutrição parenteral
Objetivo	As não conformidades no processo de prescrição, preparo, distribuição e administração das nutrições parenterais podem comprometer o resultado esperado com o tratamento O acompanhamento deste indicador tem por objetivo detectar as situações críticas que necessitam de intervenções para melhoria do processo
Cálculo: 1. Fórmula 2. Unidade	1. Σ nº de não conformidades no processo de uso da NP Σ nº de prescrições dia de NP 2. Porcentagem
Definição 1. Numerador 2. Denominador	1. Número total de não conformidades relacionadas à prescrição, ao processamento das prescrições, ao preparo das formulações, ao recebimento e à distribuição do produto e administração das nutrições parenterais

(Continua)

Quadro 110.3	
Ficha do indicador – Índice de não conformidades no uso da nutrição parenteral. *(Continuação)*	
Indicador	*Índice de não conformidades no uso da nutrição parenteral*
Definição 1. Numerador 2. Denominador	2. Número total de prescrições/dia de nutrição parenteral para as quais foram produzidas as soluções e, posteriormente, administradas ao paciente Foi criada uma planilha para registro das não conformidades, por item de verificação
Periodicidade	Mensal
Meta	< 1%
Referencial comparativo	Complexo HC-FMUSP

Fonte: Desenvolvido pela autoria do capítulo.

- **Análise crítica do indicador:** mensalmente o indicador será analisado comparando o valor do mês à série histórica e monitorando-se a tendência. A partir dos valores obtidos ao longo do tempo, será possível estabelecer uma meta. Todas essas informações, além daquelas da planilha de coleta de dados, permitirão identificar as etapas do processo que necessitam de planos de ação para implantação de melhorias.
- **Tratamento da não conformidade:** para cada não conformidade caberá uma ação imediata, além da corretiva ou preventiva, definida após a análise das causas prováveis. Ver modelo de impresso no Quadro 101.4.
- **As ações preventivas podem acarretar:** revisão de técnica e das etapas do processo, alteração de técnicas ou etapas do processo, introdução de novo controle ou *checklist* de verificação, alteração de procedimentos operacionais padrão e treinamento dos profissionais. Os prazos devem ser definidos para a implantação dessas ações.

Quadro 110.4
Tratamento de não conformidades – Farmácia Hospitalar – Hospital das Clinicas do HC-FMUSP.

Palavras-chave:		
Farmácia Hospitalar:	*Unidade Responsável:*	*Nº da Ocorrência:*
Área relacionada com o evento:		Data:
Descrição da NÃO CONFORMIDADE:		
A causa da não conformidade é conhecida? () Sim ( ) Não		
Se a causa do desvio for conhecida: preencher a ação imediata e a corretiva, e encerrar o procedimento.		
Se a causa for desconhecida: continuar a investigação		
Descrição da causa:		
Ação corretiva:		
Prazo para ação corretiva proposta:		
Avaliação da ação corretiva proposta:		
Ação imediata:		
Profissional envolvido:		Assinatura e data:
Farmacêutico responsável pela verificação:		Assinatura e data:
Investigação:		
Profissionais precisam ser treinados novamente?		•Sim •Não •Não aplicável
Procedimento Operacional Padrão necessita ser revisado? Quais?		•Sim •Não •Não aplicável
Técnica precisa ser revisada ou alterada?		•Sim •Não •Não aplicável
Especificação de processo precisa ser revisada ou alterada?		•Sim •Não •Não aplicável
Novo processo precisa ser introduzido?		•Sim •Não •Não aplicável
O processo precisa ser removido ou modificado?		•Sim •Não •Não aplicável
Check list deve ser introduzido para verificar requisitos para execução de processo?		•Sim •Não •Não aplicável
Novo controle deve ser introduzido?		•Sim •Não •Não aplicável
As ações corretivas foram requeridas e documentadas?		•Sim •Não •Não aplicável

Fonte: Desenvolvido pela autoria do capítulo.

Resultado esperado

Melhoria contínua do processo de prescrição, preparação, distribuição e administração das TNP.

Pontos críticos

- Não detecção da não conformidade.
- Dificuldade na correlação da não conformidade com as suas causas.
- Não tratamento das não conformidades.
- Falha no monitoramento e análise crítica do indicador.

Registro

Planilha de coleta de dados e painel de indicadores da farmácia.

Bibliografia consultada

- Cipriano SL. Desenvolvimento de um modelo de construção e aplicação de um conjunto de indicadores de desempenho na Farmácia Hospitalar com foco na comparabilidade. Tese de doutorado. São Paulo: Faculdade de Saúde Pública da Universidade de São Paulo; 2009.
- International Life Sciences Institute. Indicadores de qualidade em terapia nutricional: aplicação e resultados. Waitzberg DL coordenador. São Paulo: ILSI Brasil; 2010.
- International Life Sciences Institute. Indicadores de qualidade em terapia nutricional: 10 anos de IQTN no Brasil: resultados, desafios e propostas. Waitzberg DL coordenador. 3. ed. São Paulo: ILSI Brasil; 2018:161-5.

Seção 8

Serviço Social

Tania Maria dos Santos
Denise Alves Silva
Lucilene Boullon Paulino

111

Avaliação Social do Paciente Acompanhado pela EMTN

Conceito

Análise das condições socioeconômicas do paciente acompanhado pela EMTN, as quais exercem influência no processo saúde-doença.

Finalidade

- Conhecer a situação social do paciente em terapia nutricional.
- Identificar dentro do grupo social o cuidador com disponibilidade e em condições de prestar os cuidados ao paciente.
- Elaborar e executar o plano de intervenção adequado às demandas sociais do paciente e do cuidador.
- Subsidiar a EMTN por meio de parecer social.

Indicação

Pacientes em programação de terapia nutricional.

Competência

Assistente social.

Material

- Formulário de estudo socioeconômico e de suporte (Anexo 111.1).

DESCRIÇÃO DO PROCEDIMENTO

- Realizar entrevista social de acolhimento ao paciente e familiar/responsável.
- Conhecer a situação socioeconômica e familiar do paciente com o objetivo de elaborar um plano de intervenção social.
- Identificar as demandas sociais.

- Realizar orientações e encaminhamentos pertinentes ao atendimento.
- Emitir o parecer social.
- Subsidiar as intervenções/condutas da EMTN.

Resultado esperado

Obtenção do perfil socioeconômico do paciente e do cuidador para subsidiar as ações e condutas da EMTN e contribuir para a adesão do paciente ao tratamento.

Ponto crítico

Ausência do cuidador.

Registro

- Preencher o formulário de estudo socioeconômico e de suporte.
- Sistematizar a informação em instrumento específico do Serviço Social.

Bibliografia consultada

- Parâmetros para atuação dos assistentes sociais na saúde. Conselho Federal de Serviço Social – CFESS; 2009.
- Waitzberg DL, Cardenas TC (Coordenação). Manual de Terapia Nutricional em Oncologia do ICESP. São Paulo: Atheneu; 2011.

Anexo 111.1
Estudo socioeconômico e de suporte.

Data ___/___/___ Entrevistado: _____

IDENTIFICAÇÃO DO PACIENTE:

Unidade: Enfermaria ( ) Qual: _____

Ambulatório ( ) Qual: _____

Nome: _____

RGHC _____

Data de nascimento: _____ Naturalidade: _____

Escolaridade: _____ Profissão: _____

Estado Civil: Solteiro ( ) Casado ( ) Viúvo ( ) União estável ( ) Separado/divorciado ( )

Endereço _____

Bairro: _____ Cidade: _____ UF: _____

Telefone: _____

Situação ocupacional:

Ativo ( ) Inativo ( ) Há quanto tempo: _____

Motivo: _____

Renda mensal (referência salário-mínimo/SM): _____

Segurado da Previdência:

Sim ( ) Não ( ) Benefício: Sim ( ) Não ( ) Qual: _____

Beneficiário de Programas Sociais:

Sim ( ) Não ( ) Qual: _____

Composição familiar:

Nome	Parentesco	Idade	Escolarização	Ocupação

(Continua)

Anexo 111.1
Estudo socioeconômico e de suporte. (*Continuação*)

Nº de pessoas que trabalham na casa: _____ Renda familiar/SM: _____
Provedor (a) da família:

( ) paciente ( ) cônjuge ( ) filhos ( ) outros _____

CONDIÇÕES DE HABITAÇÃO
Tipo:

Casa ( ) Apartamento ( ) Cortiço ( ) Nº de cômodos: _____

Pensão ( ) Alojamento ( ) Instituição ( ) _____

Imóvel próprio: Sim ( ) Não ( )

Outros: _____+_____

Saneamento básico: Total ( ) Parcial ( ) Inexistente ( )

Outros informes sobre a habitação: _____

REDES DE SERVIÇOS DE SAÚDE, ASSISTENCIAL E SUPORTE SOCIAL

( ) UBS – Unidade Básica de Saúde de Referência – Qual? _____

( ) CRAS – Centro de Referência da Assistência Social – Qual? _____

( ) ONG – Organização não Governamental – Qual? _____

( ) Outros _____

Transporte para acesso aos serviços de saúde

( ) Coletivo ( ) Próprio ( ) Fornecido pelas Secretarias de Saúde _____

( ) Outros _____

Identificação do cuidador principal

Nome: _____ Idade: _____

Escolaridade: _____ Tipo de vínculo: _____

Reside com o paciente: ( ) Sim – Telefone: _____

( ) Não – Endereço: _____

Telefone: _____

Conta com apoio de outras pessoas nas atividades de cuidados ao paciente?

( ) Sim – Quem? _____ ( ) Não

Resumo do caso/conduta:

_____

_____

_____

Assistente Social: _____

112

Atendimento Social Ambulatorial com Ênfase no Processo de Adesão ao Tratamento

Conceito

É a abordagem individual realizada com o paciente, o cuidador e a família com o objetivo de identificar as dificuldades de cuidados que interferem no processo de adesão ao tratamento.

Finalidade

Viabilizar recursos e programar ações para subsidiar a conduta da EMTN ao paciente, ao cuidador/à família no processo de adesão ao tratamento.

Indicação

Indicado ao paciente, à família e ao cuidador.

Competência

Assistente Social.

Material

- Estudo socioeconômico e de suporte.

DESCRIÇÃO DO PROCEDIMENTO

- Realizar entrevista dirigida com ênfase socioeducativa com o paciente e ou cuidador, para identificar as demandas sociais.
- Orientar sobre o acesso aos direitos e benefícios sociais previsto nas legislações de acordo com as demandas apresentadas.
- Realizar encaminhamentos para a rede de serviços e recursos sociais.
- Estabelecer canais permanentes de comunicação com o paciente, cuidador/ família e profissionais da EMTN.

Resultado esperado

Atendimento das demandas sociais do paciente e contribuição do processo de adesão ao tratamento.

Pontos críticos

- Sobrecarga do cuidador.
- Ausência de retaguarda para realizar os cuidados ao paciente.
- Insuficiência de recursos de saúde e socioassistenciais.

Registro

Preencher o formulário de estudo socioeconômico e de suporte.

Sistematizar a informação em instrumento específico do Serviço Social.

Bibliografia consultada

- Parâmetros para atuação de assistentes sociais na saúde. Conselho Federal de Serviço Social – CFESS; 2009.

113

Atendimento Social na Enfermaria com Ênfase no Processo de Alta Hospitalar

Conceito

É uma abordagem individual realizada com o paciente, o cuidador e a família com o objetivo de identificar as demandas sociais existentes no período de internação e as dificuldades de cuidados que interferem no processo de alta hospitalar e continuidade do tratamento.

Finalidade

Viabilizar recursos e programar ações para subsidiar a conduta da EMTN ao paciente, ao cuidador/à família, no processo de alta.

Indicação

Paciente, familiar e cuidador.

Competência

Assistente Social.

Material

Estudo socioeconômico e de suporte.

DESCRIÇÃO DO PROCEDIMENTO

- Realizar entrevista de acolhimento com o paciente e ou familiar para identificar o cuidador e a demanda social.
- Orientar sobre o acesso aos direitos e benefícios sociais previsto nas legislações de acordo com as demandas apresentadas.
- Realizar encaminhamentos para a rede de serviços e recursos sociais.

- Mediar as ações entre a equipe médica da enfermaria e a EMTN no planejamento da alta do paciente.

Resultado esperado

Atendimento das demandas sociais do paciente e contribuição para a continuidade do tratamento pós-alta.

Pontos críticos

Ausência de retaguarda para realizar os cuidados ao paciente.
Insuficiência de recursos de saúde e socioassistenciais.

Registro

Preencher o formulário de estudo socioeconômico e de suporte.
Sistematizar a informação em instrumento específico do Serviço Social.

Bibliografia consultada

- Parâmetros para atuação de assistentes sociais na saúde. Conselho Federal de Serviço Social – CFESS; 2009.

SEÇÃO 9

Fonoaudiologia

Gisele Chagas de Medeiros
Fernanda Chiarion Sassi
Claudia Regina Furquim de Andrade

114

Atuação Fonoaudiológica no Paciente com Diagnóstico de Disfagia Orofaríngea (Adulto e Idoso)

Conceito

A disfagia orofaríngea é definida como a inabilidade em transferir eficientemente o alimento da boca ao estômago, decorrente de causas neurológicas e/ou estruturais. Pode resultar na entrada de alimento na via aérea levando a tosse, asfixia, aspiração, bem como, gerar déficits nutricionais, desidratação e pneumonia. São geralmente descritas de acordo com a sintomatologia e os achados clínicos e radiográficos podendo decorrer de alterações encontradas desde a orofaringe até o estômago e do sistema nervoso central e/ou periférico.

Finalidade

Fornecer um fluxo padronizado para o manejo do paciente disfágico estabelecendo um padrão assistencial baseado nas melhores práticas clínicas para a prevenção das síndromes clínicas relacionadas à broncoaspiração e para um retorno precoce da introdução da dieta por via oral.

Indicação

- Intubação orotraqueal prolongada (≥ 48 horas).
- Traqueostomizados com ou sem ventilação mecânica.
- Rebaixamento do nível de consciência (Escala de Glasgow ≤ 12).
- Doenças neurológicas com risco para disfagia.
- Doenças respiratórias com risco para disfagia (p. ex., pneumonias de repetição, DPOC).
- Doenças ou cirurgias de cabeça e pescoço.

- Histórico de disfagia orofaríngea.
- Reflexo de tosse diminuída ou ausente.

Competência
Fonoaudiólogo.

Material
- Oxímetro de pulso.
- Estetoscópio.
- Avental de isolamento de contato, se necessário.
- Máscara.
- Espátula/abaixador de língua.
- Gaze.
- Luvas descartáveis.
- Água.
- Alimentos de diversas consistências.

DESCRIÇÃO DO PROCEDIMENTO
- Após a avaliação da deglutição, o fonoaudiólogo deverá discutir juntamente com a equipe multiprofissional a via de alimentação indicada e as consistências alimentares, levando em consideração os benefícios de cada via de alimentação e considerando a segurança do paciente.
- É importante determinar o nível funcional da deglutição pela escala *American Speech-Language-Hearing Association National Outcome Measurement System* (ASHA NOMS) para verificar o nível de supervisão necessária para a alimentação e as consistências alimentares indicadas, atribuindo-se um único número entre 1 e 7 (Quadro 114.1).

	Quadro 114.1 Nível funcional da deglutição segundo a *American Speech-Language-Hearing Association National Outcome Measurement System* (ASHA NOMS).
Nível 1	O indivíduo não é capaz de deglutir nada com segurança por via oral. Toda nutrição e hidratação são recebidas através de via alternativa de alimentação (p. ex., cateter nasogástrico, gastrostomia)
Nível 2	O indivíduo não é capaz de deglutir com segurança por via oral para nutrição e hidratação, mas pode ingerir alguma consistência, somente em terapia, com uso máximo e consistente de pistas. Via alternativa de alimentação é necessária
Nível 3	Via alternativa de alimentação é necessária, uma vez que o indivíduo ingere menos de 50% da nutrição e hidratação por via oral; e/ou a deglutição é segura com o uso moderado de pistas para uso de estratégias compensatórias; e/ou necessita de restrição máxima da dieta

(Continua)

Quadro 114.1
Nível funcional da deglutição segundo a *American Speech-Language-Hearing Association National Outcome Measurement System* (ASHA NOMS).
(Continuação)

Nível 4	A deglutição é segura, mas frequentemente requer uso moderado de pistas para uso de estratégias compensatórias; e/ou o indivíduo tem restrições moderadas da dieta; e/ou ainda necessita de via alternativa de alimentação e/ou suplemento oral
Nível 5	A deglutição é segura com restrições mínimas da dieta; e/ou ocasionalmente requer pistas mínimas para uso de estratégias compensatórias. Ocasionalmente, pode se auto monitorar. Toda nutrição e hidratação são recebidas por via oral durante a refeição
Nível 6	A deglutição é segura e o indivíduo come e bebe independentemente. Raramente necessita de pistas mínimas para uso de estratégias compensatórias. Frequentemente se auto monitora quando ocorrem dificuldades. Pode ser necessário evitar alguns itens específicos de alimentos (p. ex., pipoca e amendoim); tempo adicional para alimentação pode ser necessário (devido à disfagia)
Nível 7	A habilidade do indivíduo em se alimentar de modo independente não é limitada pela função de deglutição. A deglutição é segura e eficiente para todas as consistências. Estratégias compensatórias são utilizadas efetivamente quando necessárias

Fonte: American Speech-Language Hearing Association National Outcome Measurement System (NOMS): Adult Speech-Language Pathology training manual. Rockville, Md: American Speech-Language Hearing Association, 1998.

- Com base nos resultados da avaliação determinar o processo terapêutico para transição alimentar, reabilitação da função ou adaptação das consistências alimentares, com o uso de técnicas diretas e/ou indiretas, visando posterior reintrodução da alimentação.
- As escolhas das estratégias terapêuticas, além de serem definidas pelas manifestações da disfagia, estão baseadas também nos aspectos que se relacionam com a doença de base e característica da evolução clínica, motivação do paciente, habilidades cognitivas, controle postural, quadro clínico geral e dependência para a alimentação.
- Uma série de procedimentos e técnicas está disponível para a reabilitação da deglutição, dividindo-se em terapias direta e indireta. Enquanto a terapia direta é baseada no uso de alimento, mesmo que em volumes mínimos, para proporcionar o treino de deglutição, a terapia indireta tem seu foco na organização muscular pelo uso de exercícios para o treino motor oral.
- As manobras e as posturas de proteção de vias aéreas são frequentemente utilizadas, pois favorecem o retorno seguro da alimentação por via oral, possibilitando a retirada da via alternativa de alimentação. Cada manobra deve

Atuação Fonoaudiológica no Paciente com Diagnóstico de Disfagia Orofaríngea (Adulto e Idoso) | 441 ser especificamente empregada, sendo o objetivo a condição clínica do paciente. Nos Quadros 114.2 e 114.3 estão descritas as manobras, os objetivos e a forma de realização.

Quadro 114.2
Manobras posturais e de deglutição.

Manobras posturais

Manobra	Objetivo	Descrição
Cabeça fletida	Proteção da via aérea inferior	Manter a cabeça inclinada para baixo durante a deglutição
Cabeça estendida	Auxiliar a propulsão do bolo	Manter a cabeça inclinada para trás durante a deglutição
Cabeça virada para o lado comprometido	Isolar o comprometimento lateral da parede posterior da faringe ou prega vocal; favorece a passagem do bolo e/ou fechamento glótico	Manter a cabeça virada para o lado que a parede posterior da faringe ou prega vocal esteja comprometida durante a deglutição

Fonte: Di Pede C, Mantovani ME, Masiero S. Dysphagia in the elderly: focus on rehabilitation strategies. Aging Clin Exp Res. 2016;28:607-17.

Quadro 114.3
Manobras de deglutição.

Manobras de deglutição

Manobra	Objetivo	Descrição
Deglutição com esforço	Aumentar a força muscular das estruturas envolvidas	Imprimir força no momento da ejeção oral do bolo durante a deglutição
Deglutição múltipla	Eliminar o bolo alimentar retido na cavidade oral e recessos faríngeos	Deglutir várias vezes consecutivas o mesmo bolo alimentar
Deglutição supraglótica	Maximizar o fechamento das pregas vocais	Inspirar, segurar a inspiração, deglutir e tossir após a deglutição
Deglutição super-supraglótica	Maximizar o fechamento das pregas vocais e ariepiglóticas	Inspirar forçadamente, segurar a inspiração, deglutir e tossir após a deglutição
Manobra de Mendelsohn	Maximizar a elevação laríngea e a abertura do esfíncter esofágico superior	Manter voluntariamente a elevação da laringe durante a deglutição

Fonte: Di Pede C, Mantovani ME, Masiero S. Dysphagia in the elderly: focus on rehabilitation strategies. Aging Clin Exp Res. 2016;28:607-17.

- No gerenciamento da disfagia, a modificação da consistência da dieta oral é um dos primeiros e principais recursos utilizados para favorecer o retorno à alimentação por via oral de forma segura, podendo ser graduada conforme a habilidade de deglutição do paciente.
- A modificação da consistência da dieta é uma prática muito comum. Apesar disso, existe uma grande variabilidade da nomenclatura e definição das consistências alimentares entre os clínicos e pesquisadores da área. Em 2002, a *American Dietetic Association* publicou o *National Dysphagia Diet,* buscando estabelecer uma terminologia padronizada, composta de quatro níveis de dietas (Quadro 114.4).

Quadro 114.4 Níveis de dieta.	
Nível	*Descrição*
Nível 1	Alimentos pastosos homogêneos, muito coesivos, sem necessidade de mastigação, somente controle oral do bolo
Nível 2	Alimentos pastosos heterogêneos, coesivos, semissólidos, que requerem alguma habilidade de mastigação
Nível 3	Alimentos macios que requerem maior habilidade de mastigação
Nível 4	Dieta regular. Sem restrições

Fonte: Andrade CRF. Prática Baseada em Evidência na Disfagia. In: Andrade CRF, Limongi SCO (Org). Disfagia: prática baseada em evidências. São Paulo: Sarvier; 2012:3-5.

- O encaminhamento para os procedimentos pertinentes, garantem um retorno mais breve e seguro da alimentação por via oral, a retirada precoce da via alternativa de alimentação, assim como previne a ocorrência da pneumonia aspirativa e todos os impactos relacionados.

Pontos críticos
- Instabilidade clínica.
- Aspiração silente.
- Confusão mental.
- Rebaixamento do nível de consciência.

Registro
Registrar o resultado das técnicas fonoaudiológicas e as condutas definidas no prontuário eletrônico.

Bibliografia consultada

- Altman KW, Yu GP, Schaefer SD. Consequence of dysphagia in the hospitalized patient impact on prognosis and hospital resources. Arch Otolaryngol Head Neck Surg. 2010;136:784-9.
- American Speech-Language Hearing Association National Outcome Measurement System (NOMS): Adult Speech-Language Pathology training manual. Rockville, Md: American Speech-Language Hearing Association, 1998.
- Andrade CRF. Prática Baseada em Evidência na Disfagia. In: Andrade CRF, Limongi SCO (Org). Disfagia: prática baseada em evidências. São Paulo: Sarvier; 2012:3-5.
- Di Pede C, Mantovani ME, Masiero S. Dysphagia in the elderly: focus on rehabilitation strategies. Aging Clin Exp Res. 2016;28:607-17.
- Kuyama, K, Yamamoto, YSH. Aspiration pneumonia: With special reference to pathological and epidemiological aspects, a review of the literature. Japanese Dental Science Review. 2010;46:102-11.
- Medeiros GC, Sassi FC, Magilli LD, Zilberstein B, Andrade CRF. Clinical dysphagia risk predictors after prolonged orotracheal intubation. Clinics. 2014;69(1):8-14.
- Medeiros GC, Sassi FC, Zambom LS, Andrade CRF. Correlation between the severity of critically ill patients and clinical predictors of bronchial aspiration. Jornal Brasileiro de Pneumologia. 2016;42:114-20.
- Moraes DP, Sassi FC, Mangilli LD, Zilberstein B, Andrade CRF. Clinical prognostic indicators of dysphagia following prolonged orotracheal intubation in ICU patients. Critical Care. 2013;17:R243.
- Sura L, Madhavan A, Carnaby G, Crary MA. Dysphagia in the elderly: management and nutritional considerations. Clinical Interventions in Aging. 2012;7:287-98.

SEÇÃO 10

Fisioterapia

Marcos Leite da Costa

115

Atendimento do Fisioterapeuta ao Paciente em Terapia Nutricional Enteral (TNE)

Conceito

O paciente oncológico pode acabar evoluindo para um estado nutricional alterado, afetando diretamente a musculatura dele, entre elas a respiratória, podendo elevá-lo a um risco maior.

A redução da ingestão de alimentos ocasiona perda ponderal, promovendo assim, desnutrição proteico-calórica. Estudos demonstraram que a perda de músculos respiratórios é proporcional à de outros músculos esqueléticos, podendo em alguns casos, serem ainda maiores. É possível observar que essa alteração nutricional pode levar a mudanças estruturais de parênquima pulmonar, surfactante.

O diafragma é uma importante musculatura respiratória que sofre alteração importante em sua estrutura e espessura ocasionando a redução da força e eficiência muscular, elevando o risco de complicações pulmonares, como atelectasias e pneumonia. O treinamento da musculatura se faz necessário, porém o aporte nutricional adequado é extremamente importante a fim de garantir ganhos junto à reabilitação.

Pacientes em pós-operatório, clínicos ou no setor de emergência, podem necessitar de suporte ventilatório não invasivo e, caso não obtenha sucesso ou não tenha indicação, evoluir para o suporte ventilatório invasivo. A insuficiência respiratória pode estar presente, principalmente em pacientes oncológicos desnutridos, sem grandes reservas nutricionais.

A seguir há um exemplo de como são realizados os atendimentos desses pacientes quando necessitam de um suporte respiratório.

Ventilação não invasiva (VNI)

Tem o objetivo de auxiliar o paciente na respiração, quando o mesmo encontra-se em desconforto respiratório. A utilização está indicada nas seguintes situações: exacerbação da doença pulmonar obstrutiva crônica, exacerbação da asma, edema pulmonar cardiogênico, insuficiência respiratória hipoxêmica, insuficiência respiratória pós-extubação. Esteja o paciente em terapia nutricional enteral (TNE), mista (enteral/oral) ou jejum.

É importante ressaltar que em algumas situações é contraindicado o uso de ventilação não invasiva, podendo ela ser absoluta como pneumotórax não drenado, rebaixamento do nível de consciência, sonolência, agitação, confusão ou recusa do paciente, instabilidade hemodinâmica com necessidade de medicamento vasopressor, choque (pressão arterial sistólica < 90 mmHg), arritmias complexas, obstrução de via aérea superior ou trauma de face, sangramento digestivo alto, infarto agudo do miocárdio, pós-operatório recente de cirurgia de face e via aérea superior e/ou esôfago.

Para a realização da VNI, é necessário:

- Ventilador mecânico.
- Circuito próprio do ventilador.
- Interface adequada (máscara de ventilação não invasiva).
- Fixador cefálico.

DESCRIÇÃO DO PROCEDIMENTO

- Fisioterapeuta avalia se o paciente apresenta algumas das indicações a seguir para o uso da ventilação não invasiva com pressão positiva:
  - ◆ Exacerbação da doença pulmonar obstrutiva crônica.
  - ◆ Exacerbação da asma.
  - ◆ Edema pulmonar cardiogênico.
  - ◆ Insuficiência respiratória hipoxêmica.
  - ◆ Medida paliativa para alívio da dispneia.
  - ◆ Insuficiência respiratória pós-extubação.
  - ◆ Estratégia de desmame.
- Fisioterapeuta realiza a avaliação respiratória do paciente para identificar a necessidade de ventilação não invasiva verificando:
  - ◆ **Inspeção estática:** consiste na observação do tórax. Nos casos em que houver algum tipo de deformidade, descrever sua localização e simetria.
  - ◆ **Inspeção dinâmica:** consiste em avaliar movimentos do tórax, incluindo padrão e ritmo respiratório, frequência respiratória e sinais que indiquem desconforto respiratório.

448 | Manual de Boas Práticas em Terapia Nutricional Enteral e Parenteral do HC-FMUSP

- **Expansibilidade torácica:** consiste em avaliar o volume de ar mobilizado pela respiração no segmento pulmonar investigado. Geralmente é simétrica e igual em ambos os hemitóraces.
- **Tosse:** avaliação das características da tosse, como intensidade, duração, período e expectoração.
- **Ausculta pulmonar:** a ausculta pulmonar deverá ser feita sempre em pontos homólogos, em um estudo comparativo na parede posterior, anterior, nas laterais e fossas supra claviculares.
- Saturação periférica de O_2 (SpO_2) e frequência respiratória (FR).
- Com base na avaliação, o fisioterapeuta estabelece o tipo de máscara e o fixador cefálico de tamanho e formato mais adequados ao rosto do paciente a fim de proporcionar conforto durante o uso da ventilação não invasiva.
- Fisioterapeuta acopla a máscara no rosto do paciente e quando o mesmo estiver adaptado à ventilação, o fixador cefálico é utilizado. Após esta adaptação da interface, o profissional realiza o ajuste do modo ventilatório:
  - **BIPAP®:** em que o aparelho proporciona dois níveis de pressão, um inspiratório e outro expiratório.
  - **CPAP:** em que o aparelho proporciona apenas um nível de pressão que se mantém constante por todo ciclo respiratório.
- Fisioterapeuta determina o modo, o período e os parâmetros ventilatórios mais adequados segundo a patologia, a avaliação respiratória e o conforto respiratório do paciente.
- **Se o modo utilizado for de forma intermitente e por período menor do que 2 horas:**
  - Comunicar a equipe multiprofissional sobre o procedimento.
  - Solicitar ao enfermeiro que pause a bomba de infusão que administra a TNE.
  - No caso de dieta mista (enteral/via oral), espera-se por um período de pelo menos de 60 minutos após a última refeição para iniciar a fisioterapia com o uso de ventilação não invasiva.
  - Após o procedimento, o paciente é reavaliado.
- Se o paciente apresentar melhora é solicitado ao enfermeiro que a TNE seja novamente administrada.
- Se o paciente não apresentar melhora, o fisioterapeuta discute com a equipe a necessidade do uso da ventilação não invasiva de forma contínua.
- Se o modo utilizado for de forma contínua e por período maior do que 2 horas:
  - Discute-se com a equipe multiprofissional sobre a necessidade do procedimento e sobre a necessidade de pausa na administração da TNE.

♦ Monitora-se a evolução do paciente realizando a avaliação respiratória com intervalo máximo de 2 horas.

Pontos críticos

■ Pacientes com histórico de náusea ou vômitos/distensão gástrica e abdominal.
■ Paciente com tosse ineficaz ou incapacidade de deglutição.
■ O não acionamento da bomba de infusão da TNE após o procedimento.
■ Após o término do procedimento, é necessário a reavaliação do paciente registrando o procedimento no prontuário do paciente de forma clara e completa.

Ventilação Mecânica Invasiva (VMI)

Os pacientes que não apresentam uma boa ingestão de caloria e proteína têm mais chances de desenvolver complicações, como infecções e aumento no tempo de internação, quando comparado com doentes que foram nutridos de forma mais adequada, seja por via oral, mista ou parenteral. Esses pacientes no decorrer da internação, podem desenvolver insuficiência respiratória, por fadiga muscular ou complicações de uma infecção, podendo necessitar fazer uso da VMI.

A VMI pode ser indicada para cirurgias de média e grande complexidade, sendo necessário manter o uso da mesma mesmo após o término do procedimento, instabilidade hemodinâmica, rebaixamento do nível de consciência, insuficiência respiratória com hipoxemia refratária não respondível a uso de VNI.

■ Para a realização do procedimento é necessário os seguintes materiais:
♦ Ventilador mecânico.
♦ Circuito para ventilação mecânica invasiva composta de duas traqueias e um Y.
♦ Filtro HME.
♦ Filtro bacteriano (caso seja utilizado o ventilador Servo I) a ser instalado na parte proximal do ventilador junto ao ramo expiratório.
♦ Luvas de procedimento.
♦ Máscara cirúrgica (se risco para o profissional).
♦ Óculos de proteção.
♦ Avental cirúrgico descartável.
♦ **Modo ventilatório:** PCV-SIMV.
♦ **Pressão controlada (PC):** para manter o volume corrente expirado de 6 a 8 mL/kg de peso ideal.
♦ **Pico de pressão inspiratória (PIP):** abaixo de 40 cmH_2O e pressão de platô (Pplat) abaixo de 30 cmH_2O.
♦ **Pressão suporte (PS):** ajustado para manter volume corrente espontâneo maior ou igual a 5 mL/kg do peso ideal, com o paciente confortável.

- **PEEP:** 5 cmH$_2$O.
- **Frequência respiratória (f):** caso não tenha nenhum distúrbio ácido/base, manter o mais próximo do fisiológico.
- **Tempo inspiratório (Ti):** 1,2 segundo.
- **Fração inspirada de oxigênio (FiO$_2$):** inicial de 0,6.
- Conectar o paciente ao ventilador.
- Realizar avaliação clínica de expansão pulmonar, ausculta pulmonar, saturação periférica de oxigênio e de nível de consciência.
- Fixar cânula endotraqueal.
- Conferir pressão de *cuff*.
- É importante observar as possíveis alterações na VMI como:
  - Assincronia.
  - Taquipneia.
  - Hipercapnia.
  - Hipoxemia.

Sendo necessária discussão do caso com equipe médica para ajustes de analgesia/sedação, ajustes de parâmetros ventilatórios e coleta de exames subsequentes para acompanhar a evolução do paciente.

Cuidados contínuos

Manter a cabeceira do leito elevado entre 30 e 45 graus (salvo restrição do paciente e/ou médica).

Avaliar a radiografia de tórax realizada na Unidade Terapia Intensiva (UTI) para observar o posicionamento da cânula endotraqueal, as condições da caixa torácica e do parênquima pulmonar, as cúpulas diafragmáticas, a área cardíaca, o mediastino e o posicionamento de drenos. Se necessário realizar troca de fixação e reposicionamento de cânula endotraqueal.

É esperado a otimização da sincronia entre o paciente e o ventilador mecânico e a manutenção de trocas gasosas adequadas.

Pontos críticos

- As falhas apontadas durante o teste de verificação inicial do aparelho devem tentar ser sanadas pelo fisioterapeuta.
- Em caso de falha repetida do teste com relação ao aparelho durante os testes de verificação inicial do equipamento, deve-se abrir chamado em engenharia clínica e utilizar outro ventilador.
- Caso haja sinais indiretos de intubação seletiva à chegada do paciente à UTI, comunicar imediatamente a equipe médica sobre a condição e reajustar a fixação da cânula.

- O registro deve ser feito no prontuário eletrônico, de forma clara e completa, contendo os parâmetros ventilatórios de admissão e justificativas para as alterações necessárias.
- Durante o paciente em VMI, é importante a discussão multidisciplinar para avaliar a possibilidade de reintrodução da dieta enteral, a fim de garantir o aporte calórico/proteico adequado, para auxiliar e minimizar a perda de massa muscular, incluindo musculatura respiratória, visto que o doente em VMI tende a evoluir com uma hipotrofia desse grupo muscular, devido a sedação, auxílio contínuo da VMI, favorecendo assim o menor uso dessa musculatura.
- É importante priorizar o desmame ventilatório o quanto antes, desde que sanado o motivo da intubação, estabilidade hemodinâmica, nível de consciência adequado, *drive* respiratório presente, desmame adequado da VMI, mantendo o paciente em respiração espontânea (PSV ou TRE), avaliação de gasometria arterial, PH > 7,35, relação PaO_2/FiO_2 > 200 mmHg, $PaCo_2$ < 45 mmhg, ausência de distúrbio hidroeletrolítico significativo, infecção controlada sem febre (< 38 °C), ausência de hipotermia (> 36 °C).
- Caso o paciente esteja elegível para progredir desmame ventilatório, é importante a interrupção da dieta enteral (> 3 horas), para progredir a extubação, isso se dá para reduzir o risco de náuseas e vômitos durante o processo de retirada do tubo endotraqueal e, caso seja necessário, a utilização de VNI, ou falha da extubação sendo necessária a reintrodução da VMI, a mesma ocorre de maneira mais segura minimizando a possibilidade de broncoaspiração, porém uma vez realizado o procedimento, se faz necessário aguardar algumas horas e reavaliar o paciente para reintrodução da TNE.

Bibliografia consultada
- II Consenso de ventilação Mecânica. J Bras Pneumol. 2000;26(supl2):S7-S8,S17-S47.
- III Consenso de ventilação Mecânica. J Bras Pneumol. 2007;33(supl2):S142.
- Assis MCS, Silveira CR M, Beghetto MG, Mello D. Decreased calorie and protein intake is a risk factor for infection and prolonged length of stay in surgical patients: A prospective cohort study. Rev. Nutr. [Internet]. 2019;29(3):307-16. [acesso em jul. 2021]. Disponível em: http:/www.scielo.br/scielo.php?script=sci_arttext&pid=S1415-52732016000300307&lng=en..
- Auler Jr JOC, Amaral RVG. Assistência ventilatória mecânica. São Paulo: Atheneu; 2006: 235-6.
- British Thoracic Society Standards of Care Committee. Non invasive ventilation in acute respiratory failure. BTS guideline. Thorax. 2002;573:192-211.
- Coimbra VR, Rodrigues MVH, Nozawa E, Feltrim MIZ. Rotinas de atendimento fisioterapêutico no pós-operatório de cirurgia cardíaca. In: Auler Jr JOC, Oliveira SA et al. Pós-operatório de cirurgia torácica e cardiovascular. Porto Alegre: Artmed; 2004:285-97.

- Hess D. The evidence for noninvasive positive-pressure ventilation in the care of patients in acute respiratory failure: a systematic review of the literature. Respiratory Care. 2004;49:810-29.
- Keenan SP, Sinuff T, Burns KE et al. Clinical practice guidelines for the use of noninvasive positive-pressure ventilation and noninvasive continuous positive airway pressure in the acute care setting. CMAJ. 2011;183:E195-E214.
- Malbouisson LMA, Carmona MJC, Auler Jr JOC. Assistência ventilatória no período pós-operatório imediato de cirurgia cardíaca. In: Auler Jr JOC, Oliveira SA et al. Pós--operatório de cirurgia torácica e cardiovascular. Porto Alegre: Artmed; 2004:285-97.
- Nemer SN, Barbas CSV. Predictive parameters for weaning from mechanical ventilation. Rio de Janeiro: J Bras Pneumol; 2011;37(5):669-79.
- Ruivo EAB, Mello J RC, Cavenaghi OM, Werneck AL, Ferreira LL. Força muscular respiratória de pacientes com neoplasias de esôfago e estômago. Fisioter. mov. [Internet]. 2017; 30(Suppl1):131-8. [acesso em jul. 2021]. Disponível em: http:/www.scielo.br/scielo. php?script=sci_arttext&pid=S0103-51502017000500131&lng=en.
- Schettino GPP, Reis MAS. Ventilação mecânica não-invasiva com pressão positiva. III Consenso Brasileiro de Ventilação Mecânica. J Bras Pneumol. 2007;33(Supl2): S92-S105.
- Schleder JC, Suzumura DN, Matioski AC, Wosiacki Filho W, Costa C, Wasilewski JHS. Relação do estado nutricional e dependência de ventilação mecânica em pacientes críticos oncológicos. Fisioter. Pesqui. [Internet]. 2013;20(2):104-110. [acesso em jul. 2021]. Disponível em: http:/www.scielo.br/scielo.php?script=sci_ arttext&pid=S1809-29502013000200002&lng=en.
- Silvia MA, Silvia VZM. Desmame da Ventilação mecânica. Rev eletrônica saúde e ciência. 2015;5(1).

SEÇÃO 11

Psicologia

Mariana Cossi Salvador Guerra
Thabata Larissa Campos Fonseca

116

Atendimento Psicológico aos Pacientes Internados Acompanhados pela EMTN

Conceito

Pacientes com neoplasia apresentam estado nutricional comprometido em decorrência de disfunções metabólicas induzidas pela doença, pelo tratamento e pela presença de diferentes sintomas, por exemplo, diarreia, depressão, vômito, dor, dentre outros. (Mendes e Waitzberg, 2006)

Ao se encontrar hospitalizado, os pacientes não se alimentam o suficiente para atingir suas necessidades nutricionais, em decorrência de diferentes fatores, por exemplo, a doença de base, dor, náuseas, ansiedade, inapetência, disfagia, depressão, incapacidade funcional, tratamentos agressivos como cirurgias, rádio e quimioterapia, e mesmo o próprio ambiente. Por conta disso, o estado geral e a resposta aos tratamentos ficam comprometidos, além da possibilidade de existirem complicações. (Correia, 2000)

O ato de se alimentar traz a satisfação das necessidades fisiológicas, como também as necessidades psicossociais. Além do aspecto nutritivo, a alimentação traz consigo diversas significações e implicações na vida das pessoas em nossa sociedade. (Cerezetti, 1995)

Segundo Cascudo (1968) e Miyadahira (1984), o paciente ao estar impossibilitado de se alimentar por via oral elimina o prazer do sabor e cheiro proporcionado pelos alimentos. O processo nutritivo impacta em outras dimensões na vida dos pacientes por manter a mesma cor, aspecto e consistência. Para esses, o momento de se alimentar sob essas condições não corresponde mais a um momento de integração e troca de afetos, pois passa a representar tensão, angústia e discriminação, que podem ser intensificados pelos sentimentos de desvalia e insegurança ligados à hospitalização.

O ato de se alimentar passa a não ser mais considerado como um momento de partilhar ou de prazer, mas de obrigação de se alimentar para não desnutrir. A terapia de nutrição enteral (TNE) em sua grande maioria é uma condição imposta em decorrência da doença e do tratamento, podendo ser tida como não desejada, o que traz consigo uma carga de representação afetiva de desvinculação social, sendo um gerador de estresse e desconforto aos pacientes e seus familiares.

Portanto, os pacientes acompanhados pela equipe da EMTN encontram-se, em sua grande maioria, em uma situação imposta pela sua condição clínica e/ou pelo tratamento. O tratamento pode gerar sofrimento emocional pela impossibilidade de se alimentar via oral, pelo desconforto gerado ao usar o cateter enteral e mesmo pela possibilidade de recusa deste dispositivo, podendo gerar alterações no humor e comportamento.

Finalidade
- Atendimento psicológico breve e diretivo de apoio, orientação e suporte aos pacientes acompanhados pela EMTN realizado nas unidades de internação e UTI, pelos psicólogos de referência do leito.
- Atuar nas repercussões emocionais decorrentes do uso da terapia nutricional, de acordo com a demanda apresentada pelo paciente.
- Identificar necessidades e possibilidades de melhoria da assistência ao paciente acompanhado pela EMTN.
- Favorecer a relação entre a equipe de saúde, paciente, família e instituição.
- Atuar de forma integrada (multiprofissional).

Indicação
- Pacientes em acompanhamento pela EMTN.
- Solicitações de interconsulta da equipe multiprofissional.

Contraindicação
- Pacientes sem acompanhamento da EMTN.
- Pacientes que não desejam atendimento psicológico.

Competência
Psicólogo hospitalar.

Material
Não se aplica.

DESCRIÇÃO DO PROCEDIMENTO
- Unidades de Internação e Unidade de Terapia Intensiva:

- Receber da equipe multiprofissional solicitações de atendimento, que podem ser feitas diretamente ao profissional, solicitação de interconsulta via prontuário eletrônico e/ou anotação em evolução do prontuário.
- Intermediar a comunicação entre a equipe da EMTN e do psicólogo de referência do paciente.

■ Conforme a avaliação, identificar as possíveis demandas:
- Acompanhar o paciente e/ou acompanhante durante o período de internação de acordo com a necessidade.
- Orientar para condutas terapêuticas, alta hospitalar ou alta da unidade.
- Encaminhar para seguimento em ambulatório de psicologia e/ou psiquiatria se necessário.

■ Discutir casos com a equipe multiprofissional, visando à integração e ao alinhamento de condutas.

> Nos casos em que o paciente perde o CNE por mais de uma vez, a enfermeira EMTN comunica à psicóloga da equipe que repassa ao psicólogo da unidade de internação uma solicitação de avaliação desse paciente, com foco nesta demanda. Essa avaliação é discutida e encaminhada para a psicóloga EMTN, que providencia o retorno desta aos demais membros da EMTN, principalmente a enfermeira e coordenação administrativa da mesma.

Resultados esperados
■ Identificação do grau de comprometimento emocional do paciente, causado pelo tratamento e/ou Terapia Nutricional.
■ Fortalecimento dos recursos de enfrentamento, possibilitando lidar de forma mais adaptativa ao momento vivenciado.
■ Favorecer o vínculo entre a equipe de saúde, paciente, família e instituição.
■ Atuação integrada da equipe de saúde.
■ Diminuir a ocorrência de perdas de CNE.

Pontos críticos
■ Recusa do paciente ao atendimento.
■ Falhas na comunicação entre a equipe que possam impactar no processo de assistência ao paciente.

Registro
■ Evolução em prontuário dos casos atendidos no prontuário eletrônico, utilizando o item específico "Evolução Psicólogo".
■ Estatística das atividades realizadas diariamente.

Bibliografia consultada
- Barbosa JAG, Freitas MIF. Representações Sociais Sobre Alimentação por Sonda Obtidas em Pacientes Adultos Hospitalizados. Rev. Latino-americana de Enfermagem, 2005;13(2):235-42.

- Brasil. Ministério da Saúde: Humaniza SUS: Política Nacional de Humanização. Brasília (DF); 2004.
- Carvalho, VA et al. Temas em Psico-Oncologia, São Paulo: Summus Editorial; 2008.
- Cascudo LC. História da Alimentação no Brasil. São Paulo: Ed. Nacional, 1968.
- Cerezetti CCN. Aspectos psicológicos do paciente em Suporte Nutricional Artificial. In: Waitzberg DL. Nutrição Enteral e Parenteral na Prática Clínica. Rio de Janeiro: Atheneu, 1995:178-80.
- Cerezetti, CRN. Participação do Psicólogo no Suporte Nutricional. Rev. de Psicologia Hospitalar, 1992;1(2):78-81.
- Cerezetti CRN. Aspectos Psicológicos do Paciente em Terapia Nutricional. In: Waitzberg DL. Nutrição oral, enteral e parenteral na prática clínica. São Paulo: Editora Ateneu; 2009:1331-5.
- Correia MITD. Repercussões da desnutrição sobre a morbimortalidade e custos em pacientes hospitalizados no Brasil. São Paulo: Faculdade de Medicina/USP; 2000.
- Mendes, CCT et al. Avaliação do Estado Nutricional de Pacientes com Câncer de Cabeça e Pescoço em Acompanhamento Ambulatorial. Rev Bras Nutr Clín. 2006; 21(1):23-7.
- Miyadahira AMK. Princípios de assistência de enfermagem na nutrição enteral. Rev Paul Enfermagem, 1984;4(2):62-8.
- Santos CT, Sebastiani RW. Roteiro de Avaliação Psicológica aplicada o Hospital Geral. São Paulo: Thomson Learning (Pioneira); 2007.
- Waitzberg, DL. Dieta, nutrição e câncer. São Paulo: Atheneu; 2006.
- Waitzberg, D L et al. Postsurgical infections are reduced with specialized nutrition support. World Journal of Surgery, [S.l.], 2006;30(8):1592-604.

SEÇÃO 12
(ESPECIAL)

COVID-19

Andreia Maria Silva de Albuquerque
Maria Carolina Gonçalves Dias
André Dong Won Lee

117

Terapia Nutricional em Pacientes Internados com COVID-19

Conceito

O combate à pandemia da Síndrome Respiratória Aguda Severa Coronavírus 2 (SARS-CoV-2), causa a infecção chamada doença do coronavírus 2019 (COVID-19), tornou-se o grande desafio atual e a Terapia Nutricional (TN) é parte fundamental do cuidado integral na atenção ao paciente.

Finalidade

Apresentar um protocolo de TN para pacientes com COVID-19 para sistematizar os atendimentos e promover conhecimento sobre o manejo nutricional.

Indicação

- Pacientes com diagnóstico de COVID-19, hospitalizados em Unidade de Internação (UI) e Unidade de Terapia Intensiva (UTI) que apresentem indicação de Terapia Nutricional.
- Pacientes com indicação de Terapia Nutricional Oral, conforme procedimento "Indicação de Terapia Nutricional Oral".
- Pacientes com indicação de Terapia Nutricional Enteral, conforme procedimento "Indicação de Terapia Nutricional Enteral".
- Pacientes com indicação de Terapia Nutricional Precoce, conforme procedimento "Terapia Nutricional Precoce".
- Pacientes com indicação de Terapia Nutricional Parenteral, conforme procedimento "Indicação, Contraindicação e Prescrição de Terapia Nutricional Parenteral".
- O fluxograma de manejo nutricional de pacientes em UI, UTI e pós-extubação encontram-se nas Figuras 117.1, 117.2 e 117.3 respectivamente.

Terapia Nutricional em Pacientes Internados com COVID-19 | 463

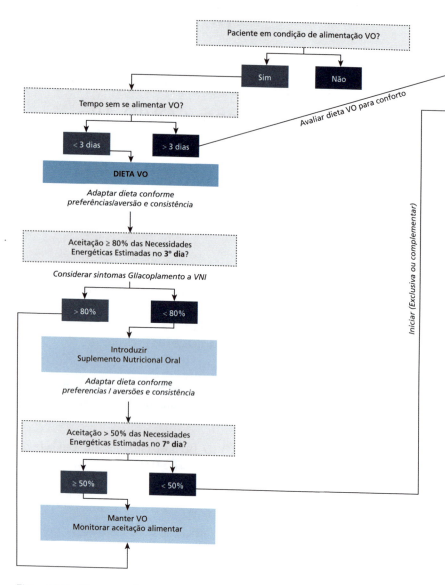

Figura 117.1 – *Fluxograma de manejo da Terapia Nutricional em Unidades de Internação.*

VO: Via Oral; GI: gastrointestinal; VNI: Ventilação Não Invasiva; TGI: Trato Gastrointestinal; TN: Terapia Nutricional; EMTN: Equipe Multiprofissional de Terapia Nutricional; Suplemento Nutricional Oral: Terapia Nutricional Oral.

Em caso de realização de procedimento endoscópico, avaliar a oportunidade da passagem de SNE em posição pós-pilórica.

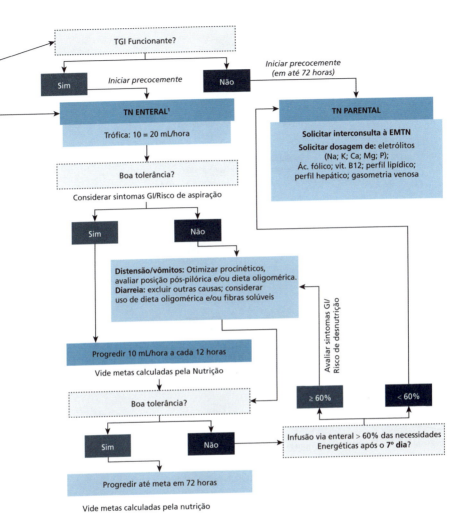

Se possível, dosar eletrólitos no início da internação (Na; K; Ca; Mg; P); se necessário, realizar reposição. Atentar para sinais de Síndrome de Realimentação (SR). Em caso de sinais de SR: (1) Regredir infusão da TN à condição anterior; (2) Realizar reposição de eletrólitos; (3) Após normalização dos níveis séricos de eletrólitos, progredir terapia nutricional e manter monitoramento de eletrólitos.

Se possível, realizar dosagem de 25-Hidroxi-Vitamina D sérica; se < 30 ng/mL, realizar reposição empírica (7000 UI/dia ou 50000 UI/semana)

Em caso de necessidade de Ventilação Mecânica e/ou transferência para Unidade de Terapia Intensiva, adotar fluxo para UTIs.

Fonte: Acervo do autor do capítulo.

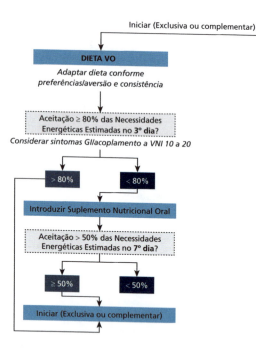

Figura 117.2 – *Fluxograma de manejo da Terapia Nutricional em Unidades de Terapia Intensiva.*

Legenda: VO: Via Oral; GI: gastrointestinal; VNI: Ventilação Não Invasiva; TGI: Trato Gastrointestinal; TN: Terapia Nutricional; TNE: Terapia Nutricional Enteral; EMTN: Equipe Multiprofissional de Terapia Nutricional; Suplemento Nutricional Oral: Terapia Nutricional Oral.

[1] Contraindicações para início/ continuidade da TN: Choque instável; não alcance de meta de perfusão tecidual; hipoxemia, hipercapnia ou acidose grave.

[2] Considerar início de TNP precocemente (24 a 72 horas) em caso de previsão de comprometimento importante do aporte nutricional (p. ex., necessidade de pronações sucessivas).

[3] Em caso de realização de procedimento endoscópico, avaliar a oportunidade passagem de SNE em posição pós-pilórica.

[4]**Se paciente submetido a Pronação**: Realizar TNE somente se paciente em posição de Trendelenburg reversa (25 a 30º); se possível, interromper TNE 2 horas antes da manobra; reiniciar infusão 1 hora após a manobra (se paciente estável); manter uso contínuo de procinéticos; manter TNE trófica (10 a 20 mL/hora) durante a provação. **Após retorno à posição de decúbito dorsal, considerar retorno da infusão da TNE à meta nutricional em até 24 horas.**

Se possível, realizar dosagem de 25-Hidroxi-Vitamina D sérica; se < 30 ng/mL, realizar reposição empírica (7.000 UI/dia ou 50.000 UI/semana)

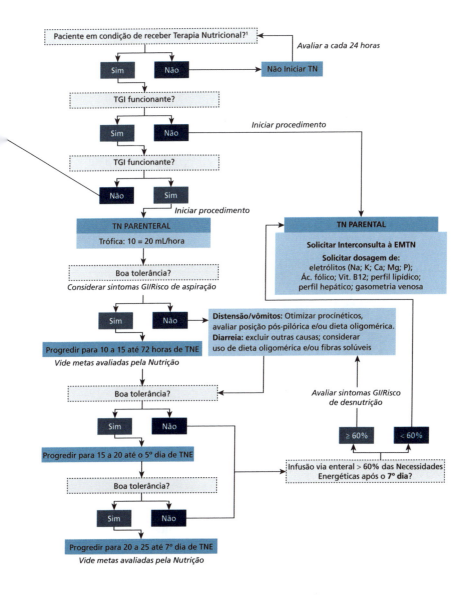

Considerar no cálculo de oferta calórica o uso de propofol (1 mL de propofol a 1%: 1,1 kcal), soro glicosado (1 g de glicose: 3,4 kcal).

Atentar para sinais de Síndrome de Realimentação (SR). Em caso de sinais de SR: (1) Regredir infusão da TN à condição anterior; (2) Realizar reposição de eletrólitos; (3) Após normalização dos níveis séricos de eletrólitos, progredir terapia nutricional e manter monitoramento de eletrólitos.

Fonte: Acervo do autor do capítulo.

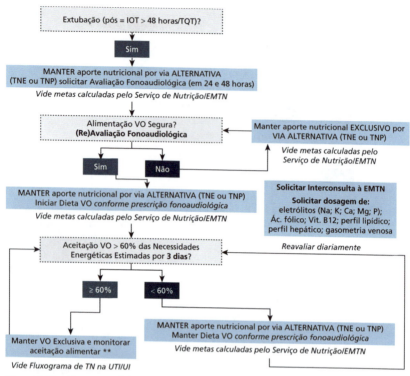

Figura 117.3 – *Fluxograma de Manejo Nutricional da Terapia Nutricional em pacientes pós-extubação.*

VO: Via Oral; TNE: Terapia Nutricional Enteral; TNP: Terapia Nutricional Parenteral; IOT: Intubação Orotraqueal; TQT: Traqueostomia; EMTN: Equipe Multiprofissional de Terapia Nutricional; Suplemento Nutricional Oral: Terapia Nutricional Oral.
Fonte: Acervo do autor do capítulo.

Contraindicação

- Pacientes contraindicados de iniciar Terapia Nutricional Enteral, conforme procedimento "Indicação de Terapia Nutricional Enteral".
- Pacientes contraindicados de iniciar Terapia Nutricional Parenteral, conforme procedimento "Indicação, Contraindicação e Prescrição de Terapia Nutricional Parenteral".

Competência

Médico e Nutricionista.

Material

- Prontuário eletrônico.

DESCRIÇÃO DO PROCEDIMENTO

- Realizar visita inicial e de acompanhamento ao paciente.
- Explicar ao paciente sobre a antropropometria a ser realizada.
- Realizar as perguntas para obter os dados secundários necessários para o cuidado nutricional conforme Quadro 117.1.

Resultado esperado

- Prevenir e tratar a desnutrição hospitalar, assim como, prevenir lesão por pressão (LP) que pode ocorrer em pacientes com COVID-19, em decorrência de períodos prolongados de hospitalização.

Pontos críticos

- Ausência de dados para realização da Terapia Nutricional. Pode-se entrar em contato com familiares via telefonema.
- Ausência de Equipamentos de Proteção Individual (EPIs). Não se deve entrar no leito.
- Contaminação pelo vírus. Medidas preventivas para evitar a disseminação da doença:
- em razão da adoção de medidas preventivas para evitar a disseminação da doença e a preservação dos profissionais envolvidos no cuidado nutricional, as atividades presenciais junto aos pacientes (triagem, avaliação e monitoramento) pelos nutricionistas, podem ser reduzidas caso haja dados anotados em prontuário eletrônico. Desse modo, o primeiro aspecto fundamental a ser considerado para viabilizar o atendimento e o acompanhamento nutricional dos pacientes é o registro detalhado de dados secundários em prontuário por toda a equipe assistencial envolvida (Quadro 117.1). A partir desses dados, os nutricionistas serão capazes de: realizar a triagem de risco nutricional, identificar precocemente pacientes com maior probabilidade de desfechos negativos associados ao estado nutricional, realizar avaliação e diagnóstico do estado nutricional, determinar as necessidades nutricionais calóricas e proteicas assim como a via de alimentação, adaptar a oferta nutricional via oral e enteral de acordo com a aceitação e tolerância do paciente.

Quadro 117.1
Dados secundários necessários para o cuidado nutricional de pacientes com COVID-19 internados em Unidade de Internação e Unidade de Terapia Intensiva.

Admissão

- **Estatura:** aferida ou referida
- **Peso atual/habitual:** referido
- **História de peso:** perda ponderal involuntária nos últimos 6 meses

(Continua)

Quadro 117.1
Dados secundários necessários para o cuidado nutricional de pacientes com COVID-19 internados em Unidade de Internação e Unidade de Terapia Intensiva. (*Continuação*)

Admissão

- **História da ingestão alimentar na última semana:** redução da ingestão habitual e/ou modificação de consistência.
- **Capacidade de alimentação:** mastigação e deglutição
- **Sinais de depleção muscular e de tecido adiposo:** emagrecido, eutrófico ou obeso
- **Sintomas gastrointestinais:** anorexia, anosmia, odinofagia, náuseas, vômitos, distensão abdominal, dor abdominal, flatulências, regurgitação, constipação, diarreia
- **Hábito intestinal:** frequência e consistência da evacuação prévia
- **Aversões/intolerâncias/alergias alimentares**

Acompanhamento

- **Capacidade de alimentação:** mastigação e deglutição
- **Aceitação alimentar:** terapia nutricional oral e/ou dieta via oral
- **Infusão:** dieta enteral e/ou nutrição parenteral
- **Sintomas gastrointestinais:** anorexia, anosmia, odinofagia, pirose, náuseas, vômitos, distensão abdominal, dor abdominal, flatulências, regurgitação, constipação, diarreia
- **Hábito intestinal:** frequência e consistência da evacuação e/ou débito da ostomia
- **Aversões/intolerâncias alimentares**

Fonte: Adaptado do Manual de Boas Práticas em Terapia Nutricional HC-FMUSP. São Paulo; 2014.

Registro

- **Médico:** registrar prescrição médica e evolução clínica do paciente.
- **Nutricionista:** registrar triagem, avaliação nutricional, prescrição dietética e evolução nutricional do paciente.

Bibliografia consultada

- Associação de Medicina Intensiva Brasileira. Parecer para assistência de pacientes críticos com SARS-COV-2. [acesso em 30 abr. 2021]. Disponível em: https:/www.amib.org.br.
- Barazzoni R, Bischoff SC, Breda J, Wickramasinghe K, Krznaric Z, Nitzan D, et al. ESPEN expert statements and practical guidance for nutritional management of individuals with SARS-CoV-2 infection. Clin Nutr. 2020;39(6):1631-8.
- Campos LF, Barreto PA, Ceniccola GD, Gonçalves RC, Matos LBN, Saraiva CM, et al. Revisão do Parecer BRASPEN de Terapia Nutricional em pacientes hospitalizados com COVID-19. BRASPEN J. 2021;36(1):122-6.
- HC-FMUSP. Protocolo de Terapia Nutricional em pacientes internados com COVID-19 da Equipe Multiprofissional de Terapia Nutricional do Instituto Central do Hospital das Clínicas da Faculdade de Medicina da Universidade de São Paulo. São Paulo; 2020.
- Mulherin DW, Walker R, Holcombe B, Guenter P. ASPEN Report on Nutrition Support Practice Processes With COVID-19: The First Response. Nutrition in Clin Prac. 2020;35(5):784-91.
- Thibault1 R, Seguin P, Tamion F, Pichard C, Singer P. Nutrition Therapy in the Patient with COVID-19 Disease Requiring ICU Care. Critical Care. 2020;24:447-54.

APÊNDICE

Valores-Padrão de Referência Estratificados por Sexo e Idade e Classificados de acordo com o Percentil

CIRCUNFERÊNCIA DO BRAÇO (CM)
Masculino

Idade (a)	5th	10th	15th	25th	50th	75th	85th	90th	95th
1 a 1,9	14,2	14,7	14,9	15,2	16	16,9	17,4	17,7	18,2
2 a 2,9	14,3	14,8	15,1	15,5	16,3	17,1	17,6	17,9	18,6
3 a 3,9	15	15,3	15,5	16	16,8	17,6	18,1	18,4	19
4 a 4,9	15,1	15,5	15,8	16,2	17,1	18	18,5	18,7	19,3
5 a 5,9	15,5	16	16,1	16,6	17,5	18,5	19,1	19,5	20,5
6 a 6,9	15,8	16,1	16,5	17	18	19,1	19,8	20,7	22,8
7 a 7,9	16,1	16,8	17	17,6	18,7	20	21	21,8	22,9
8 a 8,9	16,5	17,2	17,5	18,1	19,2	20,5	21,6	22,6	24
9 a 9,9	17,5	18	18,4	19	20,1	21,8	23,2	24,5	26
10 a 10,9	18,1	18,6	19,1	19,7	21,1	23,1	24,8	26	27,9
11 a 11,9	18,5	19,3	19,8	20,6	22,1	24,5	26,1	27,6	29,4
12 a 12,9	19,3	20,1	20,7	21,5	23,1	25,4	27,1	28,5	30,3
13 a 13,9	20	20,8	21,6	22,5	24,5	26,6	28,2	29	30,8
14 a 14,9	21,6	22,5	23,2	23,8	25,7	28,1	29,1	30	32,3
15 a 15,9	22,5	23,4	24	25,1	27,2	29	30,3	31,2	32,7
16 a 16,9	24,1	25	25,7	26,7	28,3	30,6	32,1	32,7	34,7
17 a 17,9	24,3	25,1	25,9	26,8	28,6	30,8	32,2	33,3	34,7
18 a 24,9	26	27,1	27,7	28,7	30,7	33	34,4	35,4	37,2
25 a 29,9	27	28	28,7	29,8	31,8	34,2	35,5	36,6	38,3
30 a 34,9	27,7	28,7	29,3	30,5	32,5	34,9	35,9	36,7	38,2
35 a 39,9	27,4	28,6	29,5	30,7	32,9	35,1	36,2	36,9	38,2
40 a 44,9	27,8	28,9	29,7	31	32,8	34,9	36,1	36,9	38,1
45 a 49,9	27,2	28,6	29,4	30,6	32,6	24,9	36,1	36,9	38,2
50 a 54,9	27,1	28,3	29,1	30,2	32,3	34,5	35,8	36,8	38,3
55 a 59,9	26,8	28,1	29,2	30,4	32,3	34,3	35,5	36,6	37,8
60 a 64,9	26,6	27,8	28,6	29,7	32	34	35,1	36	37,5
65 a 69,9	25,4	26,7	27,7	29	31,1	33,2	34,5	35,3	36,6
70 a 74,9	25,1	26,2	27,1	28,5	30,7	32,6	33,7	34,8	36

Fonte: Frisancho AR, 1990.

CIRCUNFERÊNCIA DO BRAÇO (CM)
Feminino

Idade (a)	5th	10th	15th	25th	50th	75th	85th	90th	95th
1 a 1,9	13,6	14,1	14,4	14,8	15,7	16,4	17	17,2	17,8
2 a 2,9	14,2	14,6	15	15,4	16,1	17	17,4	18	18,5
3 a 3,9	14,4	15	15,2	15,7	16,6	17,4	18	18,4	19
4 a 4,9	14,8	15,3	15,7	16,1	17	18	18,5	19	19,5
5 a 5,9	15,2	15,7	16,1	16,5	17,5	18,5	19,4	20	21
6 a 6,9	15,7	16,2	16,5	17	17,8	19	19,9	20,5	22
7 a 7,9	16,4	16,7	17	17,5	18,6	20,1	20,9	21,6	23,3
8 a 8,9	16,7	17,2	17,6	18,2	19,5	21,2	22,2	23,2	25,1
9 a 9,9	17,6	18,1	18,6	19,1	20,6	22,2	23,8	25	26,7
10 a 10,9	17,8	18,4	18,9	19,5	21,2	23,4	25	26,1	27,3
11 a 11,9	18,8	19,6	20	20,6	22,2	25,1	26,5	27,9	30
12 a 12,9	19,2	20	20,5	21,5	23,7	25,8	27,6	28,3	30,2
13 a 13,9	20,1	21	21,5	22,5	24,3	26,7	28,3	30,1	32,7
14 a 14,9	21,2	21,8	22,5	23,5	25,1	27,4	29,5	30,9	32,9
15 a 15,9	21,6	22,2	22,9	23,5	25,2	27,7	28,8	30	32,2
16 a 16,9	22,3	23,2	23,5	24,4	26,1	28,5	29,9	31,6	33,5
17 a 17,9	22	23,1	23,6	24,5	26,6	29	30,7	32,8	35,4
18 a 24,9	22,4	23,3	24	24,8	26,8	29,2	31,2	32,4	35,2
25 a 29,9	23,1	24	24,5	25,5	27,6	30,6	32,5	34,3	37,1
30 a 34,9	23,8	24,7	25,4	26,4	28,6	32	34,1	36	38,5
35 a 39,9	24,1	25,2	25,8	26,8	29,4	32,6	35	36,8	39
40 a 44,9	24,3	25,4	26,2	27,2	29,7	33,2	35,5	37,2	38,8
45 a 49,9	24,2	25,5	26,3	27,4	30,1	33,5	35,6	37,2	40
50 a 54,9	24,8	26	26,8	28	30,6	33,8	35,9	37,5	39,3
55 a 59,9	24,8	26,1	27	28,2	30,9	34,3	36,7	38	40
60 a 64,9	25	26,1	27,1	28,4	30,8	34	35,7	37,3	39,6
65 a 69,9	24,3	25,7	26,7	28	30,5	33,4	35,2	36,5	38,5
70 a 74,9	23,8	25,3	26,3	27,6	30,3	33,1	34,7	35,8	37,5

Fonte: Frisancho AR, 1990.

CIRCUNFERÊNCIA MUSCULAR DO BRAÇO (CM)
Masculino

Idade (a)	5th	10th	25th	50th	75th	90th	95th
1a 1,9	11	11,3	11,9	12,7	13,5	14,4	14,7
2 a 2,9	11,1	11,4	12,2	13	14	14,6	15
3 a 3,9	11,7	12,3	13,1	13,7	14,3	14,8	15,3
4 a 4,9	12,3	12,6	13,3	14,1	14,8	15,6	15,9
5 a 5,9	12,8	13,3	14	14,7	15,4	16,2	16,9
6 a 6,9	13,1	13,5	14,2	15,1	16,1	17	17,7
7 a 7,9	13,7	13,9	15,1	16	16,8	17,7	19
8 a 8,9	14	14,5	15,4	16,2	17	18,2	18,7
9 a 9,9	15,1	15,4	16,1	17	18,3	19,6	20,2
10 a 10,9	15,6	16	16,6	18	19,1	20,9	22,1
11 a 11,9	15,9	16,5	17,3	18,3	19,5	20,5	23
12 a 12,9	16,7	17,1	18,2	19,5	21	22,3	24,1
13 a 13,9	17,2	17,9	19,6	21,1	22,6	23,8	25,5
14 a 14,9	18,9	19,9	21,2	22,3	24	26	26,4
15a 15,9	19,9	20,4	21,8	23,7	25,4	26,6	27,2
16 a 16,9	21,3	22,5	23,4	24,9	26,9	28,7	29,6
17 a 17,9	22,4	23,1	24,5	25,8	27,3	29,4	31,2
18 a 18,9	22,6	23,7	25,2	26,4	28,3	29,8	32,4
19 a 24,9	23,8	24,5	25,7	27,3	28,9	30,9	32,1
25 a 34,9	24,3	25	26,4	27,9	29	31,4	32,6
35 a 44,9	24,7	25,5	26,9	28,6	30,2	31,8	32,7
45 a 54,9	23,9	24,9	26,5	28,1	30	31,5	32,6
55 a 64,9	23,6	24,5	26	27,8	29,5	31	32
65 a 74,9	22,3	23,5	25,1	26,8	28,4	29,8	30,6

Fonte: Frisancho AR, 1990.

CIRCUNFERÊNCIA MUSCULAR DO BRAÇO (CM)
Feminino

Idade (a)	5th	10th	25th	50th	75th	90th	95th
1 a1,9	10,5	11,1	11,7	12,4	13,2	13,9	14,3
2 a 2,9	11,1	11,4	11,9	12,6	13,3	14,2	14,7
3 a 3,9	11,3	11,9	12,4	13,2	14	14,6	15,2
4 a 4,9	11,5	12,1	12,8	13,6	14,4	15,2	15,7
5 a 5,9	12,5	12,8	13,4	14,2	15,1	15,9	16,5
6 a 6,9	13	13,3	13,8	14,5	15,4	16,6	17,1
7 a 7,9	12,9	13,5	14,2	15,1	16	17,1	17,6
8 a 8,9	13,8	14	15,1	16	17,1	18,3	19,4
9 a 9,9	14,7	15	15,8	16,7	18	19,4	19,8
10 a 10,9	14,8	15	15,9	17	10	19	19,7
11 a 11,9	15	15,9	17,1	18,1	19,6	21,7	22,3
12 a 12,9	16,2	16,6	18	19,1	20,1	21,4	22
13 a 13,9	16,9	17,5	18,3	19,8	21,1	22,6	24
14 a 14,9	17,4	17,9	19	20,1	21,6	23,2	24,7
15 a 15,9	17,5	17,8	18,9	20,2	21,5	22,8	24,4
16 a 16,9	17	18	19	20,2	21,6	23,4	24,9
17 a 17,9	17,5	18,8	19,4	20,5	22,1	23,9	25,7
18 a 18,9	17,4	17,9	19,1	20,2	21,5	23,7	24,5
19 a 24,9	17,9	18,5	19,5	20,7	22,1	23,6	24,9
25 a 34,9	13,3	18,8	19,9	21,2	22,8	24,6	26,4
35 a 44,9	18,6	19,2	20,5	21,8	23,6	25,7	27,2
45 a 54,9	18,7	19,3	20,6	22	23,8	26	27,4
55 a 64,9	18,7	19,6	20,9	22,5	24,4	26,6	26
65 a 74,9	18,5	19,5	20,8	22,5	24,4	26,4	27,9

Fonte: Frisancho AR, 1990.

ÁREA DO BRAÇO (CM²)
Masculino

Idade (a)	5th	10th	15th	25th	50th	75th	85th	90th	95th
1 a 1,9	16	17,2	17,7	18,4	20,4	22,7	24,1	24,9	26,4
2 a 2,9	16,3	17,4	18,1	19,1	21,1	23,3	24,6	25,5	27,5
3a 3,9	17,9	18,6	19,1	20,4	22,5	24,6	26,1	26,9	28,7
4 a 4,9	18,1	19,1	19,9	20,9	23,3	25,8	27,2	27,8	29,6
5 a 5,9	19,1	20,4	20,6	21,9	24,4	27,2	29	30,3	33,4
6 a 6,9	19,9	20,6	21,7	23	25,8	29	31,2	34,1	41,4
7 a 7,9	20,6	22,5	23	24,6	27,8	31,8	35,1	37,8	41,7
8a 8,9	21,7	23,5	24,4	26,1	29,3	33,4	37,1	40,6	45,8
9 a 9,9	24,4	25,8	26,9	28,7	32,2	37,8	42,8	47,8	53,8
10 a 10,9	26,1	27,5	29	30,9	35,4	42,5	48,9	53,8	61,9
11 a 11,9	27,2	29,6	31,2	33,8	38,9	47,8	54,2	60,6	68,8
12 a 12,9	29,6	32,2	34,1	36,8	42,5	51,3	58,4	64,6	73,1
13 a 13,9	31,8	34,4	37,1	40,3	47,8	56,3	63,3	66,9	75,5
14 a 14,9	37,1	40,3	42,8	45,1	52,6	62,8	67,4	71,6	83
15 a 15,9	40,3	43,6	45,8	50,1	58,9	66,9	73,1	77,5	85,1
16 a 16,9	46,2	49,7	52,6	56,7	63,7	74,5	82	85,1	95,8
17 a 17,9	47	50,1	53,4	57,2	65,1	75,5	82,5	88,2	95,8
18 a 24,9	53,8	58,4	61,1	65,5	75	86,7	94,2	99,7	110,1
25 a 29,9	58	62,4	65,5	70,7	80,5	93,1	100,3	106,6	116,7
30 a 34,9	61,1	65,5	68,3	74	84,1	96,9	102,6	107,2	116,1
35 a 39,9	59,7	65,1	69,3	75	86,1	98	104,3	108,4	116,1
40 a 44,9	61,5	66,5	70,2	76,5	85,6	96,9	103,7	108,4	115,5
45 a 49,9	58,9	65,1	68,8	74,5	84,6	96,9	103,7	108,4	116,1
50 a 54,9	58,4	63,7	67,4	72,6	83	94,7	102	107,8	116,7
55 a 59,9	57,2	62,8	67,9	73,5	83	93,6	100,3	106,6	113,7
60 a 64,9	56,3	61,5	65,1	70,2	81,5	92	98	103,1	111,9
65 a 69,9	51,3	56,7	61,1	66,9	77	87,7	94,7	99,2	106,6
70 a 74,9	50,1	54,6	58,4	64,6	75	84,6	90,4	96,4	103,1

Fonte: Frisancho AR, 1990.

ÁREA DO BRAÇO (CM²)
Feminino

Idade (a)	5th	10th	15th	25th	50th	75th	85th	90th	95th
1 a 1,9	14,7	15,8	16,5	17,4	19,6	21,4	23	23,5	25,2
2 a 2,9	16	17	17,9	18,9	20,6	23	24,1	25,8	27,2
3 a 3,9	16,5	17,9	18,4	19,6	21,9	24,1	25,8	26,9	28,7
4 a 4,9	17,4	18,6	19,6	20,6	23	25,8	27,2	28,7	30,3
5 a 5,9	18,4	19,6	20,6	21,7	24,4	27,2	29,9	31,8	35,1
6 a 6,9	19,6	20,9	21,7	23	25,2	28,7	31,5	33,4	38,5
7 a 7,9	21,4	22,2	23	24,4	27,5	32,2	34,8	37,1	43,2
8 a 8,9	22,2	23,5	24,6	26,4	30,3	35,8	39,2	42,8	50,1
9 a 9,9	24,6	26,1	27,5	29	33,8	39,2	45,1	49,7	56,7
10 a 10,9	25,2	26,9	28,4	30,3	35,8	43,6	49,7	54,2	59,3
11 a 11,9	28,1	30,6	31,8	33,8	39,2	50,1	55,9	61,9	71,6
12 a 12,9	29,3	31,8	33,4	36,8	44,7	53	60,6	63,7	72,6
13 a 13,9	32,2	35,1	36,8	40,3	47	56,7	63,7	72,1	85,1
14 a 14,9	35,8	37,8	40,3	43,9	50,1	59,7	69,3	76	86,1
15 a 15,9	37,1	39,2	41,7	43,9	50,5	61,1	66	71,6	82,5
16 a 16,9	39,6	42,8	43,9	47,4	54,2	64,6	71,1	79,5	89,3
17 a 17,9	38,5	42,5	44,3	47,8	56,3	66,9	75	85,6	99,7
18 a 24,9	39,9	43,2	45,8	48,9	57,2	67,9	77,5	83,5	98,6
25 a 29,9	42,5	45,8	47,8	51,7	60,6	74,5	84,1	93,6	109,5
30 a 34,9	45,1	48,5	51,3	55,5	65,1	81,5	92,5	103,1	118
35 a 39,9	46,2	50,5	53	57,2	68,8	84,6	97,5	107,8	121
40 a 44,9	47	51,3	54,6	58,9	70,2	87,7	100,3	110,1	119,8
45 a 49,9	46,6	51,7	55	59,7	72,1	89,3	100,9	110,1	127,3
50 a 54,9	48,9	53,8	57,2	62,4	74,5	90,9	102,6	111,9	122,9
55 a 59,9	48,9	54,2	58	63,3	76	93,6	107,2	114,9	127,3
60 a 64,9	49,7	54,2	58,4	64,2	75,5	92	101,4	110,7	124,8
65 a 69,9	47	52,6	56,7	62,4	74	88,8	98,6	106	118
70 a 74,9	45,1	50,9	55	60,6	73,1	87,2	95,8	102	111,9

Fonte: Frisancho AR, 1990.

ÁREA MUSCULAR DO BRAÇO (CM²)
Masculino

Idade (a)	5th	10th	15th	25th	50th	75th	85th	90th	95th
1 a 1,9	9,7	10,4	10,8	11,6	13	14,6	15,4	16,3	17,2
2 a 2,9	10,1	10,9	11,3	12,4	13,9	15,6	16,4	16,9	18,4
3 a 3,9	11,2	12	12,6	13,5	15	16,4	17,4	18,3	19,5
4 a 4,9	12	12,9	13,5	14,5	16,2	17,9	18,8	19,8	20,9
5 a 5,9	13,2	14,2	14,7	15,7	17,6	19,5	20,7	21,7	23,2
6 a 6,9	14,4	15,3	15,8	16,8	18,7	21,3	22,9	23,8	25,7
7 a 7,9	15,1	16,2	17	18,5	20,6	22,6	24,5	25,2	28,6
8 a 8,9	16,3	17,8	18,5	19,5	21,6	24	25,5	26,6	29
9 a 9,9	18,2	19,3	20,3	21,7	23,5	26,7	28,7	30,4	32,9
10 a 10,9	19,6	20,7	21,6	23	25,7	29	32,2	34	37,1
11 a 11,9	21	22	23	24,8	27,7	31,6	33,6	36,1	40,3
12 a 12,9	22,6	24,1	25,3	26,9	30,4	35,9	39,3	40,9	44,9
13 a 13,9	24,5	26,7	28,1	30,4	35,7	41,3	45,3	48,1	52,5
14 a 14,9	28,3	31,3	33,1	36,1	41,9	47,4	51,3	54	57,5
15 a 15,9	31,9	34,9	36,9	40,3	46,3	53,1	56,3	57,7	63
16 a 16,9	37	40,9	42,4	45,9	51,9	57,8	63,6	66,2	70,5
17 a 17,9	39,6	42,6	44,8	48	53,4	60,4	64,3	67,9	73,1
18 a 24,9	34,2	37,3	39,6	42,7	49,4	57,1	61,8	65	72
25 a 29,9	36,6	39,9	42,4	46	53	61,4	66,1	68,9	74,5
30 a 34,9	37,9	40,9	43,4	47,3	54,4	63,2	67,6	70,8	76,1
35 a 39,9	38,5	42,6	44,6	47,9	55,3	64	69,1	72,7	77,6
40 a 44,9	38,4	42,1	45,1	48,7	56	64	68,5	71,6	77
45 a 49,9	37,7	41,3	43,7	47,9	55,2	63,3	68,4	72,2	76,2
50 a 54,9	36	40	42,7	46,6	54	62,7	67	70,4	77,4
55 a 59,9	36,5	40,8	42,7	46,7	54,3	61,9	66,4	69,6	75,1
60 a 64,9	34,5	38,7	41,2	44,9	52,1	60	64,8	67,5	71,6
65 a 69,9	31,4	35,8	38,4	42,3	49,1	57,3	61,2	64,3	69,4
70 a 74,9	29,7	33,8	36,1	40,2	47	54,6	59,1	62,1	67,3

Fonte: Frisancho AR, 1990.

ÁREA MUSCULAR DO BRAÇO (CM²)
Feminino

Idade (a)	5th	10th	15th	25th	50th	75th	85th	90th	95th
1 a 1,9	8,9	9,7	10,1	10,8	12,3	13,8	14,6	15,3	16,2
2 a 2,9	10,1	10,6	10,9	11,8	13,2	14,7	15,6	16,4	17,3
3 a 3,9	10,8	11,4	11,8	12,6	14,3	15,8	16,7	17,4	18,8
4 a 4,9	11,2	12,2	12,7	13,6	15,3	17	18	18,6	19,8
5 a 5,9	12,4	13,2	13,9	14,8	16,4	18,3	19,4	20,6	22,1
6 a 6,9	13,5	14,1	14,6	15,6	17,4	19,5	21	22	24,2
7 a 7,9	14,4	15,2	15,8	16,7	18,9	21,2	22,6	23,9	25,3
8 a 8,9	15,2	16	16,8	18,2	20,8	23,2	24,6	26,5	28
9 a 9,9	17	17,9	18,7	19,8	21,9	25,4	27,2	28,3	31,1
10 a 10,9	17,6	18,5	19,3	20,9	23,8	27	29,1	31	33,1
11 a 11,9	19,5	21	21,7	23,2	26,4	30,7	33,5	35,7	39,2
12 a 12,9	20,4	21,8	23,1	25,5	29	33,2	36,3	37,8	40,5
13 a 13,9	22,8	24,5	25,4	27,1	30,8	35,3	38,1	39,6	43,7
14 a 14,9	24	26,2	27,1	29	32,8	36,9	39,8	42,3	47,5
15 a 15,9	24,4	25,8	27,5	29,2	33	37,3	40,2	41,7	45,9
16 a 16,9	25,2	26,8	28,2	30	33,6	38	40,2	43,7	48,3
17 a 17,9	25,9	27,5	28,9	30,7	34,3	39,6	43,4	46,2	50,8
18 a 24,9	19,5	21,5	22,8	24,5	28,3	33,1	36,4	39	44,2
25 a 29,9	20,5	21,9	23,1	25,2	29,4	34,9	38,5	41,9	47,8
30 a 34,9	21,1	23	24,2	26,3	30,9	36,8	41,2	44,7	51,3
35a 39,9	21,1	23,4	24,7	27,3	31,8	38,7	43,1	46,1	54,2
40 a 44,9	21,3	23,4	25,5	27,5	32,3	39,8	45,8	49,5	55,8
45 a 49,9	21,6	23,1	24,8	27,4	32,5	39,5	44,7	48,4	56,1
50 a 54,9	22,2	24,6	25,7	28,3	33,4	40,4	46,1	49,6	55,6
55 a 59,9	22,8	24,8	26,5	28,7	34,7	42,3	47,3	52,1	58,8
60 a 64,9	22,4	24,5	26,3	29,2	34,5	41,1	45,6	49,1	55,1
65 a 69,9	21,9	24,5	26,2	28,9	34,6	41,6	46,3	49,6	56,5
70 a 74,9	22,2	24,4	26	28,8	34,3	41,8	46,4	49,2	54,6

Fonte: Frisancho AR, 1990.

ÁREA DE GORDURA DO BRAÇO (CM²)
Masculino

Idade (a)	5th	10th	25th	50th	75th	90th	95th
1 a 1,9	4,5	4,9	5,9	7,4	9	10,4	11,8
2 a 2,9	4,3	5	5,8	7,4	8,7	10,4	11,5
3 a 3,9	4,6	5,2	5,9	7,4	8,7	10,7	11,5
4 a 4,9	4,3	4,9	6	7,2	8,6	9,9	10,9
5 a 5,9	4,5	4,9	5,8	7,1	9,1	11,8	13
6 a 6,9	3,7	4,5	5,4	6,8	9	11,2	15,2
7 a 7,9	4,2	4,7	5,7	7,6	10,1	13,9	15,1
8 a 8,9	4,1	4,6	5,9	7,3	10	12,5	15,6
9 a 9,9	4,9	5,3	6,4	8,6	12,5	18,6	20,8
10 a 10,9	5,2	5,4	7,4	9,8	13,8	19,1	26,1
11 a 11,9	5,4	6	7,5	11,5	173,1	23,5	25,7
12 a 12,9	5,5	6,5	8,7	11,7	15,6	25,4	35,8
13 a 13,9	4,8	5,7	8,1	11	17	27,4	33,2
14 a 14,9	4,5	5,6	7,9	10,8	16,1	27,5	35,1
15 a 15,9	5,2	6	6,9	9,3	14,2	24,3	31
16 a 16,9	5,4	5,9	8,4	10,8	17,5	22,8	30,4
17 a 17,9	6	7	8,3	11	16,4	24,1	28,9
18 a 18,9	5,6	6,7	8,6	12,6	19,5	33	39,3
19 a 24,9	5,9	7,4	9,6	14,1	22,3	31	36,5
25 a 34,9	6,8	8,3	11,7	17,5	24,6	32,5	37,9
35 a 44,9	7	8,5	13,1	17,9	24,6	31	36,2
45 a 54,9	7,5	9,2	12,5	17,4	23,6	32,5	39,3
55 a 64,9	6,6	8,4	11,7	16,5	22,4	29,8	34,7
65 a 74,9	5,7	7,5	11,2	16,2	22	28,8	33,3

Fonte: Frisancho AR, 1981.

ÁREA DE GORDURA DO BRAÇO (CM²)

Feminino

Idade (a)	5th	10th	25th	50th	75th	90th	95th
1 a 1,9	4	4,7	5,8	7,1	8,5	10,2	11,4
2 a 2,9	4,7	5,3	6,4	7,5	8,9	10,6	11,7
3 a 3,9	4,7	5,3	6,6	8,2	9,7	11,1	11,6
4 a 4,9	4,9	5,4	6,5	7,7	9,1	11,1	12,4
5 a 5,9	4,7	5,3	6,5	8,1	9,9	13,3	15,4
6 a 6,9	4,6	5,1	6,4	8,3	10,1	12,6	14,4
7 a 7,9	4,9	5,6	7,1	9,2	11,4	14,1	16,4
8 a 8,9	5,3	6,3	7,7	10,4	13,8	18,7	24,8
9 a 9,9	6,4	6,9	9,3	12,2	15,8	21,7	25,2
10 a 10,9	6,2	7	8,4	11,4	16,1	25	30,1
11 a 11,9	7,1	8	10,2	13	19,4	27,3	36,9
12 a 12,9	7,8	8,5	10,9	15,1	20,6	26,7	33,7
13 a 13,9	7,3	8,4	12,2	16,3	23,7	32,7	41,5
14 a 14,9	9,8	10,4	14,2	18,2	24	32,5	37,7
15 a 15,9	8,4	11,3	14	18,9	25,4	30,9	42
16 a 16,9	11,3	13,5	16,6	20,1	26	33,7	42,4
17 a 17,9	10,4	12,7	14,6	21	29,8	38,6	51,6
18 a 18,9	10	12,3	16,2	21	26,2	35,1	37,3
19 a 24,9	10,5	12	16	21,7	29,6	40,5	49
25 a 34,9	11,7	14	18,4	25,5	35,1	46,9	55,6
35 a 44,9	13,4	16,2	21,6	29	39,3	50,9	58,5
45 a 54,9	14,6	18	24,5	32,4	42,3	54,2	61,4
55 a 64,9	13,5	18,8	25,2	33,7	43,6	52,8	61,5
65 a 74,9	13,6	16,8	22,7	30,6	39,4	49,1	55,3

Fonte: Frisancho AR, 1981.

DOBRA CUTÂNEA DO TRÍCEPS (MM)
Masculino

Idade (a)	5th	10th	15th	25th	50th	75th	85th	90th	95th
1 a 1,9	6,5	7	7,5	8	10	12	13	14	15,5
2 a 2,9	6	6,5	7	8	10	12	13	14	15
3 a 3,9	6	7	7	8	9,5	11,5	12,5	13,5	15
4 a 4,9	5,5	6,5	7	7,5	9	11	12	12,5	14
5 a 5,9	5	6	6	7	8	10	11,5	13	14,5
6 a 6,9	5	5,5	6	6,5	8	10	12	13	16
7 a 7,9	4,5	5	6	6	8	10,5	12,5	14	16
8 a 8,9	5	5,5	6	7	8,5	11	13	16	19
9 a 9,9	5	5,5	6	6,5	9	12,5	15,5	17	20
10 a 10,9	5	6	6	7,5	10	14	17	20	24
11 a 11,9	5	6	6,5	7,5	10	16	19,5	23	27
12 a 12,9	4,5	6	6	7,5	10,5	14,5	18	22,5	27,5
13 a 13,9	4,5	5	5,5	7	9	13	17	20,5	25
14 a 14,9	4	5	5	6	8,5	12,5	15	18	23,5
15 a 15,9	5	5	5	6	7,5	11	15	18	23,5
16 a 16,9	4	5	5,1	6	8	12	14	17	23
17 a 17,9	4	5	5	6	7	11	13,5	16	19,5
18 a 24,9	4	5	5,5	6,5	10	14,5	17,5	20	23,5
25 a 29,9	4	5	6	7	11	15,5	19	21,5	25
30 a 34,9	4,5	6	6,5	8	12	16,5	20	22	25
35 a 39,9	4,5	6	7	8,5	12	16	18,5	20,5	24,5
40 a 44,9	5	6	6,9	8	12	16	19	21,5	26
45 a 49,9	5	6	7	8	12	16	19	21	25
50 a 54,9	5	6	7	8	11,5	15	18,5	20,8	25
55 a 59,9	5	6	6,5	8	11,5	15	18	20,5	25
60 a 64,9	5	6	7	8	11,5	15,5	18,5	20,5	24
65 a 69,9	4,5	5	6,5	8	11	15	18	20	23,5
70 a 74,9	4,5	6	6,5	8	11	15	17	19	23

Fonte: Frisancho AR, 1990.

DOBRA CUTÂNEA DO TRÍCEPS (MM)
Feminino

Idade (a)	5th	10th	15th	25th	50th	75th	85th	90th	95th
1 a 1,9	6	7	7	8	10	12	13	14	16
2 a 2,9	6	7	7,5	8,5	10	12	13,5	14,5	16
3 a 3,9	6	7	7,5	8,5	10	12	13	14	16
4 a 4,9	6	7	7,5	8	10	12	13	14	15,5
5 a 5,9	5,5	7	7	8	10	12	13,5	15	17
6 a 6,9	6	6,5	7	8	10	12	13	15	17
7 a 7,9	6	7	7	8	10,5	12,5	15	16	19
8 a 8,9	6	7	7,5	8,5	11	14,5	17	18	22,5
9 a 9,9	6,5	7	8	9	12	16	19	21	25
10 a 10,9	7	8	8	9	12,5	17,5	20	22,5	27
11 a 11,9	7	8	8,5	10	13	18	21,5	24	29
12a 12,9	7	8	9	11	14	18,5	21,5	24	27,5
13 a 13,9	7	8	9	11	15	20	24	25	30
14 a 14,9	8	9	10	11,5	16	21	23,5	26,5	32
15 a 15,9	8	9,5	10,5	12	16,5	20,5	23	26	32,5
16 a 16,9	10,5	11,5	12	14	18	23	26	29	32,5
17 a 17,9	9	10	12	13	18	24	26,5	29	34,5
18 a 24,9	9	11	12	14	18,5	24,5	28,5	31	36
25 a 29,9	10	12	13	15	20	26,5	31	34	38
30 a 34,9	10,5	13	15	17	22,5	29,5	33	35,5	41,5
35 a 39,9	11	13	15,5	18	23,5	30	35	37	41
40 a 44,9	12	14	16	19	24,5	30,5	35	37	41
45 a 49,9	12	14,5	16,5	19,5	25,5	32	35,5	38	42,5
50 a 54,9	12	15	17,5	20,5	25,5	32	36	38,5	42
55 a 59,9	12	15	17	20,5	26	32	36	39	42,5
60 a 64,9	12,5	16	17,5	20,5	26	32	35,5	38	42,5
65 a 69,9	12	14,5	16	19	25	30	33,5	36	40
70 a 74,9	11	13,5	15,5	18	24	29,5	32	35	38,5

Fonte: Frisancho AR, 1990.

DOBRA CUTÂNEA SUBESCAPULAR (MM)
Masculino

Idade (a)	5th	10th	15th	25th	50th	75th	85th	90th	95th
1 a 1,9	4	4	4,5	5	6	7	8	8,5	10
2 a 2,9	3,5	4	4	4,5	5,5	7	7,5	8,5	10
3 a 3,9	3,5	4	4	4,5	5	6	7	7	9
4 a 4,9	3	3,5	4	4	5	6	6,5	7	8
5 a 5,9	3	3,5	4	4	5	5,5	6,5	7	8
6 a 6,9	3	3,5	3,5	4	4,5	5,5	6,5	8	13
7 a 7,9	3	3,5	4	4	5	6	7	8	12
8 a 8,9	3	3,5	4	4	5	6	7,5	9	12,5
9 a 9,9	3	3,5	4	4	5	7	9,5	12	14,5
10 a 10,9	3,5	4	4	4,5	6	8	11	14	19,5
11 a 11,9	4	4	4	5	6	9	15	18,5	26
12 a 12,9	4	4	4,5	5	6	9,5	15	19	24
13 a 13,9	4	4	5	5	6,5	9	13	17	25
14 a 14,9	4	5	5	5,5	7	9	12	15,5	22,5
15 a 15,9	5	5	5,5	6	7	10	13	16	22
16 a 16,9	5	6	6	7	8	11	14	16	22
17 a 17,9	5	6	6	7	8	11	14	17	21,5
18 a 24,9	6	7	7	8	11	16	20	24	30
25 a 29,9	7	7	8	9	13	20	24,5	26,5	31
30 a 34,9	7	8	9	11	15,5	22	25,5	29	33
35 a 39,9	7	8	9,5	11	16	22,5	25,5	28	33
40 a 44,9	7	8	9	11,5	16	22	25,5	29,5	33
45 a 49,9	7	8	9,5	11,5	17	23,5	27	30	34,5
50 a 54,9	7	8	9	11,5	16	22,5	26,5	29,5	34
55 a 59,9	6,5	8	9,5	11,5	16,5	23	26	28,5	32
60 a 64,9	7	8	10	12	17	23	26	29	34
65 a 69,9	6	7,5	8,5	10,5	15	21,5	25	28	32,5
70 a 74,9	6,5	7	8	10,3	15	21	25	27,5	31

Fonte: Frisancho AR: 1990.

DOBRA CUTÂNEA SUBESCAPULAR (MM)
Feminino

Idade (a)	5th	10th	15th	25th	50th	75th	85th	90th	95th
1 a 1,9	4	4	4,5	5	6	7,5	8,5	9	10
2 a 2,9	4	4	4,5	5	6	7	8	9	10,5
3 a 3,9	3,5	4	4	5	5,5	7	7,5	8,5	10
4 a 4,9	3,5	4	4	4,5	5,5	7	8	9	10,5
5 a 5,9	3,5	4	4	4,5	5	7	8	9	12
6 a 6,9	3,5	4	4	4,5	5,5	7	8	10	11,5
7 a 7,9	3,5	4	4	4,5	6	7,5	9,5	11	13
8 a 8,9	3,5	4	4	5	6	8	11,5	14,5	21
9 a 9,9	4	4,5	5	5	6,5	9,5	13	18	24
10 a 10,9	4	4,5	5	5,5	7	11,5	16	19,5	24
11 a 11,9	4,5	5	5	6	8	12	16	20	28,5
12 a 12,9	5	5,5	6	6,5	9	13	17	22	30
13 a 13,9	5	6	6	7	10	15,5	19	23	26,5
14 a 14,9	6	6	7	7,5	10	16	20,5	25	30
15 a 15,9	6	7	7,5	8	10	15	20	23	28
16 a 16,9	7	7,5	8	9	11,5	16,5	24	26	34
17 a 17,9	6	7	7,5	9	12,5	19	24,5	28	34
18 a 24,9	6,5	7	8	9,5	13	20	25,5	29	36
25 a 29,9	6,5	7	8	10	14	23	29	33	38,5
30 a 34,9	6,5	7,5	8,5	10,5	16	26,5	32,5	37	43
35 a 39,9	7	8	9	11	18	28,5	34	36,5	43
40 a 44,9	6,5	8	9	11,5	19	28,5	34	37	42
45 a 49,9	7	8,5	10	12,5	20	29,5	34	37,5	43,5
50 a 54,9	7	9	11	14	21,9	30	35	39	43,5
55 a 59,9	7	9	11	13,5	22	31	35	38	45
60 a 64,9	7,5	9	11	14	21,5	30,5	35	38	43
65 a 69,9	7	8	10	13	20	28	33	36	41
70 a 74,9	6,5	8,5	10	12	19,5	27	32	35	38,5

Fonte: Frisancho AR, 1990.

Bibliografia consultada

- Frisancho AR. New norms of upper limb fat and muscle areas for assessment of nutritional status. Am J Clin Nutr. 1981:2540-5.
- Frisancho AR. Anthropometric standards for the assessment of growth and nutritional status. Universidade de Michigan, 1990.

Índice Remissivo

Observação: números em *itálico* indicam figuras; números em **negrito** indicam tabelas e quadros.

A

Aceitação alimentar, avaliação da, 111
Acessos vasculares, tipos utilizados para terapia de nutrição parenteral, 363-365
Acetato
 dose diária recomendada para adultos, **402**
 dose diária recomendada para pacientes pediátricos, **403**
Ácido
 fólico, dose diária recomendada para adultos, **402**
 pantotênico, dose diária recomendada para adultos, **402**
Acreditação hospitalar ONA, 4
Adequação de peso atual/ideal, porcentagem de, 151-152
 procedimento, descrição do, 151
Administração da terapia de nutrição parenteral
 itens de verificação, **419-420**
 não conformidade no processo, **420**
Admissão nutricional
 competência, 103
 conceito, 103
 finalidade, 103

indicação, 103
material, 103
ponto crítico, 104
procedimento, descrição do, 103
registro, 104
resultado esperado, 104
Algoritmo
 de indicação de terapia nutricional em pediatria, *300*
 de terapia nutricional pediátrica, 299-301
Alimentação
 complementar, esquema de introdução de, **226-227**
 de pré-escolar, escolar e adolescente, analisar a, **227-228**
Alimentos, esquemas de porções para diferentes faixas etárias, **226**
Alta da efermagem para pacientes em terapia nutricional, orientações de, 351-353
Alterações metabólicas, 206
Altura corporal, estimativa da, 157-158
Ângulo de fase, 176, 269
Anorexia, 205
Área
 da gordura do braço
  feminino, valores, **480**

masculino, valores, **480**
do braço
  feminino, valores, **477**
  masculino, valores, **476**
  muscular do braço, 135-137,
    253-256
  adequação da, fórmula para
    calcular, 136
  calcular a, fórmula, 136, 254
  classificação antropométrica pela,
    255
  distribuição de percentis por idade
    e sexo, **254-255**
  feminino, valores, **479**
  fórmula para calcular, 254
  masculino, valores, **478**
  procedimento, descrição do, 135
ASG (Avaliação Nutricional Subjetiva
  Global), 91
Atendimento
  psicológico aos pacientes internados
    acompanhados pela EMTN,
    457-460
  social ambulatorial com ênfase no
    processo de adesão ao tratamento,
    433-434
  social na enfermaria, com ênfase no
    processo de alta hospitalar,
    435-436
Atrofia gastrointestinal, complicação
  metabólica em nutrição parenteral,
    49
Atuação fonoaudiológica no paciente
  com diagnóstico de disfagia
  orofaríngea, 439-444
  procedimento, descrição do, 440
Ausculta pulmonar, 449
Avaliação(ões)
  da aceitação alimentar, 111
    competência, 111
    conceito, 111
    finalidade, 111
    indicação, 111
    material, 111
    pontos críticos, 112
    procedimento, descrição do, 111
    registro, 112
    resultado esperado, 112
  da caquexia, 205-207

farmacêutica das prescrições de
  nutrição parenteral, 395-399
Nutricional Subjetiva Global, 91
  competência, 91
  conceito, 91
  finalidade, 91
  indicação, 91
  procedimento, descrição do, 93
  produzida pelo paciente, 95, **97-98**
  social do paciente acompanhado pela
    EMTN, 429-430
  subjetiva global
    do estado nutricional, 92
    produzida pelo paciente, 95, **97**
    categorias da avaliação global
      da, **101**
Azotemia pré-renal, complicação
  metabólica em nutrição parenteral, **49**

B
Bilirrubina
  direta, valores de referência para
    pacientes adultos, **80**
  indireta, valores de referência para
    pacientes adultos, **80**
  total, valores de referência para
    pacientes adultos, **80**
Bioimpedância
  elétrica, 173, 267-269
    competência, 174
    conceito, 173
    finalidade, 174
    indicação, 174
    material, 174
    pontos críticos, 176
    procedimento, descrição do, 175
    realização do exame, 175
    registro, 177
    resultado esperado, 176
    utilização do aparelho, 175
Biotina, dose diária recomendada para
  adultos, **402**
Bolsa de nutrição parenteral
  personalizada, 55
Bomba de infusão, manutenção
  preventiva e limpeza da, 391-392
Braço
  áea muscular do, 135, 253-256
    classificação antropométrica pela,
      255

distribuição de percentis por idade
e sexo, **255**
circunferência muscular do, 131, 249-252
percentis segundo idade e sexo,
250-251
circunferência do, mensuração da,
129-130

C

Cálcio, dose diária recomendada
para adultos, **402**
para pacientes pediátricos, **403**
Calorias, cálculo para recém-nascido
pré-termo, 262
Calorimetria indireta, 169
competência, 170
conceito, 169
contraindicação, 169
finalidade, 169
indicação, 169
material, 170
pontos críticos, 171
procedimento, descrição do, 170
registro, 171
resultado esperado, 171
Câncer não cirúrgico, níveis calóricos
sugeridos, **164**
Canopy, 170
Caquexia
avaliação da, 205-207
procedimento, descrição do, 205
definição, 205
Cateter(es)
arterial de curta permanência, *67*
central
de curta permanência, **364**
de inserção periférica
cuidados de enfermagem com,
379-382
dispositivo fixador do, 383
retirada do, 387-390
valvulado, **364**
de Hickman, **364**
de longa permanência por "selo" de
antibioticoterapia, tratamento, 40
de nutrição enteral, remoção do, 335-336
enteral
administração de medicamentos
por, 337-340

desobstrução de, recomendações
para, 341-342
passagem de, 317-321
troca da fixação do, 333-334
para nutrição, inserção de, 317
Portocath, **364**
Semi-implantável de duplo lúmen, **364**
totalmente implantável, **364**
venoso central
algoritmo de investigação em
paciente com, 36
de curta permanência,
reposicionamento e troca
mantendo o mesmo sítio de
punção venosa, 43-46
de inserção periférica Power PICC®,
implantação de, 375
com auxílio de ultrassonografia
equipado com Sherlock®,
375-378
procedimento, descrição do,
376
Certificação NBR ISO 9001, 4
Cianocobalamina, dose diária
recomendada para adultos, **402**
Cintura
circunferência da, 139-141
mensuração da circunferência da,
257-259
Circunferência
da cintura, 139-141
classificação de obesidade central e
alto risco para doenças
cardiovasculares segundo a, **140**
mensuração da, 257-259
classificação em percentis por
idade e sexo, **258-259**
procedimento, descrição do, 140
da panturrilha, 147-148
procedimento, descrição do, 147
do braço
feminino, valores, **472**
interpretação da, 241
masculino, valores, **472**
mensuração da, 129, *244*
procedimento, descrição do, 129
percentis segundo idade e sexo,
242-243
do quadril, 143-144

Índice Remissivo | **489**

procedimento, descrição do, 143
muscular do braço, 131-133, 249-252
adequação da, fórmula para, 132
feminino, valores, 475
fórmula para calcular, 132
masculino, valores, 474
Classificação nutricional
de acordo com o índice de massa
corporal, 116
de idosos de acordo com o índice de
massa corporal, 116
Cloreto, dose diária recomendada
para adultos, 402
para pacientes pediátricos, 403
Cobre
dose diária recomendada para adultos,
402
dose diária recomendada para
pacientes pediátricos, 403
valores de referência para pacientes
adultos, 80
Coeficiente de atividade física para
determinar o requerimento energético
em crianças e adolescentes, 262
Colestase, complicação metabólica em
nutrição parenteral, 50
Complicação(ões)
da terapia de nutrição enteral, 65-67,
281-283
gastrointestinais, descrição e
medidas preventivas, 66
mecânicas, descrição e medidas
preventivas, 65-66
medidas preventivas e/ou
corretivas, 282
otorrinolaringológicas, descrição e
medidas preventivas, 66
procedimento, descrição, 65
pulmonares, descrição e medidas
preventivas, 66
da terapia nutricional
parenteral, 47-60
COVID-19, terapia nutricional em
pcientes internados com, 463-470
Cozinha dietética, 12
Creatinina, valores de referência para
pacientes adultos, 79
Criança com síndrome de Down, curvas
de crescimento para, 287-288

Cromo, dose diária recomendada para
adultos, 402
pacientes pediátricos, 403
Cuidado(s)
de efermagem
com cateter central de inserção
periférica, 379-382
procedimento, descrição do, 380
em terapia de nutrição parenteral,
371-374
na terapia nutricional enteral, oito
passos de segurança,
330-331
nuricional em pacientes com
COVID-19, dados secundários
necessários para, 469-470
Curativo de inserção de cateter venoso
central com luva estéril, 367-369
tipos, 369
Curva
de crescimento
intrauterino, 291-294
para meninas, 293
para meninos, 292
para portadores de paralisia
cerebral, 289-290
para crianças com síndrome de
Down, 287-288
de perímetro cefálico
para idade de meninas do
nascimento até 2 anos de idade,
297
para idade de meninos do
nascimento até 2 anos de idade,
296
CVC (cateter venoso central), 25

D
Dados
de infecção hospitalar, coleta de, 31
laboratoriais
avaliação de, 77-81
procedimento, descrição do, 77
resultado esperado, 79
critérios para avaliação com relação
ao estado nutricional, 81
Deficiência de ácidos graxos essenciais,
complicação metabólica em nutrição
parenteral, 50

Deglutição
com esforço, manobra, **442**
manobras posturais e, **442**
múltipla, mabobra, **442**
nível funcional da, **440-441**
supersupraglótica, manobra, **442**
supraglótica, mabobra, **442**
Depleção, classificação da, **136**
Desnutrição, diagnóstico de, 201
Desobstrução de cateter enteral,
recomendações para, 341
Diafragma, 447
Diagnóstico
alimentar, 224-226
de desnutrição, 201
Dieta
enteral a partir do grão de soja, 12
iso-osmolar polimérica e artesanal, 12
níveis de, **443**
Dinamometria, 179
manual, 179
procedimento, descrição do, 179
Disfagia orofaríngea, 439
Distância pé-joelho, mensuração da, 157
Dobra
cutânea bicipital, aferição da, 121-122
procedimento, descrição do, 121
cutânea do tríceps
feminino, valores, **483**
masculino, valores, **482**
cutânea subescapular
aferição da, 119-120
procedimento, descrição do, 119
feminino, valores, **485**
masculino, valores, **484**
cutânea suprailíaca, aferição da,
125-126
procedimento, descrição do, 125
cutânea tricipital
aferição e interpretação da,
123-124, 245-248
mensuração da, 246f
Doença de Crohn, níveis calóricos
sugeridos, **164**

E

Efeitos psicossociais, avaliação dos, 206
Eletrodos aderentes, locais de
posicionamento dos, *176*

Eletrólitos
dose diária recomendada para
pacientes pediátricos, **403**
dose diária recomendada para adultos,
402
por via intravenosa, recomendações
de, 401
Embolia gasosa, complicação metabólica
em nutrição parenteral, **51**
Embolização do cateter, complicação
metabólica em nutrição parenteral, **51**
Enterostomia em terapia nutricional em
adultos, indicações, **63**
Equação
de Schofield para estimativa de
requerimento energético, **263**
de Toronto, **163**
para cálculo das necessidades hídricas
e calóricas, **263**
para estimar o requerimento
energético para RN termo, **262**
para estimativa da estatura, **221**
Equipo-cateter, 320
Eritrócitos, valores de referência para
pacientes adultos, **80**
Escala de Karnofsky, 206
Estado nutricional
classificação conforme a adequação de
peso, **152**
de acordo com a circunferência
muscular do braço, 132
de crianças de 0 a 5 anos, classificação,
238
de crianças de 5 a 19 anos,
classificação, **238**
Estatura
do paciente, mensuração e registro,
309-311
mensuração
com com balança-pedestal digital
com antropômetro, 309
pelo estadiômetro fixo à parede, 310
Esteatose hepática, complicação metabólica
em nutrição parenteral, **51**
Estimativa(s)
da estatura, equações para, **221**
de altura corporal, 157-158
fórmulas utilizando a altura do
joelho conforme idade e sexo, **158**

Índice Remissivo |**491**

de estatura
fórmula, 218
pela altura do joelho, 219-221
procedimento, descrição do, 220
Estresse metabólico, pontuação do, **99**
Estudo socioeconômico e de suporte,
431-432
Exames laboratoriais, valores de
referência para pacientes adultos,
79-80
Expansibilidade torácica, 449

F
Fator
estresse, **162**
térmico, **162**
Ferro, dose diária recomendada para
pacientes adultos, **403**
Fisioterapeuta, atendimento ao paciente
em terapia nutricional enteral, **447-453**
Flebite, complicação metabólica em
nutrição parenteral, **52**
Fluidos do organismo, 269
Força, avaliação da, 206
Fórmula(s)
de nutrição enteral, 14
de Toronto, **163**
estimativa de peso, **156**
para calcular
adequação da área muscular do
braço, 136, 254
adequação da circunferência
muscular do braço, 132
área muscular do braço, 136
circunferência muscular do braço,
132
mudança de peso, 152, 153
perda de peso, 153
razão cintura-quadril, 146
para estimativa de altura utilizando a
altura do joelho, **158**
Formulação de nutrição parenteral,
determinação da osmolaridade
estimada de, **396**
Fósforo
dose diária recomendada para adultos,
402
dose diária recomendada para
pacientes pediátricos, **403**

G
Gamaglutamil transpeptidase, valores de
referência para pacientes adultos, **80**
Gasto energético basal, 151
cálculo estimado do, 161
Gastrostomia
cuidados com, 347-349
endoscópica percutânea
contraindicações absolutas, **63**
contraindicações relativas, **64**
Glicemia capilar
aprazamento da, 314
controle de, 313-315
Glicose, valores de referência para
pacientes adultos, **79**
GLIM, 201, **202**
Grande queimado, níveis proteicos
sugeridos, **164**

H
Hematócrito, valores de referência para
pacientes adultos, **80**
Hemoglobina, valores de referência para
pacientes adultos, **80**
Hiperalimentação, complicações
metabólicas em nutrição parenteral, **52**
Hipercalcemia, complicações metabólicas
em nutrição parenteral, **53**
Hipercalemia, complicações metabólicas
em nutrição parenteral, **53**
Hiperfosfatemia, complicações
metabólicas em nutrição parenteral, **54**
Hiperglicemia, complicações metabólicas
em nutrição parenteral, **54-55**
Hipermagnesemia, complicações
metabólicas em nutrição parenteral, **55**
Hipernatremia, complicações metabólicas
em nutrição parenteral, **55**
Hipertrigliceridemia, complicações
metabólicas em nutrição parenteral, **56**
Hipervolemia, complicações metabólicas
em nutrição pareneral, **56**
Hipocalcemia, complicações metabólicas
em nutrição parenteral, **57**
Hipocalemia, complicações metabólicas
em nutrição parenteral, **57**
Hipoglicemia, complicações metabólicas
em nutrição parenteral, **57**

Hipomagnesemia, complicações metabólicas em nutrição parenteral, **58**
Hiponatremia, complicações metabólicas em nutrição parenteral, **58**
Hipovolemia, complicações metabólicas em nutrição parenteral, **59**

I
Idoso
  classificação nutricional de acordo com o índice de massa corporal, **116**
  triagem nutricional em, 85-89
  impresso da Miniavaliação Nutricional, **87-88**
  procedimento, descrição do, 88
  protótipos de gravidade de doenças, 87
  triagem inicial, **86**
Ilness marker, 267
Indicação de terapia nutricional enteral, **272**
Indicador de qualidade, 165, **166-167**
Índice
  de massa corporal, cálculo do, 115
  procedimento, descrição, 115
  classificação nutricional de idosos de acordo com o, **116**
  conceito, 115
  de massa corpórea, cálculo e classificação do, 237-239
  de não conformidades no uso da nutrição parenteral, **422-423**
  reserva de gordura e de massa muscular local, 129
Infecção(ões)
  de cateter venoso central, diagnóstico e tratamento da, 35
  de corrente sanguínea
    relacionada com cateter de curta permanência, 38
    relacionada com cateter de longa permanência, 39
    relacionada com cateter venoso central tunelizado, algoritmo de tratamento de, *39*
  de óstio, 35
  do leito do Port-o-Cath, 38
  do óstio de CVC, 36
  do túnel subcutâneo, 38

hospitalar relativa a cateter venoso central, coleta de dados de pacientes em terapia nutricional, 31-33
  sanguínea relacionada com cateter venoso central, algoritmo de tratamento de, *37*
Ingestão alimentar, redução da, 205
IRA
  níveis calóricos sugeridos, **164**
  queimado, níveis proteicos sugeridos, **164-165**
IRC, níveis calóricos sugeridos, **164**

J
Jejunostomia, cuidados com, 347-349
Joelho
  medida da altura, *220*
  mensuração da altura do, 149-150
  competência, 149
  finalidade, 149
  pontos críticos, 150
  procedimento, descrição do, 149
Joint Commission International, 4

L
Legislações brasileiras em terapia nutricional enteral e parenteral, 11
Leucócitos, valores de referência para pacientes adultos, **80**
Linfócitos, valores de referência para pacientes adultos, **80**
Localização inapropriada, complicação metabólica em nutrição parenteral, **59**

M
Magnésio
  dose diária recomendada para adultos, **402**
  dose diária recomendada para pacientes pediátricos, **403**
Manganês, dose diária recomendada para pacientes
  adultos, **403**
  pediátricos, **403**
Manobra
  cabeça estendida, **442**
  cabeça fletida, **442**
  cabeça virada para o lado comprometido, **442**

Índice Remissivo |493

de Mendelsohn, **442**
Marcador de doença, 267
Massa muscular, avaliação da, 206
Medicamentos, administração por cateter
enteral, 337-340
pontos críticos, 339
procedimento, descrição do, 338
Metabolismo tumoral, 206
Músculo
adutor, aferição do, 127-128
procedimento, descrição do, 127
adutor do polegar, 127
valores em mm do, **128**

N

Não confomidade, tratamento de, **424**
Necessidade(s)
hídrica, **165**
proteicas
diárias, **164**
para lactentes maiores do que 1
ano, crianças e adolescentes
oncológicos, **264**
para lactentes, crianças e
adolescentes gravemente
doentes ou submetidos a
transplante de células-tronco
hematopoiéticas, **264**
Neonatologia, triagem nutricional em,
211-212
Niacina, dose diária recomendada para
adultos, **402**
Nightingale, Florence, 3
Níveis
calóricos para adultos em situações
específicas, **164**
proteicos sugeridos para situações
específicas, **164-165**
NRS-2002 em pacientes idosos, 87
Nutrição parenteral
compatibilidade e estabilidade na,
405-408, **407**
complicações metabólicas em, **49-60**
conferência e armazenamento de,
355-356
dados relativos a não conformidades
no processo de prescrição,
preparação e administração de,
420-422

dados relativos a não conformidades no
processo de prescrição, preparação e
administração de, **420**
índice de não conformidades no uso
da, **422-423**
industrializada, **358**
manipulada, **358**
relacionada ao preparo, tipos, **358**
tipos de, 357-359

O

Obeso grave, níveis proteicos sugeridos,
165
Oclusão do cateter, complicação metabólica
em nutrição parenteral, **59**
Oligoelementos
dose diária recomendada para
pacientes pediátricos, **403**
dose diária recomendada para adultos,
402-403
por via intravenosa, recomendações
de, 401
Osmolaridade estimada de formulações
de nutrição parenteral, determinação
da, **396**

P

Paciente(s)
acompanhado pela EMTN, avaliação
social do, 429-430
adultos
triagem nutricional em, 85-89
procedimento, descrição do, 88
protótipos da gravidade de
doenças, 87
triagem do risco nutricional, **87**
triagem inicial, **86**
com diagnóstico de disfagia
orofaríngea
atuação fonoaudiológica no,
439-444
com risco nutricional, avaliação
inicial, 113-114
crítico
cálculo da necessidade energética
em, 163
níveis calóricos sugeridos, **164**
em terapia nutricional, orientação de
alta para, 197-198, 285-286

em terapia nutricional enteral, atendimento do fisioterapeuta, 447-453

grave, níveis proteicos sugeridos, **165**

internados acompanhados pela EMTN, atendimento psicológico aos, 457-460

oncológico, níveis proteicos sugeridos, **165**

Pancreatite aguda, níveis calóricos sugeridos, **164**

Panturrilha, circunferência da, 147

Paralisia cerebral, curvas de crescimento para portadores de, 289-290

Passagem de cateter enteral, 317-321
- medida para, *319*
- procedimento, descrição do, 318

Pediatria
- anamnese alimentar, 223-230
- avaliação antropométrica em, 235-237
  - competência, 235
  - conceito, 235
  - finalidade, 235
  - indicação, 235
  - pontos críticos, 236
  - procedimento, descrição do, 235
  - resultado esperado, 236
- triagem nutricional em, 213-215

Percentis de Frisancho, 132

Percentual de massa
- gorda, 267
- livre de goprdura, 267

Perda ponderal, classificação em relação ao tempo, **154**

Perímetro cefálico
- conceito, 295
- mensuração e interpretação, 295-297

Peso
- ajustado, cálculo do, **163**
- corporal, estimativa de, 155-156
  - procedimento, descrição do, 156
- corporal do paciente, mensuração e registro, 305-308
  - contraindicação, 305
  - indicação, 305
  - procedimento, descrição do, 306
- mensuração
  - com balança-pedestal digital, 306
  - com cama-balança, 307
  - em balança tipo guindaste, 307

mudança de, fórmula para calcular, 153

porcentagem de perda de, 152-154

Piridoxina, dose diária recomendada para adultos, **402**

Pneumotórax, complicação metabólica em nutrição parenteral, **59**

Porcentagem de perda de peso, 153

Potássio
- dose diária recomendada para adultos, **402**
- dose diária recomendada para pacientes pediátricos, **403**
- valores de referência para pacientes adultos, **80**

Power picc, **364**

Preparação da terapia de nutrição parenteral
- itens de verificação, **419**
- não conformidade no processo, **419**

Prescrição
- da nutricional enteral, 69-71
  - precoce, 73-74
- da terapia de nutrição parenteral
  - itens de verificação, **418**
  - não conformidade no processo, **418**
- de nutrição parenteral, avaliação farmacêutica da, 395-399
- dietética de terapia nutricional enteral, 189
  - competência, 189
  - conceito, 189
  - finalidade, 189
  - indicação, 189
  - material, 189
  - pontos críticos, 190
  - procedimento, descrição do, 189
  - registro, 190
  - resultado esperado, 190
- dietética de terapia nutricional oral, 187
  - competência, 187
  - conceito, 187
  - finalidade, 187
  - indicação, 187
  - material, 187
  - pontos críticos, 188
  - procedimento, descrição do, 187
  - registro, 188
  - resultado esperado, 188

Processamento
de farmácia da terapia de nutrição
parenteral, itens de verificação,
418-419
na farmácia da terapia de nutrição
parenteral
não conformidade no processo,
418-419
Processo de adesão ao tratamento,
atendimento ambulatorial com ênfase
no, 433-434
Programa de Garantia de Qualidade, 4
Progressão da terapia nutricional enteral,
191-102
Proteína(s)
para lactentes maiores de 1 ano,
recomendação, **264**
para lactentes menores de 1 ano,
recomendação, **264**
para RNPT, cálculo, 263
Punção de Seldinger, 27

Q

Quadril, circunferência do, 143-144
Questionário
de frequência alimentar, 107
competência, 107
conceito, 107
finalidade, 107
indicação, 107
material, 107
pontos críticos, 108
procedimento, descrição do, 108
registro, 108
resultado esperado, 108
de qualidade de vida, 206

R

Razão cintura-quadril, 145-146
fórmula para calcular, 146
procedimento, descrição do, 146
Recordatório
alimentar de 24 horas, 231-232
de 24 horas, 105
competência, 105
conceito, 105
finalidade, 105
indicação, 105
material, 105

pontos crítcos, 106
procedimento, descrição, 105
registro, 105
Registro alimentar, 233-234
Remoção do cateter de nutrição enteral,
335-336
Resíduo gástrico, verificação do,
323-325
Riboflavina, dose diária recomendada
para adultos, **402**

S

Sarcopenia em pacientes hospitalizados,
triagem de, 199-200
SCCIH (Subcomissão de Controle de
Infecção Hospitalar), 31
checklist para pacientes em uso
de CVC realizando TNP, **32**
Selênio
dose diária recomendada para
pacientes adultos, **403**
dose diária recomendada para
pacientes pediátricos, **403**
Selo CQH (Compromisso com a
Qualidade Hospitalar), 4
Sepse relacionada com o cateter, **60**
Serviços hospitalares, execução dos, 5
Síndrome de Down, curvas de
crescimento para crianças com,
287-288
Sódio
dose diária recomendada para adultos,
402
dose diária recomendada para
pacientes pediátricos, **403**
valores de referência para pacientes
adultos, **79**
Sonda nasoenteral, 13
instalação da, 320

T

Taxa metabólica basal/do metabolismo,
cálculo da, **162**, 261
Tecidos magros, 267
Terapia
de nutrição enteral
administração e cuidados de
enfermagem em, 329-332
procedimento, descrição do, 330

complicações da, 281-283
recebimento e conferência da,
  327-328
de nutrição parenteral
acessos vasculares utilizados para,
  tipos, 363-365
administração, 417
comunicação das atividades
  relacionadas com a, 361
comunicação das soluções de
  nutrição parenteral não
  conforme, 361
distribuição, 417
métodos de infusão e cuidados de
  enfermagem em, 371-374
não conformidades na prescrição,
  417
preparação, 417
nutricional
em pacientes internados com
  COVID-19, 463-470
  competência, 468
  contraindicação, 468
  finalidade, 463
  indicação, 463
  manejo da Terapia Nutricional
    em pacientes pós-extubação,
    468
  manejo da Terapia Nutricional
    em Unidades de de Terapia
    Intensiva, 466
  manejo da Terapia Nutricional
    em Unidades de Internação,
    fluxograma, 464
  material, 468
  pontos críticos, 469
  procedimento, descrição do, 469
  resultado esperado, 469
enteral
  legislações brasileiras em, 11
  no Brasil, 11
indicadores de qualidade em, 6
orientação de alta para pacientes
  em, 197-198
parenteral
central
  contraindicação, **21**
  indicação, **21**
  competência, 19

conceito, 19
finalidade, 19
indicação, 19
legislações brasileiras em, 11
material, 19
no Brasil, 11
periférica
  contraindicações, **20**
  indicações, **20**
procedimento, descrição do, 19
qualidade em
nutricional enteral
complicações da, 65-67
indicação de, 271-273, **272**
indicações de cateter enteral em
  crianças e adultos, **62**
indicações de cateter enteral em
  crianças e adultos, **62-63**
início da, 275-276
prescrição dietética da, 189-190
progressão da, 191-102
tipos de administração, 343-345
trófica, 74
nutricional oral
conceito, 183
indicação, 183
indicação, 183-185
prescrição dietética de, 187
nutricional parenteral
implantação de CVC de curta
  permanência, 25
  competência, 25
  conceito, 25
  finalidade, 15
  indicação, 25
  material, 25
  pontos críticos, 28
  procedimento, descrição do, 26
  registro, 28
  resultado esperado, 28
pontos críticos, 22
registro, 22
resultado esperado, 22
nutricional pediátrica, algoritmo de,
  299-301
Tiamina, dose diária recomendada para
  adultos, **402**
Tíbia
comprimento da, mensuração do, 217,
  218

Índice Remissivo | **497**

estimativa da estatura pelo
comprimento da, 217-218
Torneirinhas nas conexões, 320
Tosse, 449
Transição
da terapia nutricional parenteral para
terapia nutricional enteral, 193-
194, 279-280
terapia nutricional enteral para
alimentação oral, 195-196, 277-278
Triagem
de sarcopenia em pacientes
hospitalizados, 199-200
nutricional
em pediatria, 213-215
impressão do médico ou
nutricionista, **213-214**
procedimento, descrição do, 214
sugestão para intervenção de
acordo com a pontuação
obtida, **214**
em neonatologia, 211-212
determinação da categoria de
risco, **211-212**
Troca da fixação do cateter enteral,
333-334
Trombose venosa, complicação metabólica
em nutrição parenteral, **60**

U

Ureia, valores de referência para
pacientes adultos, **79**

V

Valores de referência de exames
laboratoriais
para pacientes adultos, **79-80**

VCM, valores de referência para
pacientes adultos, **80**
Velocidade de infusão da NP
personalizada, cálculo da, 397
Ventilação
mecânica invasiva, 450
não invasiva, 448
Via de acesso
da nutrição enteral, posição da
extremidade distal da, vantagens e
desvantagens, **62**
para terapia de nutrição enteral,
indicação e prescrição, 61-64
Vitamina
A, dose diária recomendada para
adultos, **402**
B12, valores de referência para
pacientes adultos, **80**
D3, dose diária recomendada para
adultos, **402**
E, dose diária recomendada para
adultos, **402**
K, dose diária recomendada para
adultos, **402**
Vitaminas por via intravenosa,
recomendações de, 401
Volume
gástrico aspirado, 324
residual gástrico, mensuração, 324

Z

Zinco, dose diária recomendada para
pacientes
adultos, **403**
pediátricos, **403**